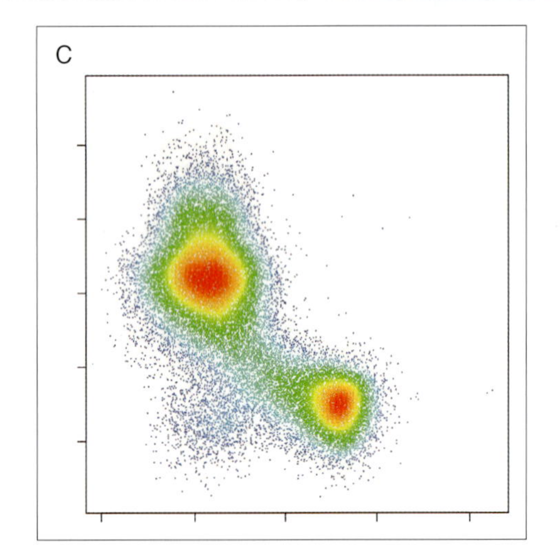


● SNV，トランスクリプトーム，FACS，疾患（質的・量的・複合的）（本文 56 頁参照）

C. 2マーカーのフローサイトメータデータの表示。高濃度領域をホットカラーで表示している。

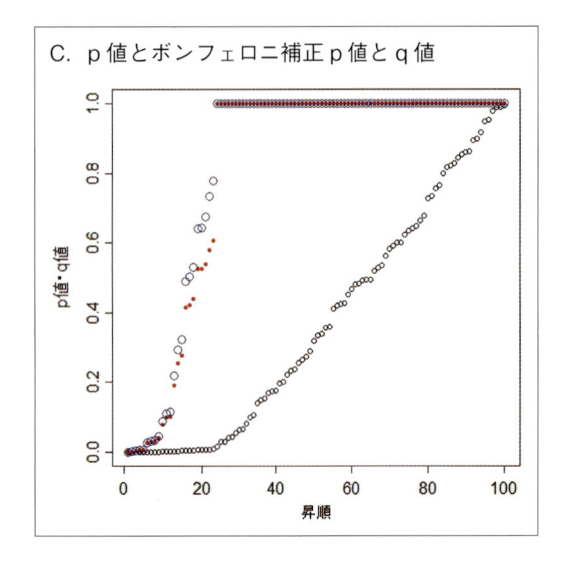


● GWASのp値分布と，がん・非がん比較のp値分布とFDR補正後のq値分布（本文 57 頁参照）

C. 100検定を行うにあたり，その3割で対立仮説が成り立っている場合のp値（黒丸）を昇順でプロットした。それをボンフェロニ補正した場合とFDR補正した場合とを，それぞれ青丸，赤点で表した。垂直に並ぶ3つの点（黒丸，青丸，赤点）は，同一の検定結果の補正前と補正後の値に対応する。ごく小さいp値の場合には2種類の補正結果が似ているが，順番が下がるにつれてFDR補正値のほうが小さめになっている様子が見てとれる。

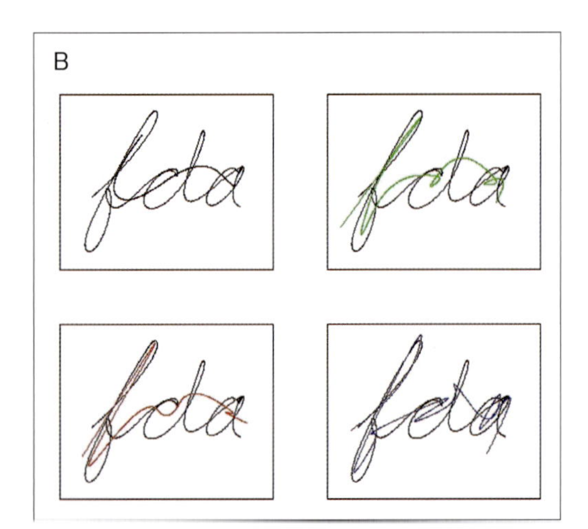


● 独立ではない，またはつながりのあるデータ（本文 58 頁参照）

B. 関数解析では，曲線を関数で表示する。図は“fda”という単語の筆記体データを多数集めた結果の表示。多数の筆記体データから「平均」となる文字曲線を「黒」で導き出してある。黒い曲線に重ねて描いた4つの曲線は，関数解析により，どの程度次元を下げて表現するかの例。縮約次元は低い順に，左上→左下→右上→右下である。次元を低くすると，得られる曲線は単純になる様子が見える。

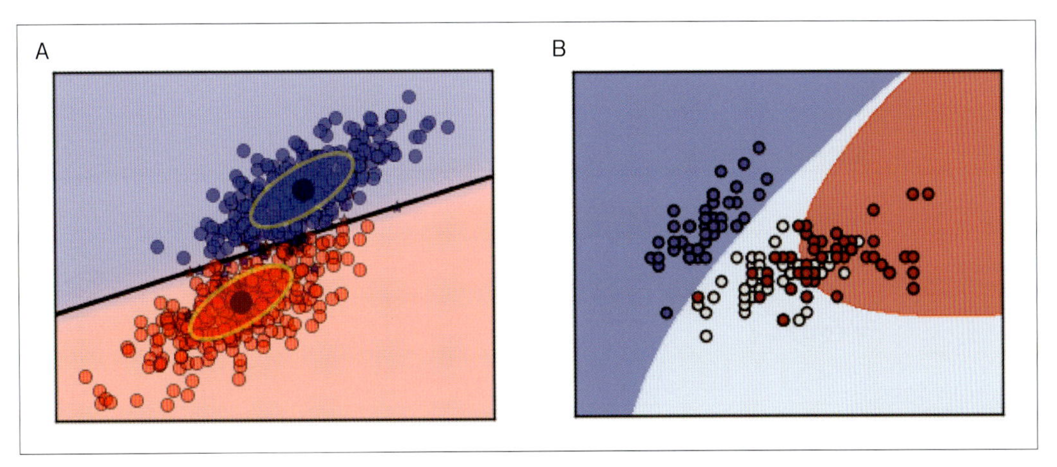


● まっすぐに分ける，曲線で分ける　（本文 60 頁参照）

2 次元の広がりを分けるのに，『まっすぐなもの』を使う方法（A）と『曲がったもの』を使う方法（B）とがある。

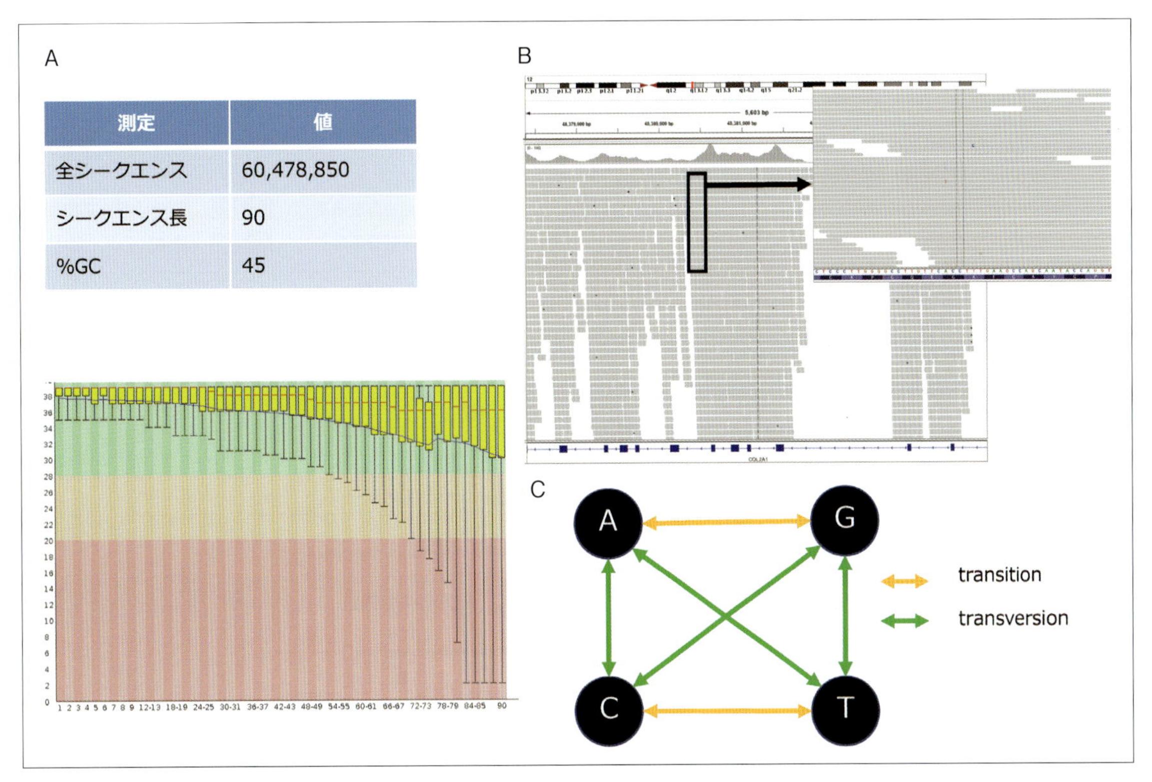

| 測定 | 値 |
|---|---|
| 全シークエンス | 60,478,850 |
| シークエンス長 | 90 |
| %GC | 45 |



● クオリティ評価　（本文 80 頁参照）

1000 ゲノムプロジェクトの公開データ（ERR034597）を用いた実施例を示す。

A. FastQC による解析前の FASTQ file の評価。（上）解析による基本統計：シークエンス回数, GC 含有率を示す。（下）リードと塩基の質の関係：横軸にリードの位置，縦軸に塩基の質を示す。3' 端に行くほど質の低下を認めるが許容範囲内である。

B. リードのマッピング後データの可視化。IGV を用いて参照領域におけるリードのマッピングを可視化している。参照配列が同じ配列であれば灰色，変異は赤や青で示される。色は設定することができる。

C. Ti/Tv 比の関係図。transition に比して transversion のほうが多いが，transition のほうが起こりやすい。

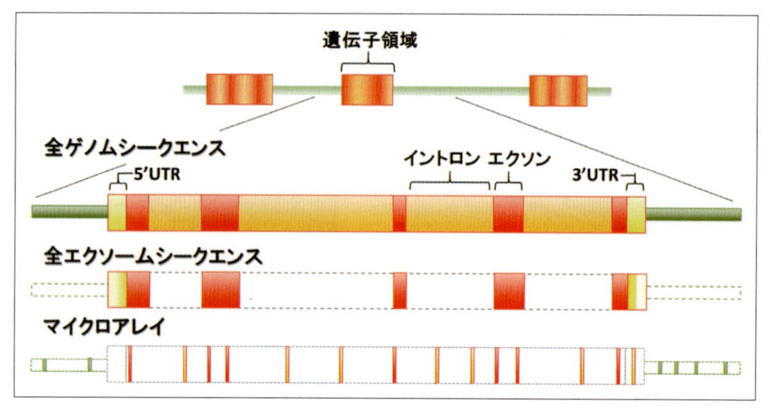


● 各ゲノム配列解読手法が対象とする領域 （本文 86 頁参照）

各手法において解読対象となる領域をハイライト（赤・黄・緑）で示した。

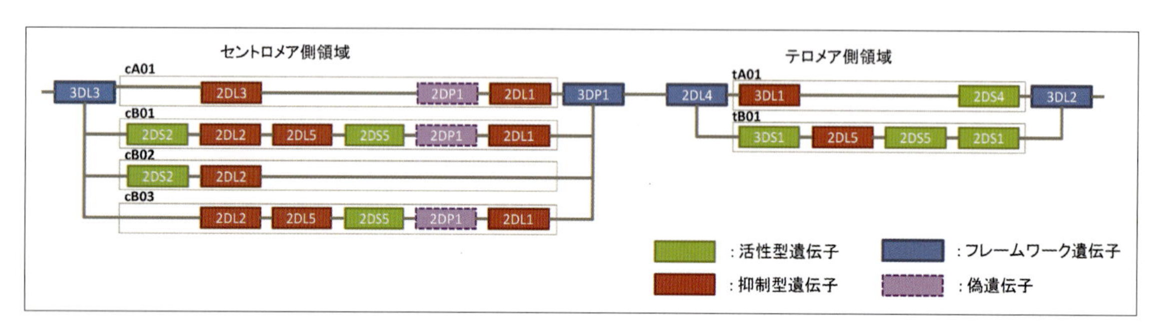


● KIR ハプロタイプの構造 （本文 103 頁参照）

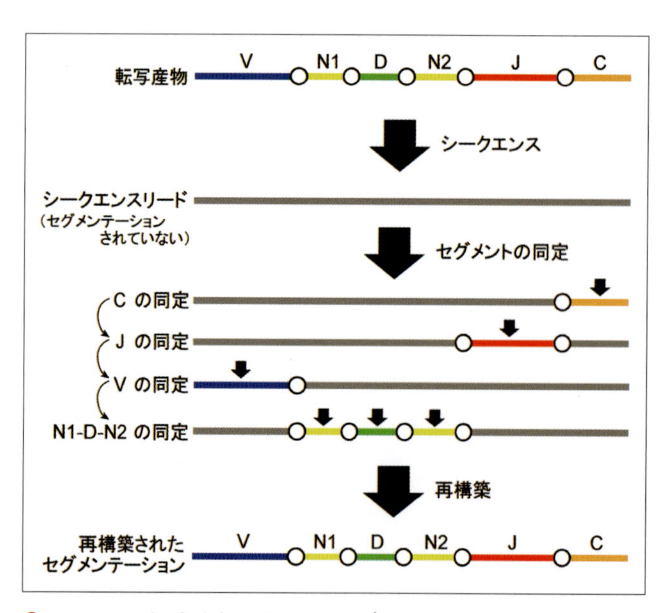


● Tcrip におけるシークエンスデータからの TCR セグメンテーションの再構築（文献 1 より） （本文 108 頁参照）

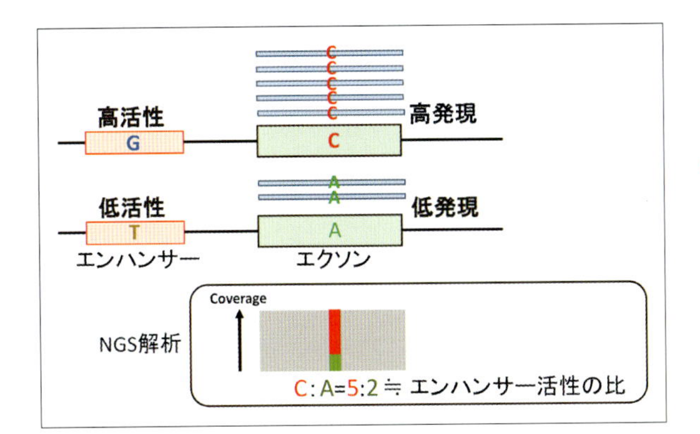


## アレル特異的発現解析

（本文113頁参照）

エクソン上にC/Aのヘテロ多型が存在する。RNAシークエンスではCアレル由来のリード，Aアレル由来のリードを区別しながら発現量を定量することができる。これはアレル特異的発現解析と呼ばれる手法である。アレル特異的発現の比（図では5:2）は同一ゲノムDNA分子上のエンハンサーなどの発現制御領域の活性比を反映していると考えられる。

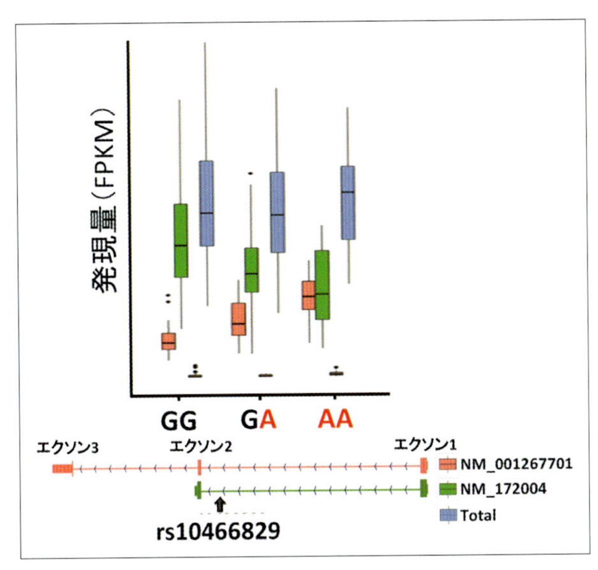


## RNAシークエンスを用いたrs10466829の機能解析

（本文114頁参照）

*CLECL1*には主にNM_001267701（赤）とNM_172004（緑）の2つのsplice isoformが存在する。rs10466829の多発性硬化症リスクアレル（Aアレル）はNM_001267701を増やす作用があるが，NM_172004を減らす作用があり，遺伝子全体の発現量（青）には影響しないことがわかる。FPKMはfragments per kilobase millionの略であり，遺伝子長，リード数により補正された発現量の単位である。

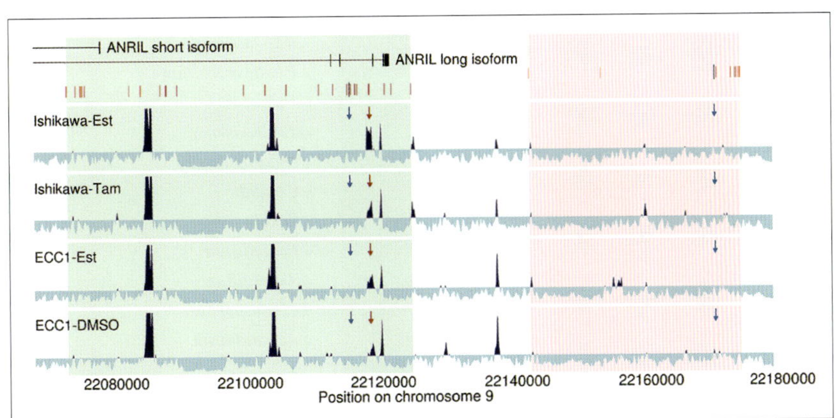


## DNase-seqデータ解析を利用した疾患関連SNPの優先順位づけ（文献12より）

（本文119頁参照）

子宮内膜がん細胞（Ishikawa-EST，Ishikawa-Tam，ECC1-Est，ECC-DMSO）の9番染色体のDHSsが濃い青色のピークとして示されている。GWASで見つかった子宮内膜症関連SNPが赤や青の矢印で示されている。DHSsと重なっている赤い矢印のSNPが優先順位の高い候補SNPとなる。

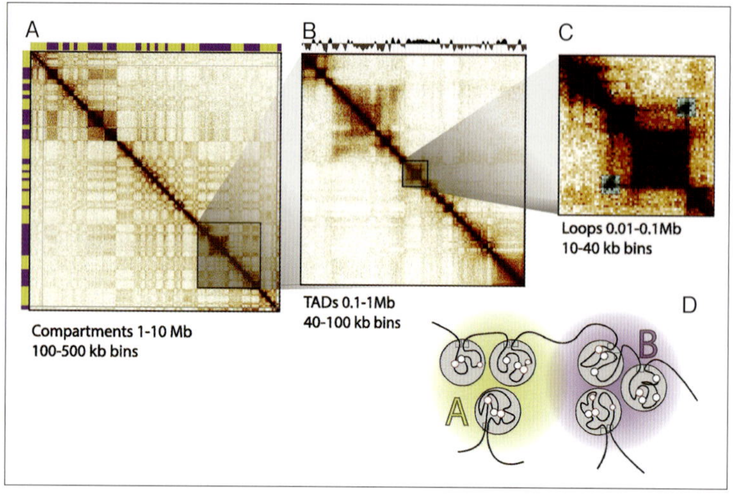


● Hi-C 法のデータ解析により得られた染色体 3 次元構造（文献 14 より）
（本文 120 頁参照）

A. 2 種類の compartment 構造が黄色と紫色で区別されている。
B. compartment 構造の中には，topologically associating domain（TAD）が存在している。TAD の場所は灰色のピークで示されている。
C. TAD の中には，エンハンサーとプロモーターの近接によるループ構造などがある。ループ構造は点で示されている。
D. 染色体 3 次元構造の階層。黄色と紫色の円は compartment を示している。灰色の円は TAD を示している。それぞれの TAD は CTCF 同士の結合（四角）で区切られている。赤い円（エンハンサー）と青い円（プロモーター）がループ構造を形成している。

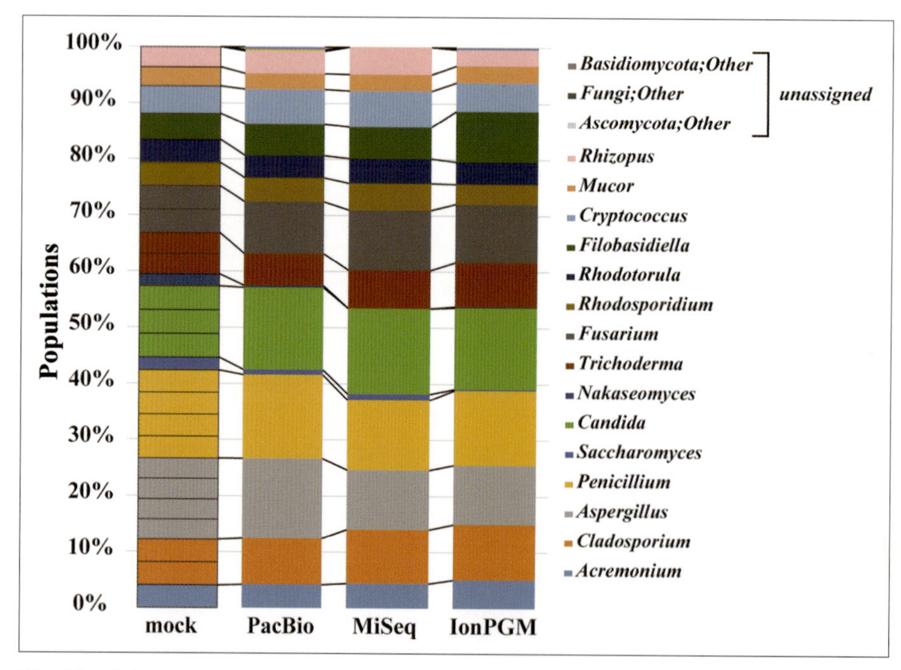


● 様々なシークエンサーを用いた真菌叢解析の評価（文献 9 より）　（本文 125 頁参照）

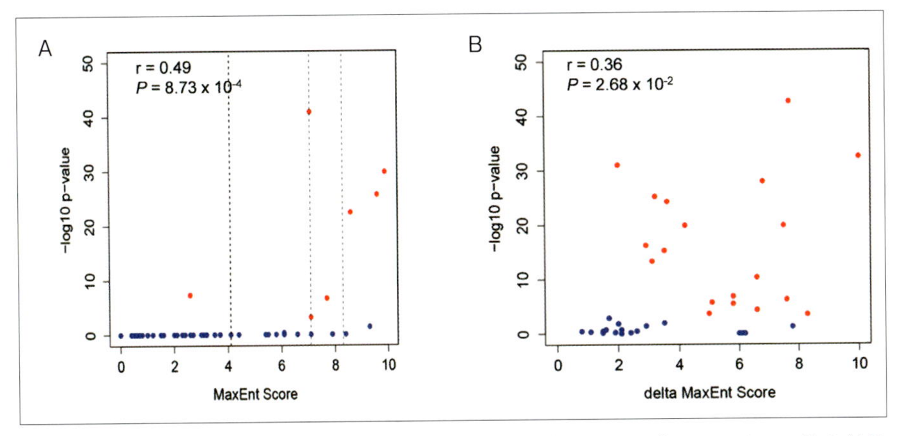


● *in-silico* スコアリングと培養細胞による RNA スプライシングアッセイの P 値の対比

（本文 153 頁参照）

*in-silico* スコアを X 軸，スプライシングアッセイより得られた -logP 値を Y 軸にプロット。青のドットは臨床的に有意と判断されなかったもの，赤のドットは有意と判断されたもの。数が多いので以下の 2 つの結果のみ示す。

A. *LMNA* 遺伝子上の異常 RNA スプライスドナーサイト獲得変異のスコア。ピアソン相関係数（r）は 0.49 とあまり高くないが有意な相関を示している（$P = 8.73 \times 10^{-4}$）。

B. *MYBPC3* 遺伝子上の正常 RNA スプライスドナーサイト喪失変異のスコア。

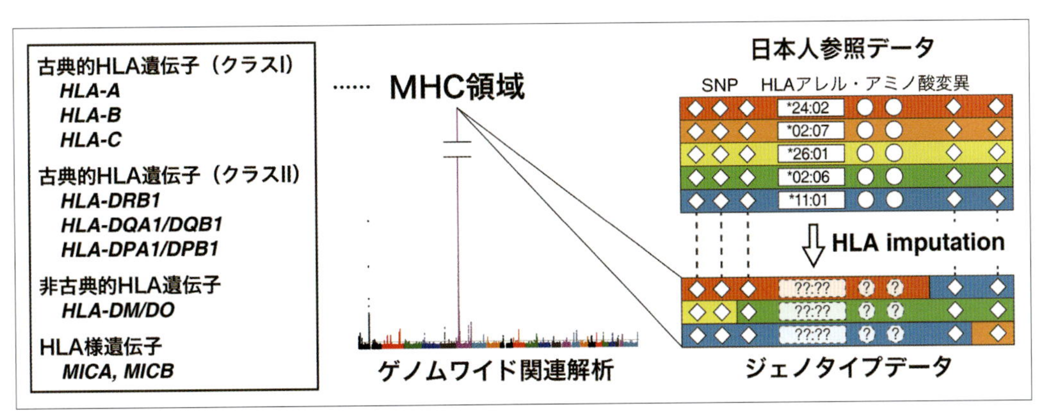


● HLA imputation 法の概観

（本文 175 頁参照）

HLA imputation 法では，参照データを用いてサンプルの HLA 遺伝子型を推定することで，より詳細なリスクの同定が可能となる。

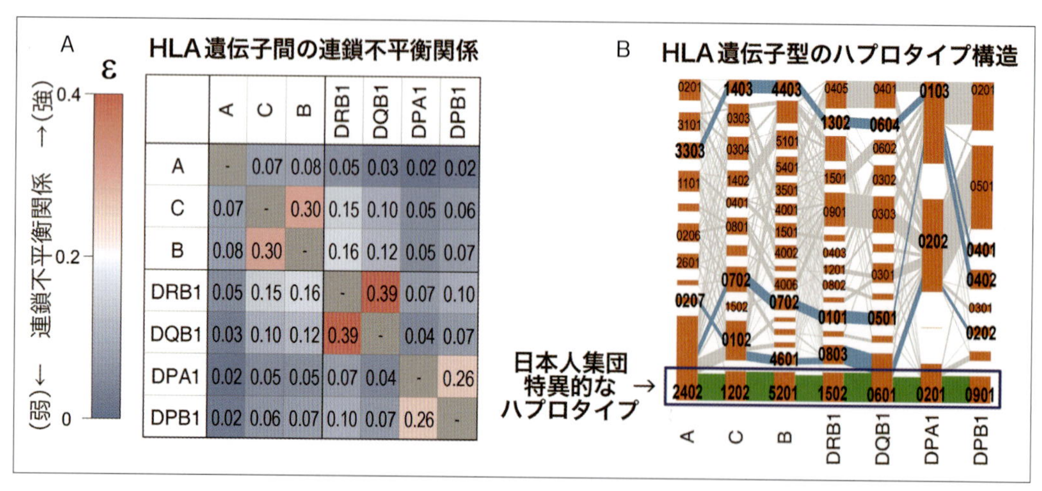


| | A | C | B | DRB1 | DQB1 | DPA1 | DPB1 |
|---|---|---|---|---|---|---|---|
| A | - | 0.07 | 0.08 | 0.05 | 0.03 | 0.02 | 0.02 |
| C | 0.07 | - | 0.30 | 0.15 | 0.10 | 0.05 | 0.06 |
| B | 0.08 | 0.30 | - | 0.16 | 0.12 | 0.05 | 0.07 |
| DRB1 | 0.05 | 0.15 | 0.16 | - | 0.39 | 0.07 | 0.10 |
| DQB1 | 0.03 | 0.10 | 0.12 | 0.39 | - | 0.04 | 0.07 |
| DPA1 | 0.02 | 0.05 | 0.05 | 0.07 | 0.04 | - | 0.26 |
| DPB1 | 0.02 | 0.06 | 0.07 | 0.10 | 0.07 | 0.26 | - |

● **HLA 遺伝子多型の日本人集団特異性**（文献 7 より改変）

（本文 177 頁参照）

ハプロタイプ頻度分布の情報量エントロピーの正規化に基づき連鎖不平衡関係を定量化する指標である ε（イプシロン）の導入により，近接する特定 HLA 遺伝子ペアが比較的強固な連鎖不平衡関係を有することが示された。また，高次元データ可視化手法である Disentangler の適用により，日本人集団特異的なハプロタイプの存在が明らかになった。

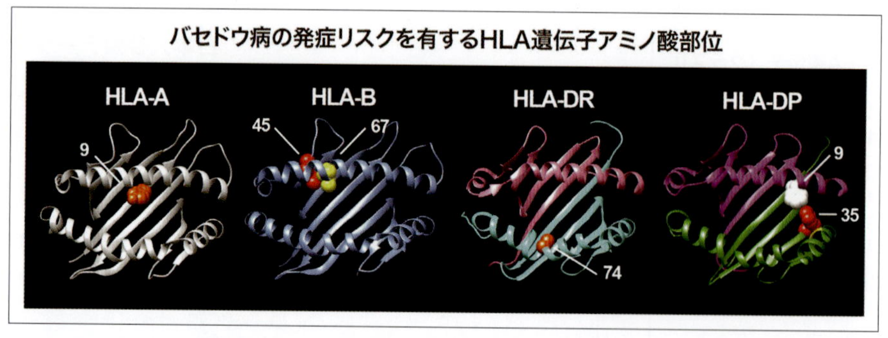


● **バセドウ病の発症リスクを有する HLA 遺伝子アミノ酸多型と 3 次元構造**（文献 7 より改変）

（本文 178 頁参照）

SNP2HLA を用いた HLA imputation 法の実施により，複数の HLA 遺伝子のアミノ酸配列の変化がバセドウ病の発症リスクを高めることが明らかとなった。リスクを有するアミノ酸部位は，HLA 遺伝子の 3 次元構造上で抗原提示に関わる部位に集中していた。

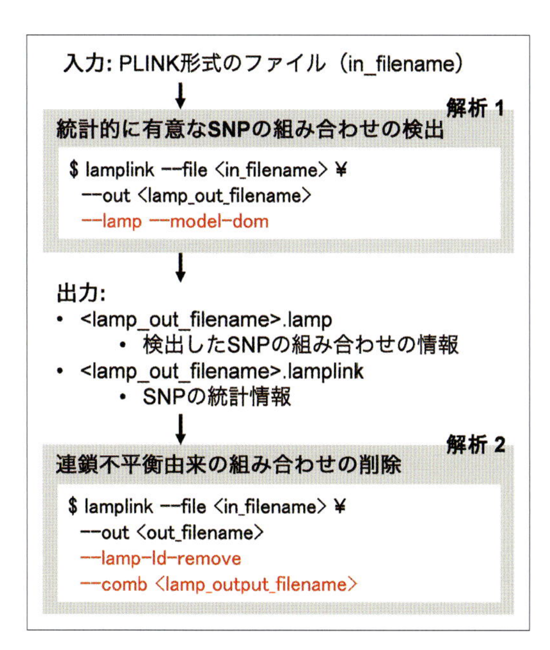


● LAMPLINK を用いた SNP の相互作用の解析ワークフロー （本文 193 頁参照）

赤字で書いたところが LAMPLINK 特有のオプションであり，これらを追加するだけで高次の相互作用を検出することが可能である。解析 1 は，PLINK における関連解析（--assoc オプション）同様の解析を LAMP を用いて実施するものである。解析 2 は，連鎖不平衡に起因すると思われる相関の高い SNP の組み合わせを削除し，相互作用している可能性の強いもののみを選択する追加解析である。出力ファイルも PLINK 同様の形式に情報を追加したものであるため，容易に現状のパイプラインを使うことが可能である。

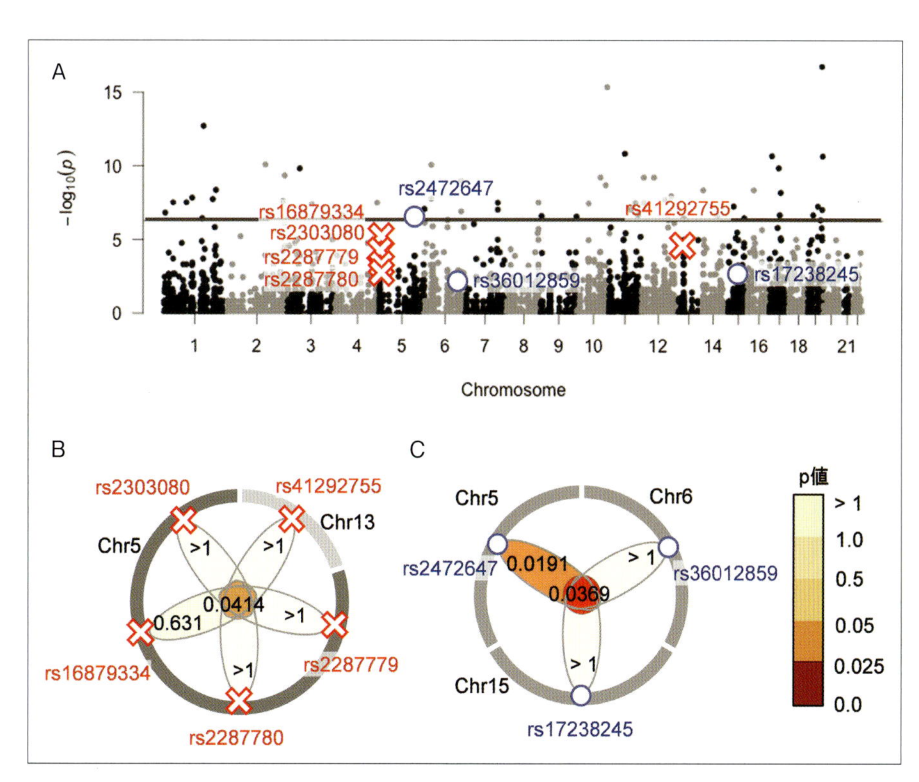


● AMPLINK で検出できる SNP の組み合わせの例 （本文 194 頁参照）

A．マンハッタンプロット上に，2 種類の組み合わせを赤の × 印（B）と青の○印（C）で示した。

B，C．各楕円は各 SNP 単独での p 値を表しており，中央の楕円が重なった場所は全 SNP の組み合わせを考えた場合の p 値を表している。赤が濃いほうがより有意であり，いずれも組み合わせをとることでより有意になることがわかる。

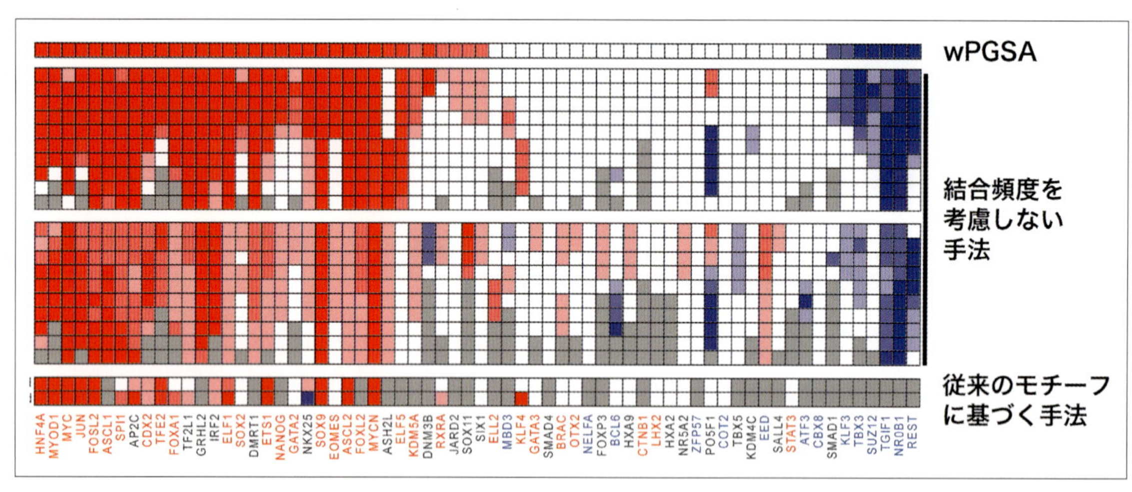


● wPGSA 法と従来手法による ES 細胞への転写因子導入の影響予測結果 （本文 205 頁参照）

赤文字の因子は activator，青文字の因子は repressor として知られているもの。ヒートマップの色は Enrichment 解析の $t$ 統計量であり，赤色は正の影響，青は負の影響を表している。

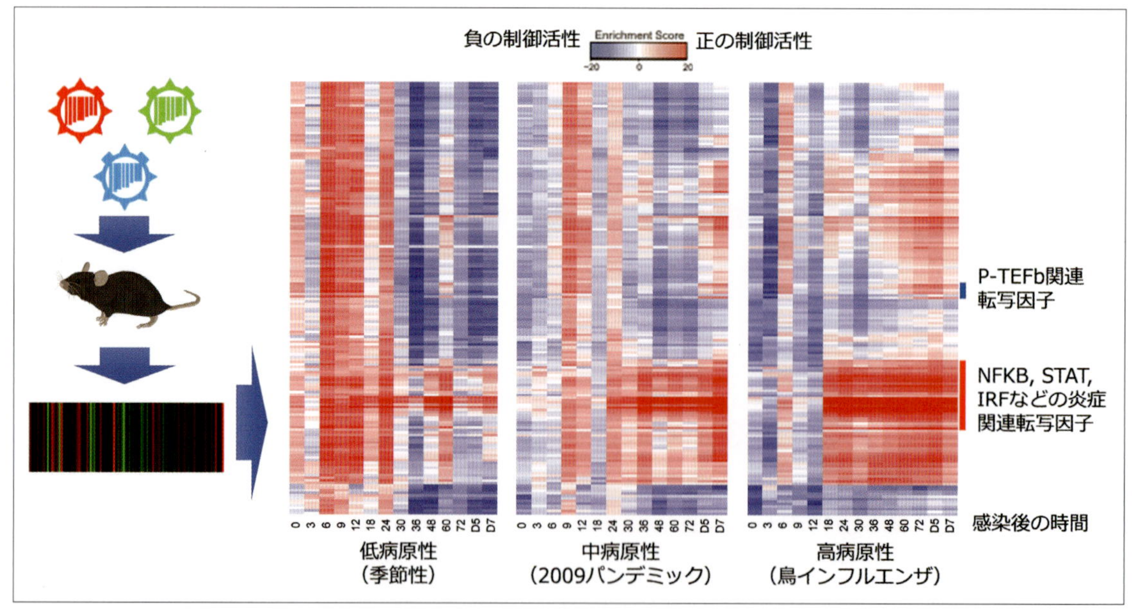


● wPGSA 法によるインフルエンザウイルス感染マウスの肺の遺伝子発現に基づく転写因子の影響予測 （本文 206 頁参照）

縦軸は転写因子の種類を示す。低病原性（季節性）ウイルスは感染初期に多くの転写因子を活性化した。高病原性（鳥インフルエンザ）ウイルス感染では，初期に抑制される転写因子（炎症応答）が感染後 18 時間以降に急激に活性化することがわかる。中病原性（2009 年新型インフルエンザパンデミック）ウイルス感染は，低病原性と高病原性の中間のような変化を示した。

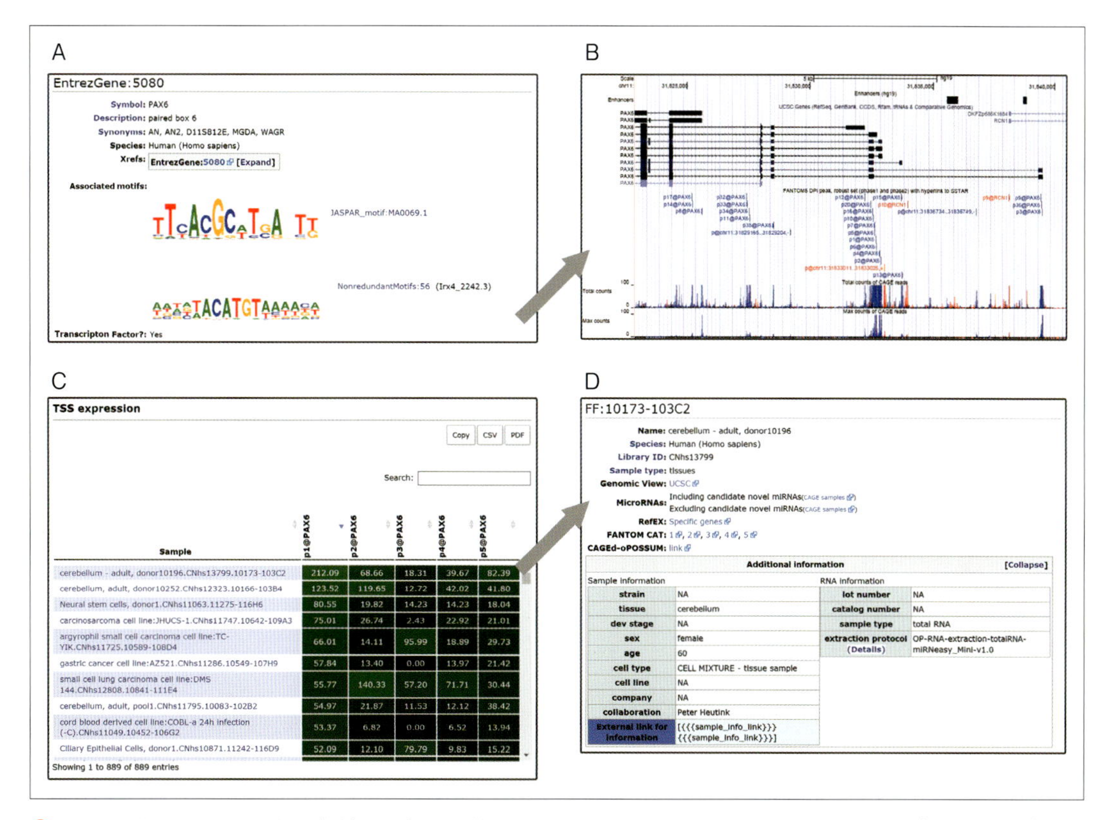


● FANTOM5 SSTAR のスクリーンショット　　（本文 210 頁参照）

A.「PAX6」ページのトップ画面。転写因子であるため，結合モチーフが表示されている。
B. リンクから UCSC ゲノムブラウザ上で遺伝子の構造や転写開始領域の位置を確認できる。
C.「PAX6」ページにおいて，各転写開始領域におけるサンプルごとの活性を示したテーブル。
D. C のテーブル内のサンプル名をクリックするとサンプル情報へ移動し，ドナーの年齢や性別などの詳細を確認できる。

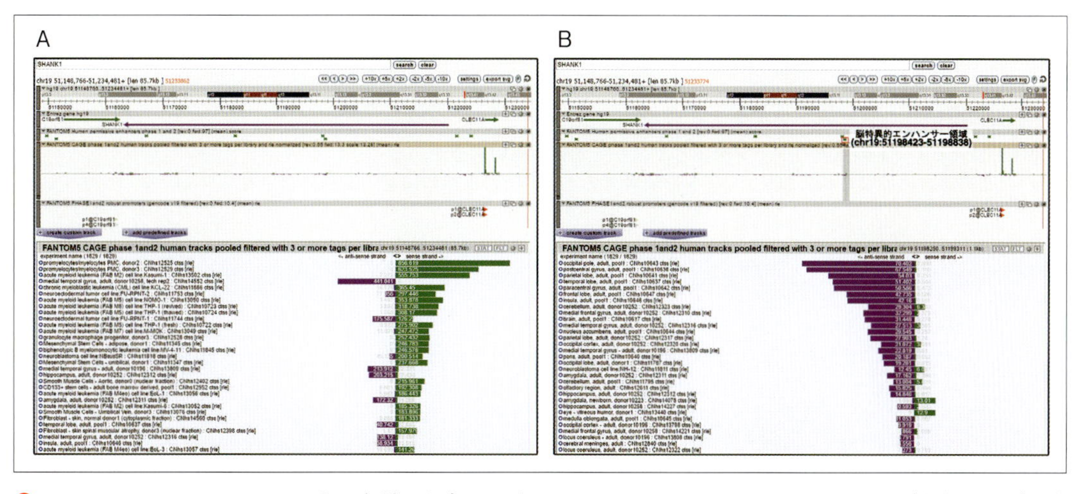


● ZENBU genome browser のスクリーンショット　　（本文 212 頁参照）

A. 遺伝子名「SHANK1」を入力した際に表示される画面。
B. 脳特異的エンハンサー領域（chr19:51198423-51198838）周辺をハイライトした際に表示される画面。

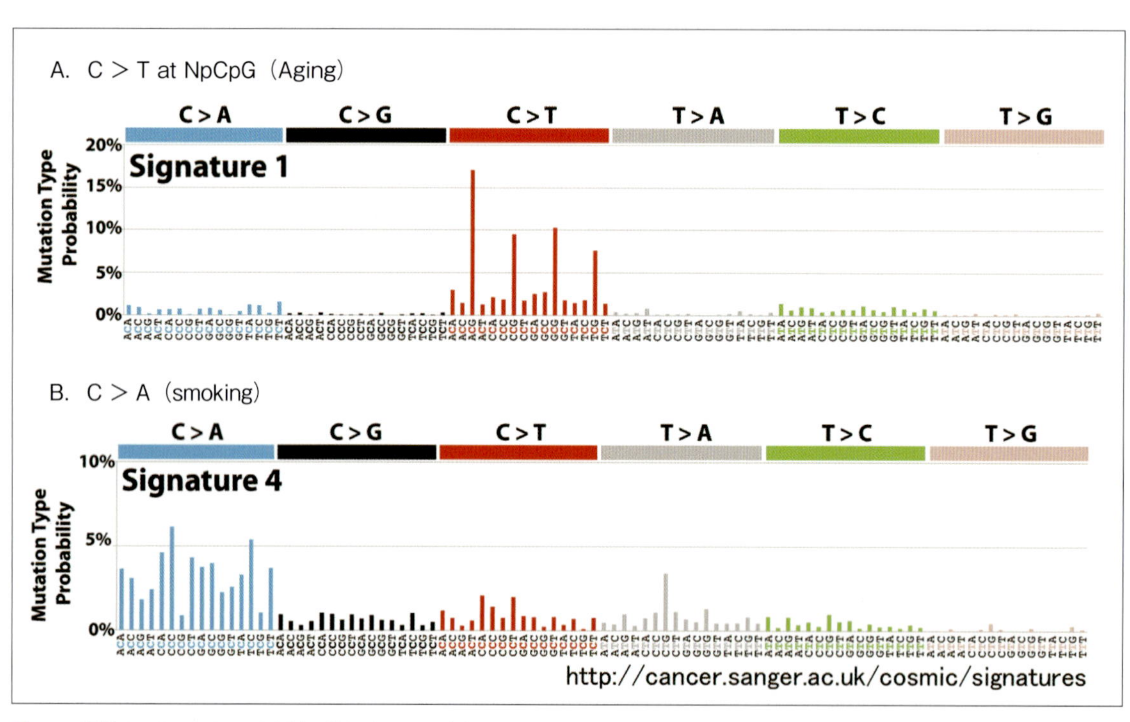


● 一般的に用いられる変異シグナチャーの例 （本文 216 頁参照）

A. CpG における C>T の変異パターンを示しており，老化と深い関連があるとされている。
B. タバコと関連があるとされており，C>A の変異パターン（特に前後の塩基の文脈はないとされている）を示す。

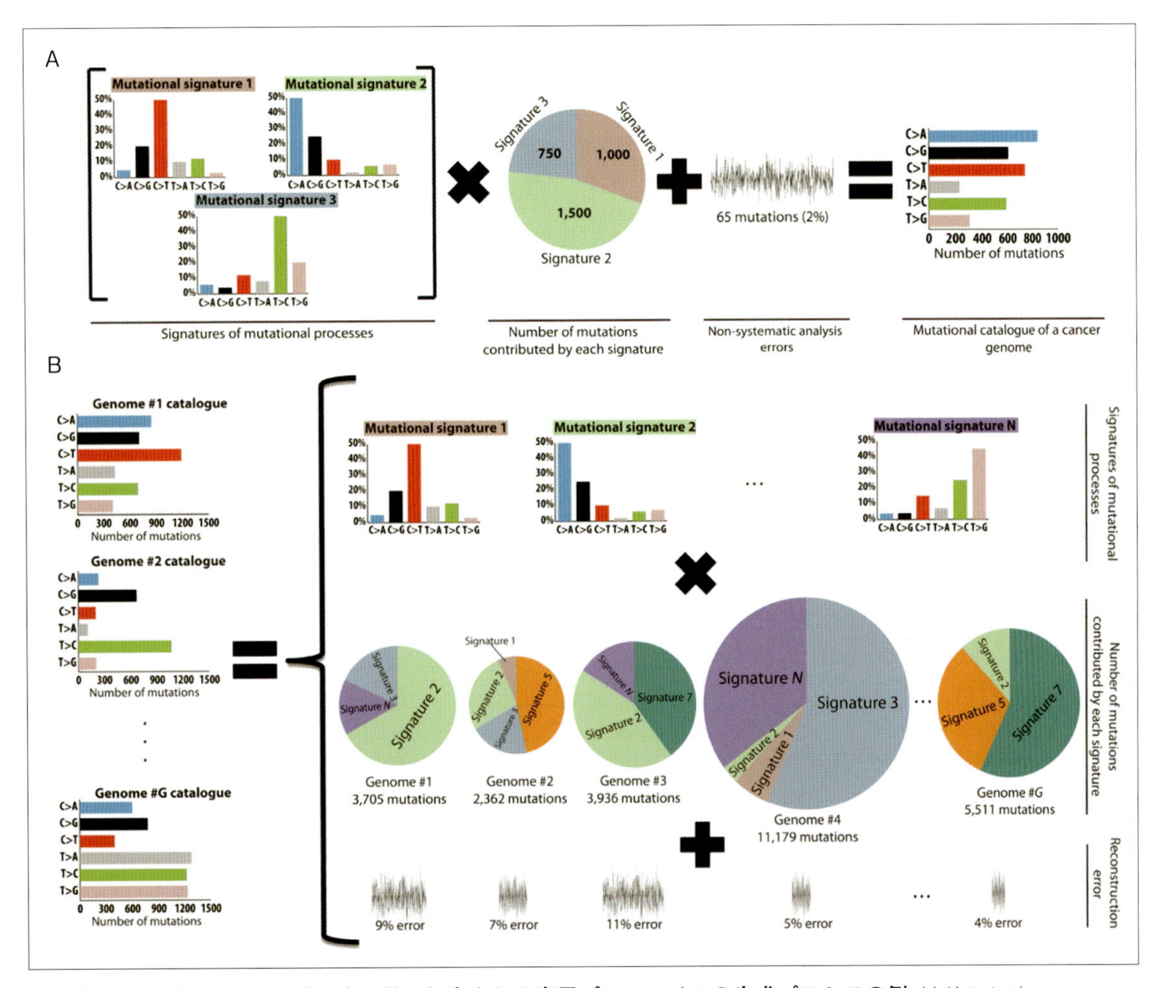


● **非負値行列因子分解を利用する際に仮定される変異プロファイルの生成プロセスの例**（文献３より）

（本文 217 頁参照）

ここでは変異プロファイルは 6 種類の変異で表現されている（一般的には 96 種類の分類がなされる）。

A. それぞれの変異シグナチャーの重み付き和により，それぞれの検体の変異プロファイルが表現されるということを表している。

B. 複数検体の変異プロファイルが，変異シグナチャーとそれぞれの検体のシグナチャー寄与度の積により分解できるということを示している。

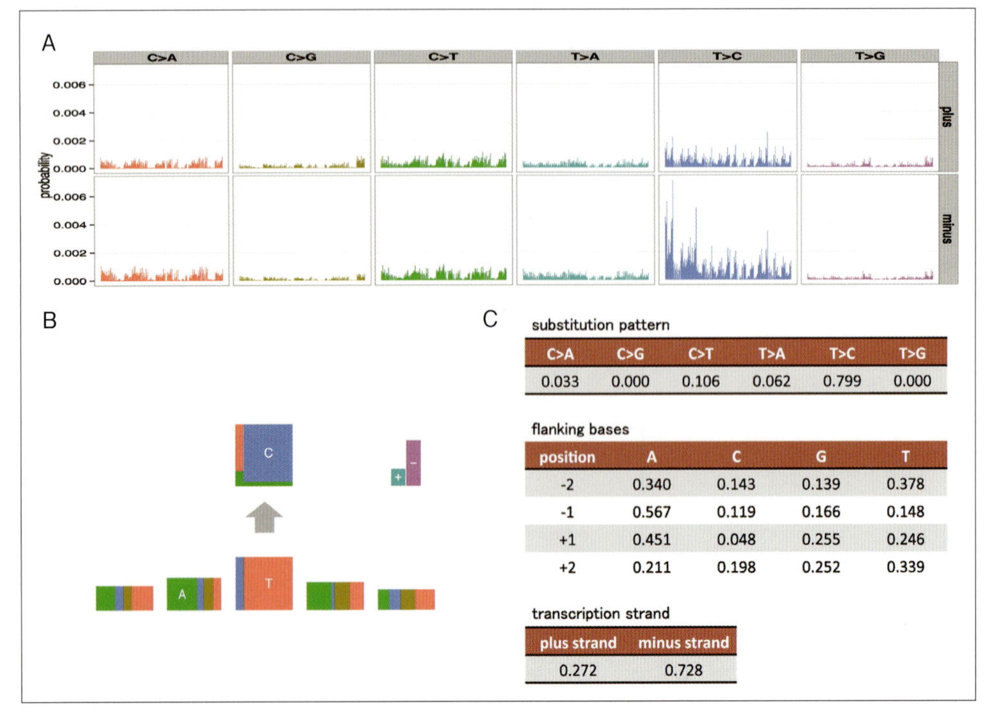


| C>A | C>G | C>T | T>A | T>C | T>G |
|---|---|---|---|---|---|
| 0.033 | 0.000 | 0.106 | 0.062 | 0.799 | 0.000 |

| position | A | C | G | T |
|---|---|---|---|---|
| -2 | 0.340 | 0.143 | 0.139 | 0.378 |
| -1 | 0.567 | 0.119 | 0.166 | 0.148 |
| +1 | 0.451 | 0.048 | 0.255 | 0.246 |
| +2 | 0.211 | 0.198 | 0.252 | 0.339 |

| plus strand | minus strand |
|---|---|
| 0.272 | 0.728 |

● **置換パターン，前後の２塩基，転写方向を考慮した場合の変異シグナチャーの可視化表現の例**（文献４より） （本文 218 頁参照）

A．これまでの枠組みで直接的に各々の変異パターンを分類したもの。
B，C．それぞれの因子に条件付き独立を仮定した場合の表現。

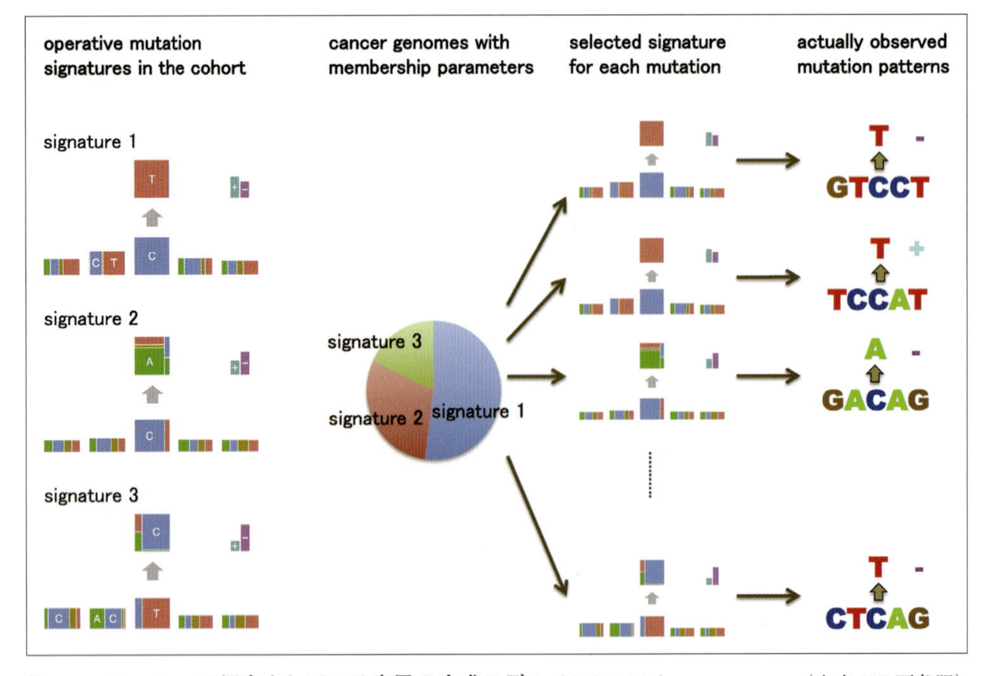


● **pmsignature で仮定されている変異の生成モデル**（文献４より） （本文 219 頁参照）

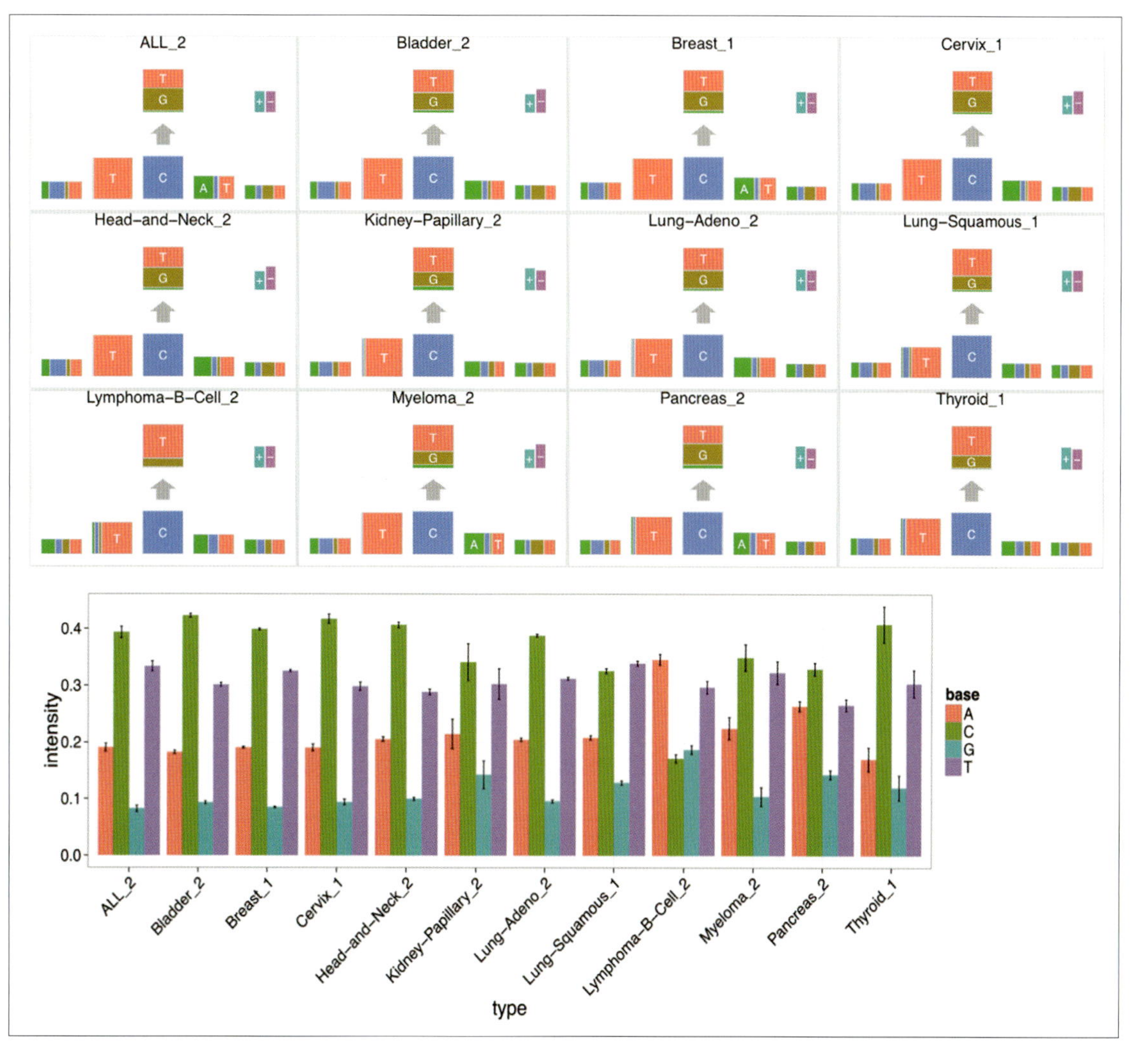


● 各々のがん種で検出された APOBEC のシグナチャーと，上流 2 塩基における塩基の組成（文献 4 より）

（本文 220 頁参照）

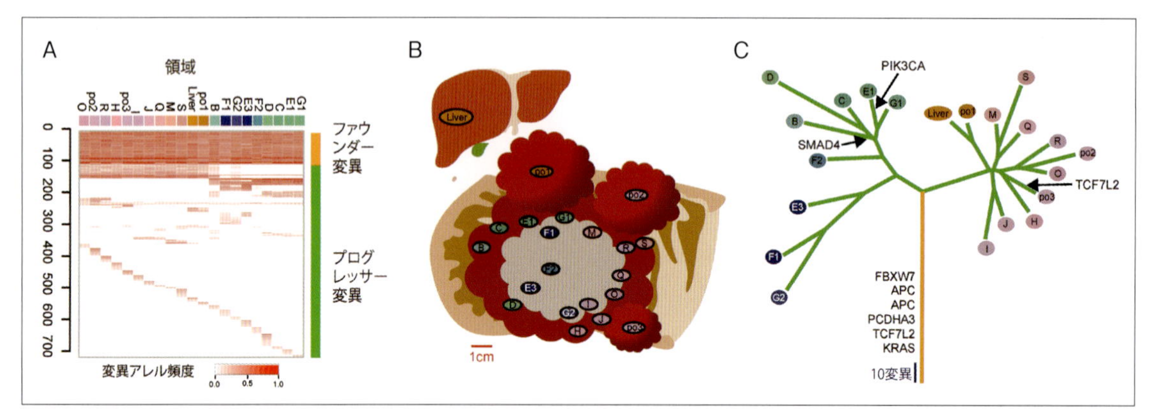


● **大腸がんの多領域シークエンス**（文献２より改変） （本文 224 頁参照）

A. 多領域変異プロファイル。変異はすべての領域に共通するファウンダー変異と腫瘍内不均一性を形成するプログレッサー変異に分けられる。ヒートマップの赤の濃さはアレル頻度に対応し，サンプルラベルの色は変異パターンの類似度と色の近さが対応するように調製した。

B. サンプリングを行った腫瘍の模式図

C. 多領域変異プロファイルから推定した進化系統樹。幹および枝の長さはファウンダー変異およびプログレッサー変異の数に対応する。それの対応を表すスケールバー，既知の大腸がんのドライバー遺伝子が変異を獲得されたタイミングを共に示す。

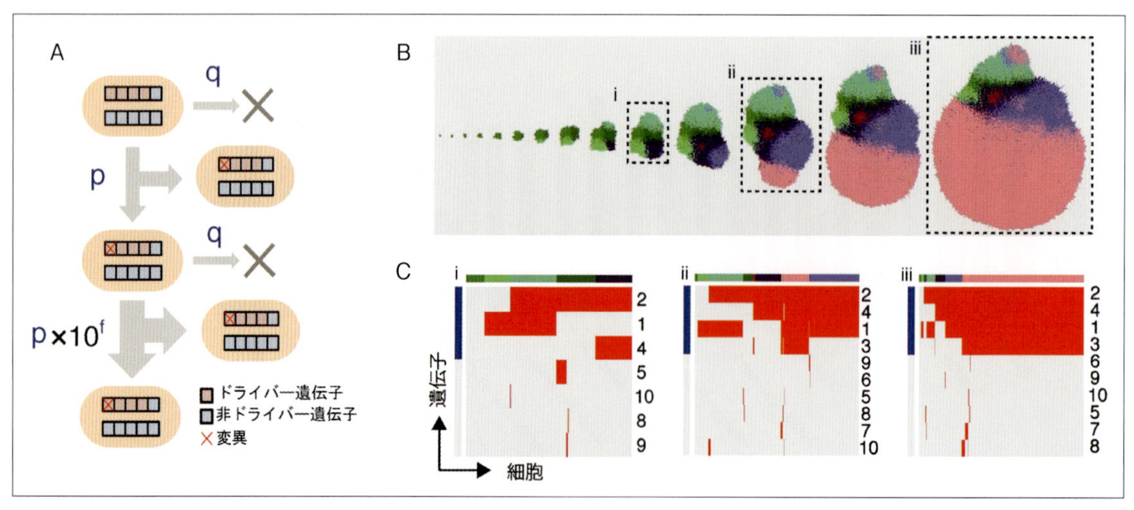


● **BEP モデル**（文献３より改変） （本文 226 頁参照）

A. 各々の細胞は $n$ 個（この例では 10 個）の遺伝子をもち，単位時間あたり確率 $p$ で分裂し確率 $q$ で死ぬとする。細胞が分裂する際，各々の遺伝子は変異率 $r$ で変異し，$d$ 個（この例では 4 個）のドライバー遺伝子のうちの 1 つが変異するごとに増殖速度 $p$ が $10^f$ 倍ずつ増加するとする。

B. このモデルに適当なパラメータ値を与えて，遺伝子変異をもたない 10 個の正常な細胞を約 $10^5$ 個になるまで二次元の空間において増殖させた際の時系列スナップショット。それぞれの色は同一の変異遺伝子をもつクローンを示す。

C. 3 つの時点での腫瘍における各細胞の変異プロファイル。上の複数の色のバンドは同一の変異遺伝子をもつクローン，左の青いバンドはドライバー遺伝子を示す。クローンの色は**図❶ A** と同様，変異パターンの類似度と色の近さが対応するように調製した。

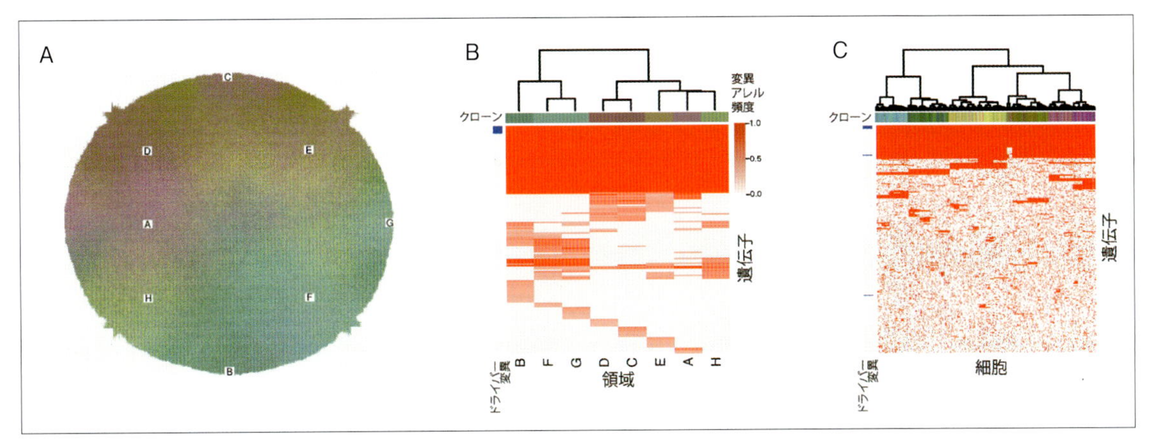


● がんの進化シミュレーション（文献２より改変）　（本文 227 頁参照）

A. 高い遺伝子変異率を仮定しシミュレーションされた腫瘍

B. シミュレーションされた多領域変異プロファイル。A における A-H の白いボックスそれぞれに含まれる細胞集団のプロファイルを平均化して取得した。図❶ A と似たような変異プロファイルを示し，ドライバー遺伝子はファウンダー変異のみに含まれることから，大腸がんの腫瘍内不均一性が中立進化によって形成されている可能性を示している。

C. シミュレーションされた一細胞変異プロファイル。A よりサンプリングした各細胞の変異プロファイルを示した。多領域変異プロファイルによっては捉えきれない無数の中立変異を蓄積する微小なサブクローンが存在している。

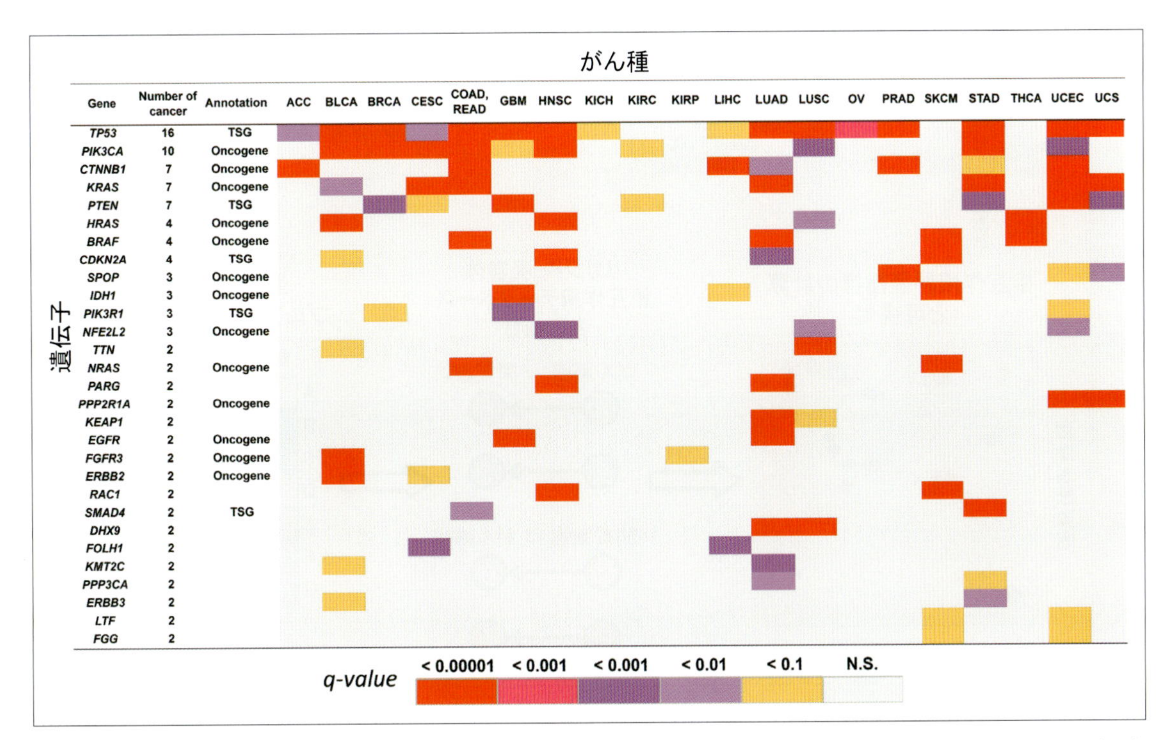


● 3D permutation 法を用いた TCGA 21 がん種の解析結果　（本文 231 頁参照）

複数のがん種で有意な変異の偏りが検出された遺伝子を示す。がん種の名称は TCGA に従った。TSG（がん抑制遺伝子）と oncogene（がん遺伝子）の定義は，Vogelstein らに従った[8]。

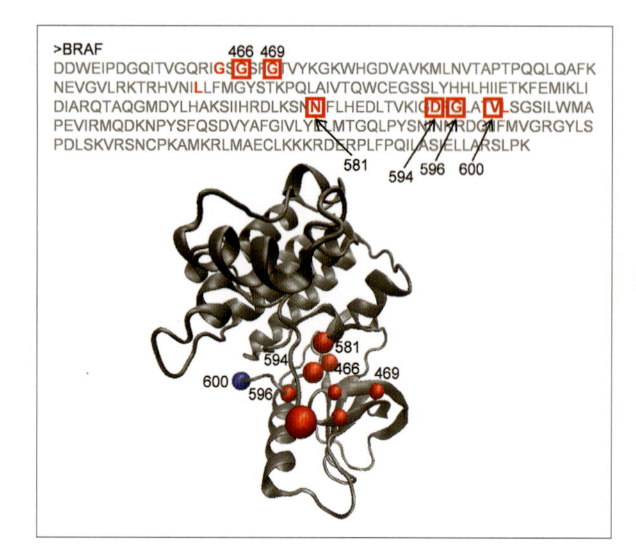

● 変異の位置の偏りが検出された遺伝子の例

（本文 233 頁参照）

*BRAF* 遺伝子には，ホットスポット（V600E）の他にも変異が存在していた。それらの変異は，1 次構造上では集積していなかったものの，3 次元構造上ではホットスポット周辺に集積しており，ドライバー変異候補であると考えられた。上段が 3 次元構造情報が得られたアミノ酸配列，下段が 3 次元構造を示す。青が V600E，赤がその他の変異を示す。

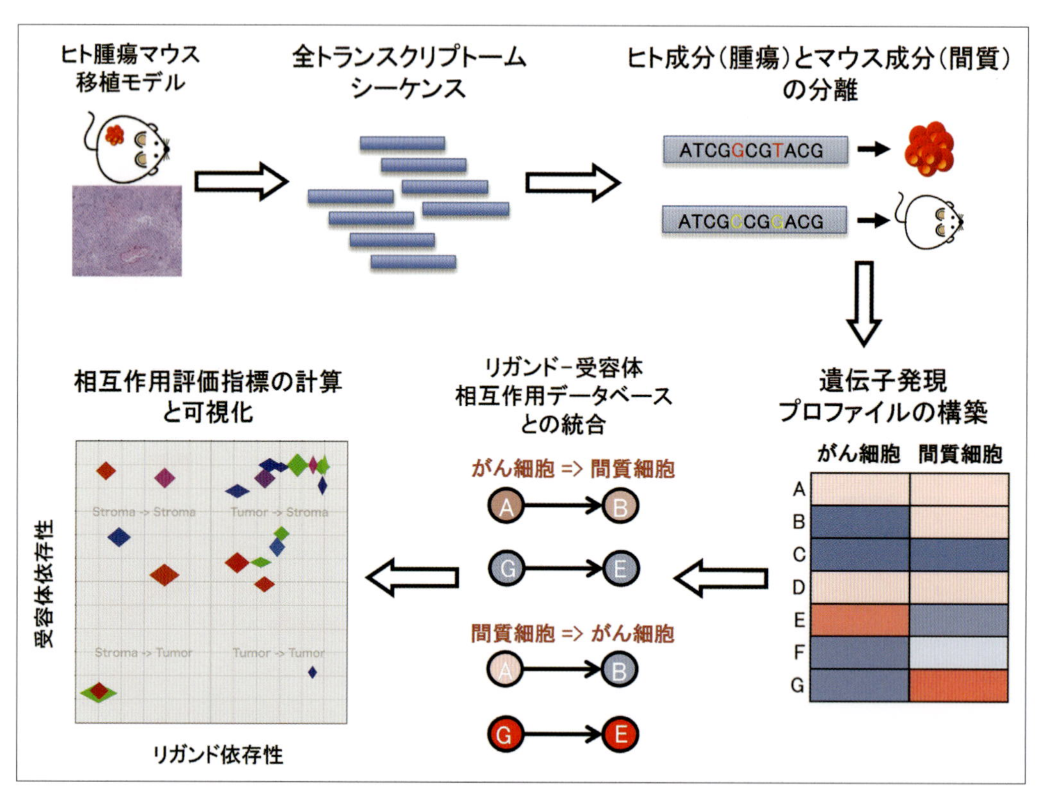


● CASTIN による解析の流れ（文献 3 より改変）

（本文 236 頁参照）

ヒトのがん細胞をマウスに移植して作成したゼノグラフト組織の全トランスクリプトーム解析を行う。ヒト成分とマウス成分を配列の違いを利用して分離した後，がん細胞と間質細胞の発現プロファイルを構築する。独自に構築した相互作用データベースと組み合わせることで相互作用全体のプロファイルを行う。

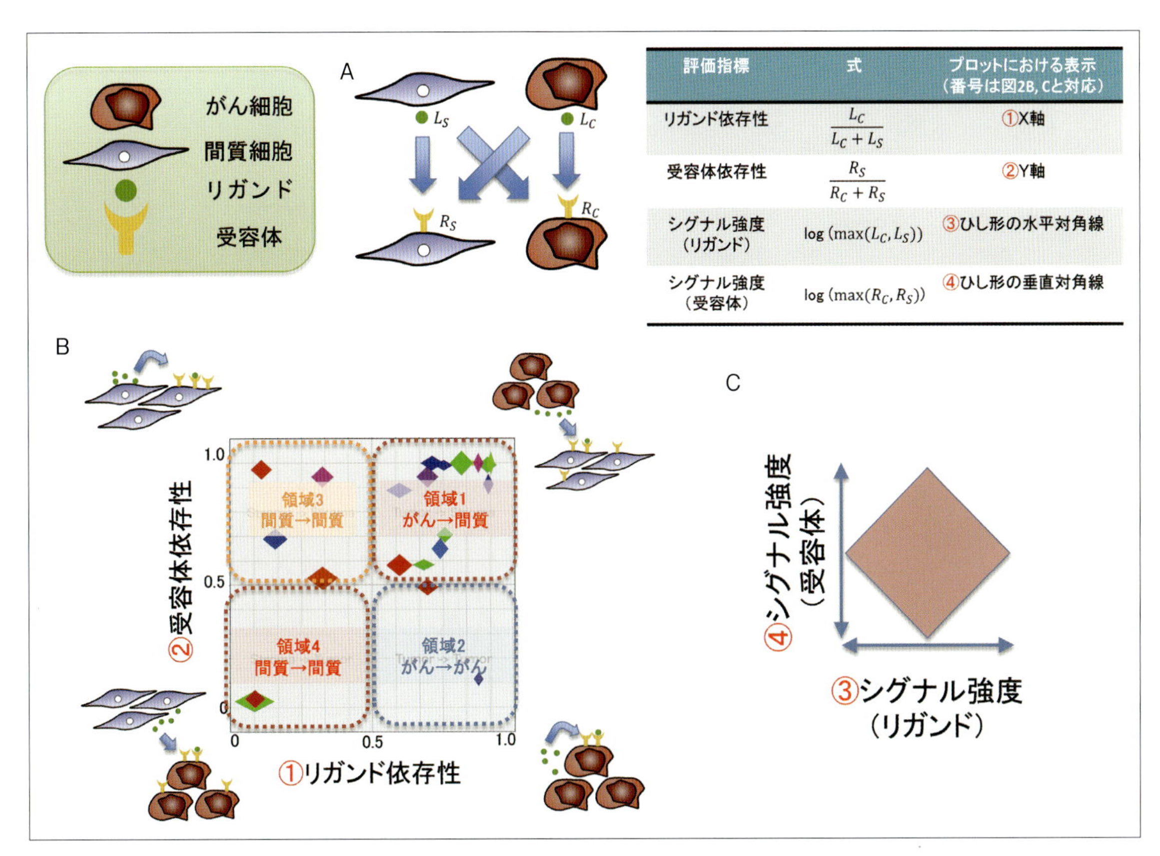


● **相互作用評価指標の計算とインタラクトームプロファイルの可視化**（文献３より改変）　（本文 238 頁参照）

A. がん細胞と間質細胞のリガンドおよび受容体の発現量を用いて，リガンド依存性，受容体依存性，リガンドシグナル強度，受容体シグナル強度の４つの評価指標を計算する。

B. 評価指標の可視化。横軸／縦軸はそれぞれリガンド／受容体依存性を表す。

C. 各相互作用を表すひし型の水平／垂直対角線はそれぞれリガンドと受容体のシグナル強度を表す。

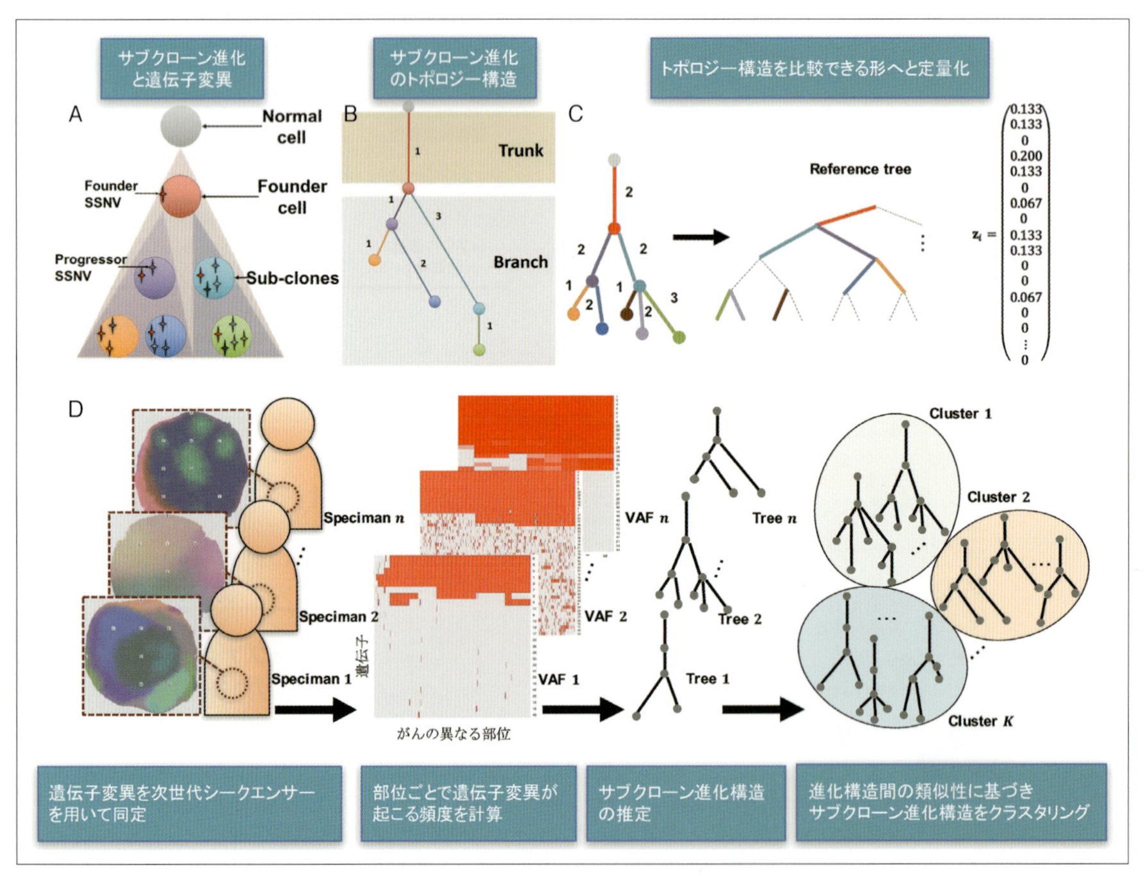


● phyCの概要と解析の流れ

（本文245頁参照）

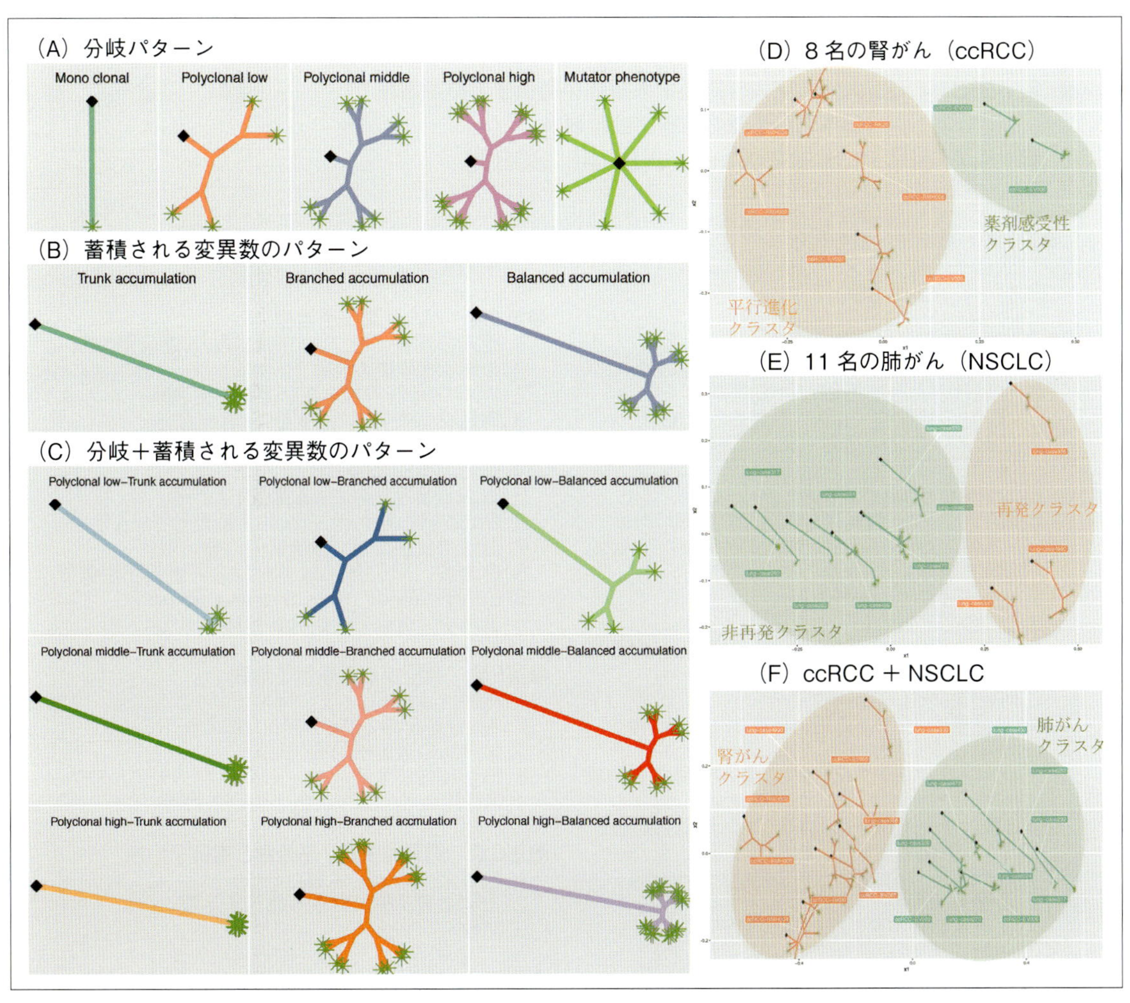


● phyC で分類できる木構造パターン (A-C) および腎がん・肺腺がんデータへの適用結果 (D-F)

(本文 246 頁参照)

トランスレーショナルリサーチを支援する

遺伝子医学 MOOK 33

Gene & Medicine

# 遺伝統計学と疾患ゲノムデータ解析

## 病態解明から個別化医療，ゲノム創薬まで

【編集】岡田随象

（大阪大学大学院医学系研究科教授）

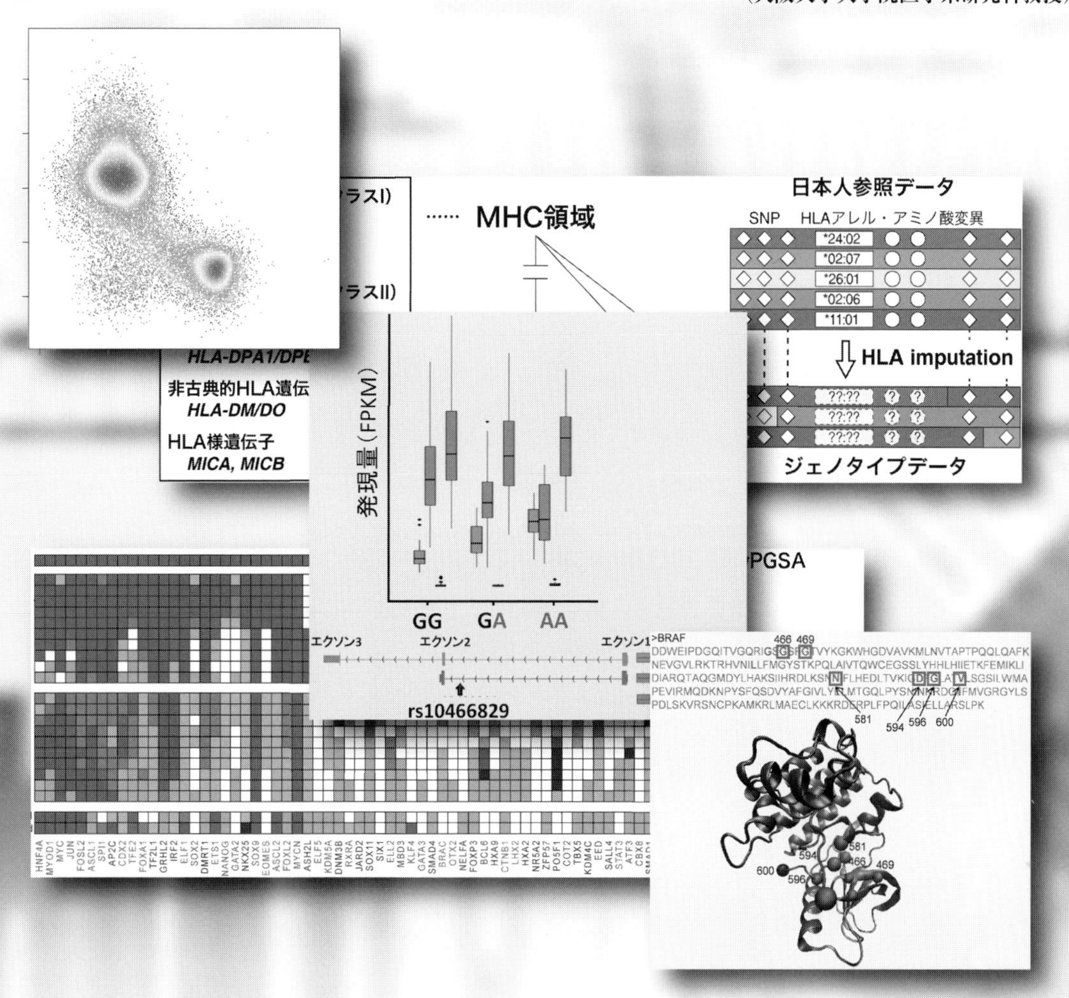

# 序文

ゲノム配列解読技術の著しい発展により，疾患ゲノムデータ解析の新たな可能性が拓かれた。1 人あたり 1000 ドル以下という低コストでの全ゲノム配列シークエンスが可能となり，アカデミア研究だけでなく医療現場も巻き込む形で，大容量の疾患ゲノムデータが日々出力される時代が到来している。大規模疾患ゲノム解析の実施は，数百を超えるヒト疾患における疾患感受性遺伝子変異のカタログをもたらした。個別化医療のかけ声のもとに，ゲノムデータを患者自身の健康増進のために活用する試みも始まっている。ヒトゲノム情報の大規模化と目的の多様化が急速に進んだ結果，ゲノムデータ解析環境の構築や解析手法の開発，人材育成の重要性が高まっている。一次的なゲノムデータ解析によるゲノム配列情報の取得だけでなく，得られたヒト疾患ゲノム情報の適切な解釈と社会実装をどのように進めるかが喫緊の課題である。

遺伝統計学（statistical genetics）は，遺伝情報と形質情報の結びつきを，統計学の観点より評価する学問分野である。遺伝学と統計学はかねてより深い関わりがあり，遺伝統計学は双方の学問の発展に寄与する形で進化を遂げてきた。近年では，疾患ゲノムデータを多彩な生物学・医学データと分野横断的に統合し，疾患病態の解明や新規ゲノム創薬，個別化医療へと活用する際に有用な学問としても注目を集めている。しかし，遺伝統計学を担う人材は本邦では特に少なく，学問としての知名度も十分とは言い難い状況にある。

このような背景を元に，本特集号「遺伝統計学と疾患ゲノムデータ解析－病態解明から個別化医療，ゲノム創薬まで－」を企画した。

- 学問の学びの最初の一歩は，背景となる基礎理論の丁寧な理解から始まる。第 1 章では，遺伝統計学の基礎理論について，日本を代表する専門家の先生方にご執筆いただいた。
- ゲノム配列解読技術の発達により，大容量かつ多彩なゲノムデータが得られるようになった。エピゲノム・メタゲノムといった多彩なオミクス情報の展開も著しい。これらの最新技術の原理を理解し，その特性を活かしたデータ解析を行うことが重要である。第 2 章では，最新のデータ解析技術を駆使して活躍されている若手研究者にご執筆いただいた。
- ゲノム情報の適切な社会実装を実現するためには，コホート研究，データシェアリング，個別化医療，ゲノム創薬など，ゲノム情報と社会との接点に寄り添った活動が重要である。第 3 章では，本邦における社会実装の最前線での取り組みをご紹介いただいた。
- 一般論として，既存のデータ解析手法を適用することより，新たなデータ解析手法を生み出すほうが難しい。多くの研究者に認知され広く使われる手法を生み出すことは，なおさら困難である。しかし国際的なイニシアティブを獲得するためには，新規解析手法の構築においても存在感を発揮することが必須である。第 4 章では，ゲノム・エピゲノム解析とがんゲノム解析に分けて，独自の解析手法の開発者を対象にご執筆いただいた。
- ゲノムデータ解析の現場の声を伝える目的で，新しい試みとして，本章とは別にコラムを設けた。

執筆にあたっては，アカデミアだけでなく企業や政府機構も含め，各所でご活躍されている若手の先生方を中心に構成させていただいた。ご執筆いただいた皆様にこの場を借りて御礼を申し上げたい。本特集が，ゲノムデータに関わる皆様のお役に立ち，遺伝統計学の発展に少しでも貢献できれば幸いである。

2018年3月

大阪大学大学院医学系研究科 遺伝統計学　**岡田随象**

# 遺伝統計学と疾患ゲノムデータ解析
## 病態解明から個別化医療，ゲノム創薬まで

目　次

編　　集：岡田随象（大阪大学大学院医学系研究科遺伝統計学教授）

## 第３章　ゲノム情報の社会実装に向けて

## 第4章 開発者によるゲノムデータ解析手法紹介

## コラム

# 執筆者一覧（五十音順）

**秋山雅人**
理化学研究所 統合生命医科学研究センター 統計解析研究チーム リサーチアソシエイト

**石川俊平**
東京医科歯科大学 難治疾患研究所 ゲノム病理学分野 教授

**石垣和慶**
理化学研究所 統合生命医科学研究センター 統計解析研究チーム 特別研究員

**伊藤 薫**
理化学研究所 統合生命医科学研究センター 循環器疾患研究チーム チームリーダー

**井元清哉**
東京大学医科学研究所 ヘルスインテリジェンスセンター センター長 / 健康医療データサイエンス分野 教授

**岩谷良則**
大阪大学大学院医学系研究科 附属ツインリサーチセンター 教授

**植木優夫**
理化学研究所 革新知能統合研究センター 遺伝統計学チーム 研究員
東北大学 東北メディカル・メガバンク機構 非常勤講師

**大橋 順**
東京大学大学院理学系研究科 生物科学専攻 ヒトゲノム多様性研究室 准教授

**岡崎敦子**
大阪大学大学院医学系研究科 ゲノム情報学共同研究講座 特任助教

**岡田随象**
大阪大学大学院医学系研究科 遺伝統計学 教授
大阪大学免疫学フロンティア研究センター 免疫統計学 教授

**荻島創一**
東北大学 東北メディカル・メガバンク機構 医療情報 ICT 部門 バイオクリニカル情報学分野 准教授 / バイオバンク事業部 統合データベース室 室長

**尾崎紀夫**
名古屋大学大学院医学系研究科 精神医学・親と子どもの心療学分野 教授

**加藤 治**
国立研究開発法人 日本医療研究開発機構 基盤研究事業部 部長

**鎌谷直之**
株式会社スタージェン 代表取締役会長／医療人工知能研究所所長
公益財団法人 痛風財団

**川上英良**
理化学研究所 医科学イノベーションハブ推進プログラム 健康医療データ多層統合プラットフォーム推進グループ 健康医療データ AI 予測推論開発ユニット ユニットリーダー

**岸川敏博**
大阪大学大学院医学系研究科 耳鼻咽喉科・頭頸部外科学

**久島 周**
名古屋大学大学院医学系研究科 精神医学分野 特任助教
名古屋大学高等研究院 特任助教

**黒田真也**
東京大学大学院理学系研究科 生物科学専攻 教授
科学技術振興機構 CREST 研究代表者

**小井土 大**
横浜市立大学大学院医学研究科 臓器再生医学 特任助手

**河村大輔**
東京医科歯科大学 難治疾患研究所 ゲノム病理学分野 助教

**小林香織**
大阪大学大学院医学系研究科 ゲノム情報学共同研究講座 研究員
NEC 医療ソリューション事業部

**齋藤あき**
国立研究開発法人 医薬基盤・健康・栄養研究所 栄養疫学・食育研究部 研究員

**坂上沙央里**
大阪大学大学院医学系研究科 遺伝統計学
理化学研究所 統合生命医科学研究センター 統計解析研究チーム
東京大学大学院医学系研究科 アレルギー・リウマチ学

**櫻井美佳**
東北大学 東北メディカル・メガバンク機構 講師

**島村徹平**
名古屋大学大学院医学系研究科 システム生物学分野 特任准教授

**白石友一**
東京大学医科学研究所 ヒトゲノム解析センター DNA 情報解析分野 助教

**吹田直政**
小野薬品工業株式会社 筑波研究所 先端医薬研究部

**椙下紘貴**
理化学研究所 統合生命医科学研究センター 免疫器官形成グループ
千葉大学大学院医学薬学府 先端医学薬学専攻

**瀬々 潤**
産業技術総合研究所 人工知能研究センター 機械学習研究チーム 研究チーム長

**田中紀子**
国立国際医療研究センター 臨床研究センター データサイエンス部 生物統計研究室 室長

**田原康玄**
京都大学大学院医学研究科 附属ゲノム医学センター ゲノム情報科学 准教授

**田宮　元**
東北大学 東北メディカル・メガバンク機構 リスク統計解析室　教授，室長
理化学研究所 革新知能統合研究センター 遺伝統計学チーム　チームリーダー

**角田達彦**
東京医科歯科大学 難治疾患研究所 医科学数理分野　教授
理化学研究所 統合生命医科学研究センター　グループディレクター
科学技術振興機構 CREST　研究代表者

**寺田愛花**
科学技術振興機構さきがけ　専任研究員
東京大学大学院新領域創成科学研究科　客員共同研究員

**中村昇太**
大阪大学 微生物病研究所 感染症メタゲノム研究分野　特任准教授

**中谷明弘**
大阪大学大学院医学系研究科 ゲノム情報学共同研究講座　特任教授

**新井田厚司**
東京大学医科学研究所 ヘルスインテリジェンスセンター 健康医療計算科学分野　助教

**長谷川嵩矩**
東京大学医科学研究所 ヘルスインテリジェンスセンター 健康医療データサイエンス分野　助教

**八谷剛史**
岩手医科大学 いわて東北メディカル・メガバンク機構 生体情報解析部門　副部門長，特命准教授

**早野崇英**
山口大学大学院医学系研究科 システムバイオインフォマティクス講座　講師

**平田　潤**
大阪大学大学院医学系研究科 遺伝統計学
東京医科歯科大学大学院医歯学総合研究科 疾患多様性遺伝学分野
帝人ファーマ株式会社 創薬探索研究所

**藤井庸祐**
京都大学大学院医学研究科 附属ゲノム医学センター 統計遺伝学分野

**藤本明洋**
京都大学大学院医学研究科 創薬医学講座　特定准教授

**細道一善**
金沢大学 医薬保健研究域医学系 革新ゲノム情報学分野　准教授

**本多智佳**
大阪大学大学院医学系研究科 附属ツインリサーチセンター　特任准教授

**松井佑介**
名古屋大学大学院医学系研究科 リハビリテーション療法学専攻 理学療法学講座　准教授

**溝上敏文**〔翻訳〕
日本アイ・ビー・エム株式会社 Watson Health 事業担当　部長

**三成寿作**
国立研究開発法人 日本医療研究開発機構 ゲノム医療実現推進プラットフォーム事業　プログラムオフィサー
京都大学 iPS 細胞研究所 上廣倫理研究部門　特定准教授

**山口　類**
東京大学医科学研究所 ヒトゲノム解析センター DNA 情報解析分野　准教授

**山田　亮**
京都大学大学院医学研究科 附属ゲノム医学センター 統計遺伝学分野　教授

**山本賢一**
大阪大学大学院医学系研究科 小児科

**柚木克之**
理化学研究所 統合生命医科学研究センター トランスオミクス研究 YCI ラボ　上級研究員
科学技術振興機構さきがけ　研究者

**吉原正仁**
理化学研究所 ライフサイエンス技術基盤研究センター 機能性ゲノム解析部門 オミックス応用技術研究グループ 細胞機能変換技術研究チーム　特別研究員
（現所属）Karolinska Institutet　Department of Biosciences and Nutrition　Postdoctoral Researcher

**渡邉幹夫**
大阪大学大学院医学系研究科 附属ツインリサーチセンター　准教授

## 編集顧問・編集委員一覧（五十音順）

# 第1章

# 遺伝統計学の基礎理論

# 1．遺伝統計学の基礎知識と応用

植木優夫・田宮 元

メンデルの第一法則が示すように，親から子への遺伝物質の継承は確率的な現象である。ヒトなどの2倍体生物であれば，各親がもつ2つの遺伝子の片方が子に伝達されるが，どちらが伝達されるかは確率的に決まる。したがって，このような不確かさを考慮することが必要となる。この継承法則を統計学によって記述し，データを理解して解析する学問領域が遺伝統計学（statistical genetics）である。確率モデルを通じて遺伝的現象を説明しようとする試みは，近年のように実際のDNA配列がデータとして観察可能となるかなり以前から行われており，統計学が科学の一分野となった時代まで遡る。RA Fisher，JBS Haldane，S Wright，木村資生らによって確立された集団遺伝学は，多くの実りある理論を生み出し，現在の遺伝統計手法の理論的基盤となっている。そして，遺伝子は疾患発症に重要な役割を果たす。家系あるいは集団における疾患発症を説明するために発展した遺伝疫学は，遺伝連鎖分析などの遺伝統計手法を見出し，多くの疾患発症に関わる遺伝因子の特定を導いた。ヒトのみならず家畜や植物などの形質に占める遺伝要因の割合，あるいは環境要因との相乗効果の程度を定量し推測することも重要である。量的遺伝学の理論は，現在の遺伝率推定やリスク予測の基礎としても活用されている。

## I．遺伝統計学

2倍体生物であるヒトは，23対の染色体（つまり計46本の染色体）をもっており，22本の常染色体と1対の性染色体からなる。染色体は，配偶子（卵子または精子）を介して親から子に伝達され，1対の染色体は生殖細胞形成過程の減数分裂で分離する。遺伝因子は染色体上に存在しており，減数分裂での分離に伴って遺伝因子も分離する。1対の染色体の分離は，別の1対の染色体の分離から独立である。ゲノムとは子孫に伝わる遺伝物質全体を指す。遺伝因子の実体はDNA（deoxyribonucleic acid）であり，DNAを構成する塩基配列〔アデニン（A），グアニン（G），シトシン（C），チミン（T）の4種類の塩基からなる〕がデータとして観察される。塩基配列と疾患や量的形質との関係を調べることで，遺伝子の役割を明らかにすることができると考えられる。実験技術の飛躍的な進展により，全ゲノムにわたる塩基配列情報が網羅的に取得されるようになった。ヒトのDNA配列の総数はおよそ30億塩基対と膨大であるため，データは非常に大規模となるが，計算機の進歩によって統計解析が行えるようになってきた。ところで，高次元データの統計解析自体は統計学において新しいトピックである。過去には，ここまで大規模なデータを扱う状況は想定されていなかった。そのため統計手法や理論はまだ十分に整備されておらず，いまだ発

key words
遺伝子多型，Hardy-Weinberg平衡，連鎖不平衡，ゲノムワイド関連解析，遺伝的予測問題

展途上にある。近年では人工知能や機械学習などの分野の進展も目覚ましいが，ここで開発された手法も遺伝学のデータ分析に利用されはじめている。大規模データは医学，工学，農学，物理学など様々な分野で現れており，今後，多種多様な分野で作られた新たな手法を取り入れながら，遺伝統計学の理論的な進展と解析手法の整備が期待できる。本稿では，遺伝統計学の基本的な内容と実際の統計解析での応用について述べる。詳しい理論については遺伝学の教科書[1)-3)]を参照されたい。

## Ⅱ．遺伝子多型

ヒトの全ゲノム長の約 $32\times10^8$ のうち，血縁関係にない2人のヒトを比較すると，平均的におよそゲノムの1331ヵ所に1ヵ所の違い（バリアント）があることが知られており（分離するという），それ以外の大半は同一である。このわずかな違いが個性を生み出すと同時に，疾患の罹患しやすさになどに関与している可能性がある。実際に，疾患の罹患リスクを上昇させるバリアントが存在することがわかっている。例えば，ヒトの19番染色体上の*APOE*遺伝子領域に含まれる2つのバリアント（rs7412とrs429358）はアルツハイマー病発症に関わることが知られている。バリアントの疾患への影響を調べて，疾患発症の機序の解明に役立てることが1つの重要な課題である。バリアントは，過去のどこかの時点で減数分裂の際に生じた突然変異に起因する。この突然変異が，また偶然にその子へ継承され，さらに継承が何世代にわたって繰り返されることで集団中に拡散することになる。ここで*HERC2*遺伝子（*OCA2*遺伝子に隣接）上の一塩基多型（SNP：single nucleotide polymorphism）であるrs12913832を例に考える。Gをもてば眼の色が青色になることが知られており，単一の共通祖先に由来すると仮説づけられている。AとGの2種類のアリル（対立遺伝子）からなり，2倍体生物であるヒトは2つのアリルをもつため，ヒト個体は，AA，AG，GGのいずれか（遺伝子型，genotype）となる。例えば，国際HapMapプロジェクトのCEU集団（ユタ州の北ヨーロッパおよび西ヨーロッパ系民族を祖先にもつ集団）のデータ165名では，AA，AG，GGをもつ個体はそれぞれ，4，62，99名という内訳であった。遺伝子型頻度は，それぞれ，$P(\mathrm{AA})=4/165$，$P(\mathrm{AG})=62/165$，$P(\mathrm{GG})=99/165$ である。AA型の個体はAアリルを2つ，GG型の個体はGアリルを2つ，AG型の個体はAアリルとGアリルを1つずつ，それぞれもつことになる。この集団中には $2\times165=330$ 個のアリルがあり，AアリルはAA型の4名に8個，AG型の62名に62個ある。一方，GアリルはGG型の99名に198個，AG型の62名に62個ある。したがって，A，Gアリルの頻度はそれぞれ，$P(\mathrm{A})=(8+62)/330$，$P(\mathrm{G})=(198+62)/330$ と計算される。頻度の低いアリルをマイナーアリル，頻度の高いアリルをメジャーアリルと呼ぶ。rs12913832では，Aがマイナーアリル，Gがメジャーアリルである。また，マイナーアリルの頻度をマイナーアリル頻度（MAF：minor allele frequency）と呼ぶ。親から子へ伝わるものは，卵子あるいは精子によって運ばれていく遺伝子であり，個体ではないため，遺伝学で対象とするものは遺伝子の集合となる。個体間で交配がありうる生物種の集団で考えられる遺伝子の集合を遺伝子プールと呼ぶ。DNA配列中に最も多く存在するバリアントは1塩基の違い（SNV：single nucleotide variant）である。SNVは統計的な取り扱いが比較的容易であり，理論研究の蓄積も多いことから，以降はSNVを中心に議論を進めていく。アリル頻度はSNVごとに様々である。これはバリアントが生じた時期にも依存する[4)]。バリアントは疾患発症に直接的に関与するものもあれば，全く効果をもたない（あるいは非常に小さな効果をもつ）ものなど多種多様である〔例えば，遺伝子をコードするSNVもあればそうでないSNVもあり，遺伝子をコードするSNVの中でもアミノ酸を変えるもの（nonsynonymous）と変えないもの（synonymous）がある〕。特にアリルの種類で次世代の継承の程度が変わらない場合に中立と呼ぶ（中立説[5)]）。集団遺伝学で重要な理論は，中立を仮定して導出されているものが多い。つまり，多くのバリアントは効果をもたないという仮定のもとで組み立てられている。SNP とは，MAF が 1％や 5％以上の集団頻度の高い SNV を意味し，中立仮定（さらには一定集団サイズ）のもとでその総数はおよそ 1104 万ヵ所存在するという推計になる[3)6)]。もちろん，これは中立仮定の与えるベースラインであり，実際の総数はヒトの過去の特殊な集団過程に依存して大きく変動する。

## Ⅲ．遺伝継承法則と Hardy-Weinberg 平衡

卵子がすべての精子と均等に受精する過程を任意交配（random mating）という。いま，2 つのアリル A/G をもつ遺伝子座（locus）を考える。父親と母親が同一の集団に属しているとし，その遺伝子プールにおける A と G のアリル頻度をそれぞれ $p$ と $q=1-p$ とする。もし遺伝子プールが十分大きければ，無限大の配偶子集団からの無作為抽出としてモデル化ができる。任意交配を仮定すれば，子 $O$ の遺伝子型が AA，AG，GG となる確率はそれぞれ $P(O=\mathrm{AA})=p^2$，$P(O=\mathrm{GG})=q^2$，$P(O=\mathrm{AG})=2pq$ となる。つまり，子世代での A と G のアリル頻度はそれぞれ $p$ と $q$ であり，父母集団での遺伝子頻度と変わらない。続いて，この子集団を父親・母親集団とした任意交配を行うと，再び $P(O=\mathrm{AA})=p^2$，$P(O=\mathrm{AG})=2pq$，$P(O=\mathrm{GG})=q^2$ が得られる。以上より，次の子世代以降では，遺伝子型分布ならびにアリル頻度が変化しない。一世代で任意交配によって遺伝子型分布は平衡に達する。これを Hardy-Weinberg 平衡（HWE）という[7)8)]。G アリルの個数が従う確率分布は，パラメータ（$q$,2）の二項分布である。十分大きいサイズのヒト一般集団を対象とした遺伝学研究においては，HWE を仮定することが多い。実験エラーなどの何らかの体系的なエラーは，しばしば HWE からの逸脱として現れることから，データの品質管理に利用される。具体的には，HWE を帰無仮説としたカイ 2 乗検定や正確検定[9)]をバリアントごとに実施し，強い有意差が認められないものを選び出して，その後の解析に利用するかどうかを判断する。

## Ⅳ．連鎖不平衡

これまでは 1 座位のバリアントを考えていたが，ここでは 2 座位のバリアントの組み合わせを考える。1 つ目座位のアリルを A/a，もう一方の座位のアリルを B/b とし，対応するアリル頻度を，$p_A$，$p_a$，$p_B$，$p_b$ とおく。組み合わせは，AB，aB，Ab，ab の 4 通りが存在する。特に 2 つの座位が同一の染色体上にあるとき，2 座位間のアリルの組み合わせをハプロタイプという。2 つの座位が独立に分離するとき，4 通りの配偶子の頻度は，$P(\mathrm{AB})=p_Ap_B$，$P(\mathrm{Ab})=p_Ap_b$，$P(\mathrm{aB})=p_ap_B$，$P(\mathrm{ab})=p_ap_b$ と積で書ける。このとき，連鎖平衡（linkage equilibrium）にあるという。2 つの座位が同一染色体上の近接した位置にある場合，独立性が成立しないことがある。これを連鎖不平衡（LD：linkage disequilibrium）という。4 通りの配偶子の頻度を，$P(\mathrm{AB})=p_{AB}$，$P(\mathrm{Ab})=p_{Ab}$，$P(\mathrm{aB})=p_{aB}$，$P(\mathrm{ab})=p_{ab}$ とおけば，$D=p_{AB}-p_Ap_B$ は連鎖不平衡の程度を表し，連鎖不平衡係数と呼ばれる。連鎖平衡であれば，$D=0$ となる。$D$ の取りうる範囲はアリル頻度に依存するため，異なるアリルの組の間の連鎖不平衡の度合いを比べるのには適していない。$D'$ は，$D/D_{max}$ で定義される $-1$ から 1 の値をとる統計量である[10)]。ただし $D_{max}$ は $D<0$ のときに $\min(p_Ap_B, p_ap_b)$，$D>0$ のときに $\min(p_Ap_b, p_ap_B)$ をとる量である。それ以外によく利用される統計量として $r=D/(p_Ap_ap_Bp_b)^{1/2}$ によって定義される Pearson 相関係数がある。実際には配偶子はデータとして観察されない。観察されるものは遺伝子型の組み合わせ（ディプロタイプ）である。そのため，遺伝子型データから $D$ を最尤推定などによって推定し，その結果を用いて上記の統計量を求める。推定には HWE の仮定がおかれるが，常に成り立つとは限らない。Wellek と Ziegler[11)] は，各座位のマイナーアリルの個数（0，1，2）の間で計算された Pearson 相関係数を連鎖不平衡の尺度として用いることを提案した。この母集団版は HWE の仮定のもとで $r$ に一致し，さらに HWE が成り立たない場合でも相関係数としての解釈ができるため便利である。

また統計量自体も陽に書けるため利用しやすい。

連鎖不平衡は突然変異によって生じ，その後の減数分裂時の染色体組換えによって減衰される。減数分裂では，卵子あるいは精子の相同染色体のそれぞれが複製され，相同染色体同士が対合し，4本の染色体がまとまった状態となる（4分染色体）。このとき，4分染色体間に交叉と呼ばれる染色分体間でのつなぎ替えが起こり，つなぎ替えられた染色体の1本が子に伝わる。相同染色体の複製によりできた4本の染色体が交叉によってつなぎ替えられて，そのうちのいずれか1本が子に伝わる。多くの場合，交叉の生じた箇所を具体的に知ることができないため，観察データから推測する必要がある。2つの遺伝子座に着目した場合，交叉が生じていることがわかるのは奇数回の交叉が起こった場合のみである。親のもつハプロタイプと子のハプロタイプが異なる場合を組換え型という。2つの座位間で組換え型が生じる確率を組換え率と呼ぶ。これを$r$で表す。2つのSNP間の物理的距離が近ければ$r$は0に近く，一方で遠くなるにつれて独立に近くなり，$r$は0.5に近づいていく。2座位間の遺伝的距離は，1回の減数分裂あたりに生じる交叉の期待数として定義されており，期待数が1のときに1モルガン（M：morgan）とされる。期待数0.01を1単位としたcM（センチモルガン）が単位として用いられることが多い。ヒトでの1cMは近似的に100万塩基対と推定されている。組換え率から遺伝的距離を推定するための関係式としては，Haldane[12]の地図関数$d=-(1/2)\log(1-2r)$やKosambi[13]の地図関数$d=(1/4)\log\{(1+2r)/(1-2r)\}$などがある。ここで$d$は遺伝的距離（単位はM），$r$は組換え率である。いまそれぞれアリルA/a，B/bをもつ2座位間の配偶子頻度の時間的変化を考える。現在のA-B配偶子の頻度が$p_{AB}$であるとき，次世代のA-B配偶子の頻度は，組換え率を$r$とすれば，$p'_{AB}=(1-r)p_{AB}+rp_Ap_B$となる。第2項は，組換えが生じた場合であり，別々の親から由来した配偶子であるため各アリル頻度の積となっている。HWEを仮定すれば，$p_A$と$p_B$は世代を通して一定であるから，世代$t$での連鎖不平衡係数$D_t=p_{AB,t}-p_Ap_B$を考えると，$D_t=(1-r)^tD_0$という漸化式が得られる。ここで$D_0$は初期の連鎖不平衡係数である。すなわち，毎世代$1-r$の割合で連鎖不平衡係数（の絶対値）は減少していく。つまり，平衡となるのは$D_t=0$のときである。これは連鎖平衡であるが，1座位の場合と異なり，直ちに平衡には達しない。独立な場合（$r=0.5$）であっても同様である。遺伝的距離には幅広い領域での応用がある。例えば，PHASE[14]やSHAPEIT2[15]などのハプロタイプ推定とフェージングの手法には隠れマルコフモデルが利用されているが，隠れ状態のサイト間遷移率に遺伝的距離が用いられている。同様のモデルは，IMPUTE2[16]などで遺伝的インピュテーションに利用されている。また，次節で述べる遺伝的血縁性推定や，遺伝連鎖分析でのLander-Greenアルゴリズム[17]にも同様のモデルが使われている。

## V．ゲノムワイド関連解析

ゲノムワイド関連解析（GWAS：genome-wide association study[18]）は，各SNPと興味の対象となる形質との関連性（相関）を調べて，多重検定によって発見を行っていく方法である。全$p$個のSNPがあり，ある形質値$y$に対して以下の$p$個の回帰モデルを当てはめる。

$$h\{E(y|Z,G_j)\}=Z\beta_{0j}+G_j\beta_{1j},\quad j=1,\dots,p.$$

ここで，$Z$は切片項を含む年齢，性別，BMIなどの共変量，$h$はリンク関数，$G_j$は$j$番目のSNPに対応する効果を表す説明変数である。例えば，加法モデルであれば$G_j$はマイナーアリルの個数（0，1，2）となり，また優性モデルであればマイナーアリルを1つでももてば1，それ以外は0をとる変数となる。劣性モデルであればマイナーアリルを2つもてば1，それ以外は0をとる変数になる。$p$個の回帰係数$\beta_{11},\dots,\beta_{1p}$が0であるという帰無仮説を検定するが，$p$は数十万から数千万という大きさであり，多数の仮説検定を繰り返すことから，偽陽性を制御するために多重検定補正（補正前P値が$5\times10^{-8}$以下など[18]）による厳しい有意水準が要求される。データ内に複数の民族集団が含まれるとき，すなわち集団構造がある場合には，集団構造に起因する偽陽性が生じる可能性がある。しかしながら，集団構造は常に既知とは限らず，報告されていない場合も多々あり，正確な把握は難しい。全ゲノムにわたるSNP データが得られている場合には，データから集団構造を推定することが行われる。全 SNP データに対して主成分分析を行い，各個体について得られた主成分得点を上記の各回帰モデルの共変量に投入して調整を行うことで，集団構造の影響を取り除くことができる[19]。あるいは，個体間の遺伝的類似度行列を分散にもつ変量効果を取り入れた混合モデルによる解析もしばしば利用される。個体間の血縁性が既知である場合には系図から求めた親縁係数を利用することもできる。全 SNP に関する関連性検定統計量の帰無分布からのずれ具合を測る尺度として，ゲノミックインフレーション因子 $\lambda = \mathrm{median}(T_1, \ldots, T_p)/0.456$ がしばしば利用される[20]。ここで $T_1, \ldots, T_p$ は $p$ 個の SNP に対する関連性検定の自由度 1 のカイ 2 乗分布に従う統計量である〔$p$ 個の P 値 $P_1, \ldots, P_p$ が得られている場合は自由度 1 のカイ 2 乗分布の分位点関数 $Q$ によって $T_1 = Q(P_1), \ldots, T_p = Q(P_p)$ とすればよい〕。この値が 1 に近ければ帰無分布（分母の 0.456 は自由度 1 のカイ 2 乗分布の理論中央値）に従っているとされるが，1 と大きく異なる場合は帰無分布からの逸脱を意味し，集団構造などの何らかの問題が存在している可能性がある。

SNP は遺伝的マーカーとして考えられている。すなわち，連鎖不平衡によって近傍のバリアント同士が相関することを利用し，真の要因バリアントにつられて形質と相関してくる近傍の SNP を捕らえるという発想である（タグ SNP)。もし手元の SNP データに含まれない真の責任バリアントがあり，観察された SNP セットと強く相関しない場合には十分な検出力が得られない可能性がある。そこで，国際 1000 人ゲノムプロジェクトなどで得られた全ゲノムシーケンスデータを参照配列とし，手元の観察された SNP データと照らし合わせて観察データ内に含まれないバリアントを推測して補間する遺伝的インピュテーションと呼ばれる手法がよく利用される[21]。インピュテーションによって補間されたバリアントを利用することで検出力を向上できる。ただし，インピュテーションは統計的な推測であるため，必ずしも確実に復元されるとは限らない。多くのソフトウエアは，補間精度を示す統計量（例えば IMPUTE2 では info）が同時に出力される。この情報を参考に，高精度に補間されたバリアントのみを選んで利用する手段がとられる。

上述の SNP-GWAS を拡張することで遺伝子×環境相互作用についても検討することができる。ある環境要因に対応する変数 $E$ と SNP との相互作用を調べたいとき，以下の交互作用モデルを各 SNP に用いて解析することができる。

$$h\{E(y|Z, E, G_j)\} = Z\beta_{0j} + E\beta_{1j} + G_j\beta_{2j} + EG_j\beta_{3j}, \quad j = 1, \ldots, p.$$

Kraft ら[22] は，$\beta_{2j} = 0$ かつ $\beta_{3j} = 0$ を帰無仮説とした仮説検定を行うことを提案している。この検定が棄却されると，遺伝子×環境相互作用効果を含む何らかの遺伝的効果の存在が示唆される。通常，統計的な交互作用の検定は検出力が弱いことが知られているが，この同時解析を用いれば検出力を担保できるという発想がある（ただし同時解析のため，遺伝子効果と遺伝子×環境相互作用効果を区別することは原理的に不可能である)。Hamza ら[23] はパーキンソン病に関して，Kraft 検定を用いて，コーヒー接種と相互作用する SNP を報告している。遺伝子×遺伝子相互作用解析においても，同様の仮説検定が利用されている[24]。帰無モデルが不適切な場合，統計量が帰無分布に従わず，第一種の過誤の確率が制御できないことがある（統計的仮説検定は帰無仮説が正しいという仮定のもとで統計量の分布が作られている)。この場合，Wald 統計量の分母のモデル漸近分散を，Huber-White ロバスト分散で置き換える案が提唱されている[25]。

## Ⅵ．遺伝的予測問題

これまでは遺伝的要因の発見手段について解説してきた。一方で，個人の疾患発症をどの程度 SNP データによって予測できるかということは興味のある問題である。遺伝的予測モデル構築のためには，大規模なゲノム配列データを入力しても高速に実行可能であり，なおかつ高精度な予測力が見込める統計手法が必須である。家畜などの育種分野で従来より用いられていた混合効果モデルによるゲノム最良不偏線形予測子（genomic best linear unbiased predictor）は，ヒト疾患の予測においてもよく利用される手法の1つである[26]。Purcellら[27]は，ポリジーンスコアという予測法を提案した。これは各SNPの一変量回帰係数を足し合わせて発症リスクを求める単純な方法である。関連性P値がある閾値以下となるある程度の効果を示したSNPのみが利用される。GWASの遺伝子発見プロセスでは，P値が $5 \times 10^{-8}$ という有意水準を超えなければ有意と認めないが，これは発見の偽陽性を抑えるためである。リスク予測が目的となる場合では，有意にならなくとも予測に有用であるバリアントが含まれる可能性があり，通常は0.5以下などの大きめのP値閾値が用いられる。P値の選定は予測モデルの性能に関わり適切に決定する必要がある。Purcell法のある種の拡張として，UekiとTamiya[28]はP値によるバリアント選定の不確かさを連続的に考慮できるsmooth-threshold multivariate genetic prediction法（STMGP法）を開発した。変数選択の枠組みを利用し，統計的モデル選択によってデータ依存的に最適P値閾値を定めることができる。

## 参考文献


1) Crow J, Kimura M : An Introduction to Population Genetics Theory, Harper and Row, 1970.
2) 安田徳一 : 初歩からの集団遺伝学, 裳華房, 2007.
3) 田宮　元, 植木優夫, 他 : ゲノム医学のための遺伝統計学（クロスセクショナル統計シリーズ 3), 共立出版, 2015.
4) Kimura M, Ohta T : Genetics 75, 199-212, 1973.
5) Kimura M : Nature 217, 624-626, 1968.
6) Kruglyak L, Nickerson DA : Nat Genet 27, 234-236, 2001.
7) Hardy GH : Science 28, 49-50, 1908.
8) Weinberg W : Jahresh Ver Vaterl Naturkd Württemb 64, 369-382, 1908.
9) Wigginton JE, Cutler DJ, et al : Am J Hum Genet 76, 887-893, 2005.
10) Lewontin RC : Genetics 49, 49-67, 1964.
11) Wellek S, Ziegler A : Hum Hered 67, 128-139, 2009.
12) Haldane JBS : J Genet 8, 299-309, 1919.
13) Kosambi DD : Ann Eugen 12, 172-175, 1944.
14) Stephens M, Smith N, et al : Am J Hum Genet 68, 978-989, 2001.
15) Delaneau O, Marchini J, et al : Nat Methods 9, 179-181, 2012.
16) Howie BN, Donnelly P, et al : PLoS Genet 5, e1000529, 2009.
17) Lander E, Green P : Proc Natl Acad Sci USA 84, 2363-2367, 1987.
18) Risch N, Merikangas K : Science 273, 1516-1517, 1996.
19) Price AL, Patterson NJ, et al : Nat Genet 38, 904-909, 2006.
20) Devlin B, Roeder K : Biometrics 55, 997-1004, 1999.
21) Marchini J, Howie B : Nat Rev Genet 11, 499-511, 2010.
22) Kraft P, Yen YC, et al : Hum Hered 63, 111-119, 2007.
23) Hamza TH, Chen H, et al : PLoS Genet 7, e1002237, 2011.
24) Hemani G, Shakhbazov K, et al : Nature 508, 249-253, 2014.
25) Voorman A, Lumley T, et al : PLoS One 6, e19416, 2011.
26) International Schizophrenia Consortium, Purcell SM, et al : Nature 460, 748-752, 2009.
27) Yang J, Benyamin B, et al : Nat Genet 42, 565-569, 2010.
28) Ueki M, Tamiya G : Genet Epidemiol 40, 233-243, 2016.



**植木優夫**

2003年　岡山大学環境理工学部環境数理学科卒業
2005年　同大学院自然科学研究科環境システム学専攻博士課程前期課程修了
2008年　同大学院環境学研究科生命環境学専攻博士課程後期課程修了
　　　　情報・システム研究機構新領域融合研究センター 融合プロジェクト特任研究員
2009年　山形大学医学部プロジェクト教員助教
2011年　同医学部腫瘍分子医科学講座助教
2013年　東北大学東北メディカル・メガバンク機構助教
2015年　久留米大学バイオ統計センター講師
2016年　同准教授
2017年　理化学研究所革新知能統合研究センター遺伝統計学チーム研究員
　　　　東北大学東北メディカル・メガバンク機構非常勤講師

# 2．統計遺伝学とヒト進化遺伝学

大橋　順

ゲノムワイド関連研究（genome-wide association study：GWAS）によって，多くのありふれた疾患の関連多型が報告されてきたが，それらの多型が維持されている進化力についてはほとんど理解されていない。もし一義的な疾患関連多型を同定することができれば，その派生アリル（ヒト系統において突然変異により誕生したアリル）に着目することで，病気の生物学的・進化学的意義を議論することができる。本稿では，GWASで検出される疾患関連多型の派生アリル頻度や遺伝子型相対リスクについて理論的に考察し，炎症性腸疾患（inflammatory bowel disease：IBD）と一義的に関連する派生アリルの特徴について考える。

## はじめに

統計遺伝学は遺伝子型と表現型との関係を環境因子なども含めて理解することをめざす学問分野であり，ヒト進化遺伝学はヒトの進化過程を遺伝子レベルで理解することをめざす学問分野である。両分野ともヒトの表現型と関連する多型を扱う点で共通するが，前者は関連多型の検出と評価に重点を起き，後者は関連多型の生物学的・進化学的意義の理解をめざす。本稿では，統計遺伝学とヒト進化遺伝学の両視点から疾患関連多型について考察する。

## Ⅰ．派生アリルの運命

単塩基多型（single nucleotide polymorphism：SNP）の大部分は2アリル多型であり，周辺SNPと強い連鎖不平衡が観察される。このことは，SNPの派生アリルは単一の起源をもつ（ヒト系統においてただ一度だけ起きた突然変異に由来する）ことを示唆している。初めに，突然変異によって誕生した派生アリルの固定確率と滞留時間について考える。初期頻度が$p$である中立突然変異が$t$世代後に固定する確率，および究極的に固定する確率については，木村資生によってフォッカー・プランク方程式を用いて求められているが[1)]，本稿では初等的な方法によって突然変異の究極固定確率を導出する手法を紹介する。

### 1．ライト・フィッシャーモデル

サイズ$N$が一定，世代は離散的（世代交代により，全個体が一斉に置き換わる），現世代のどの遺伝子コピーも次世代に等しい確率で遺伝子コピーを残せるとする集団モデル（ライト・フィッシャーモデル）を仮定する。このモデルのもとで，二倍体集団の2アリル多型について考える。2アリル多型にはアリルAとaが存在し，現世代におけるAのアリル頻度を$p$，aのアリル頻度を$1-p$とする。また，新たな突然変異は起こらないとする。この単純な仮定のもとで，次世代の$2N$個の遺伝子コピー中にAが$i$個含まれる確率$P(i)$は，二項確率を用いて

$$P(i)=\binom{2N}{i}p^i(1-p)^{2N-i} \qquad 式(1)$$

key words
遺伝子型相対リスク，炎症性腸疾患，検出力，固定，自然選択，滞留時間，多型，派生アリル，GWAS

と表される。ここで，$i$ の期待値 $E[i]$ は $2Np$，$i$ の分散 $V[i]$ は $2Np(1-p)$ である。

### 2. 派生アリルの固定確率

#### (1) 中立な場合

次に，アリル頻度 $p$ の A が究極的に固定する確率 $u(p)$ について考える。上記モデルのもとで，固定確率は現世代のアリル頻度にのみ依存する。1 世代経過することで，頻度 $p$ から頻度 $p+\Delta p$ に変化する確率を $t(\Delta p)$ とする。世代が経過しても，アリル頻度 $p$ の A が究極的に固定する確率は同じである（固定確率は $p$ の関数である）ことに注意して，$u(p)$ は

$$u(p) = \sum_{\Delta p} t(\Delta p) u(p+\Delta p) \qquad \text{式 (2)}$$

と表すことができる。ここで，$\Sigma_{\Delta p} t(\Delta p)=1$ である。式（2）の左辺は現世代でアリル頻度 $p$ の A が固定する確率，右辺はアリル頻度 $p$ の A の頻度が $p+\Delta p$ に変化し，$u(p)$ が $u(p+\Delta p)$ となる確率の総和を表している。$u(p+\Delta p)$ についてテーラー展開して 3 次以上の項を無視すると

$$u(p+\Delta p) = u(p) + u'(p)\Delta p + \frac{1}{2}u''(p)(\Delta p)^2$$

である。これを式（2）の右辺に代入すると

$$\begin{aligned} u(p) &= \sum_{\Delta p} t(\Delta p) u(p+\Delta p) \\ &= \sum_{\Delta p} t(\Delta p) u(p) + \sum_{\Delta p} t(\Delta p) u'(p)\Delta p \\ &\quad + \frac{1}{2}\sum_{\Delta p} t(\Delta p) u''(p)(\Delta p)^2 \\ &= u(p) + u'(p)E[\Delta p] + \frac{1}{2}u''(p)E[(\Delta p)^2] \end{aligned}$$

となる。整理すると

$$\frac{1}{2}u''(p)E[(\Delta p)^2] + u'(p)E[\Delta p] = 0 \qquad \text{式 (3)}$$

なる常微分方程式が得られる。

$$E[\Delta p] = E\left[\frac{i}{2N} - p\right] = \frac{1}{2N}E[i] - E[p]$$

$$= \frac{1}{2N} \times 2Np - p = 0$$

$$E[(\Delta p)^2] = V[\Delta p] + \{E[\Delta p]\}^2 = V\left[\frac{i}{2N} - p\right] + 0$$

$$= \left(\frac{1}{2N}\right)^2 V[i] - V[p]$$

$$= \left(\frac{1}{2N}\right)^2 \times 2Np(1-p) - 0 = \frac{p(1-p)}{2N}$$

を式（3）に代入すると，$p(1-p)u''(p)=0$ となる。これを解くと，$u(p)=Cp$ となる（$C$ は定数）。さらに，$u(0)=0$ および $u(1)=1$ であるので，$u(p)=p$ が得られる。この結果は，十分な世代が経過した後，現世代中のある 1 つの遺伝子コピーの子孫のみになるので，現世代の頻度が $p$ の A アリルが固定する確率は $p$ であることからも理解できる。突然変異が起きた直後の派生アリルの初期頻度は $1/2N$ であるため，派生アリルの固定確率は $u_n=1/2N$ である。

#### (2) 自然選択が作用する場合

ここまでは中立な場合を扱ったが，多型に自然選択が作用する場合に対しても同様に計算することができる。遺伝子型 AA，Aa，aa の相対適応度を $1+2s$，$1+s$，1 と仮定すると（$s \geqq -0.5$），次世代のアリル A の頻度 $p'$ は

$$p' = \frac{(1+2s)p^2 + (1+s)p(1-p)}{(1+2s)p^2 + 2(1+s)p(1-p) + (1-p)^2}$$

となる。よって，

$$\begin{aligned} \Delta p &= p' - p \\ &= \frac{sp(1-p)}{(1+2s)p^2 + 2(1+s)p(1-p) + (1-p)^2} \end{aligned}$$

である。$s$ が小さければ上式の分母はほぼ 1 であるので，$\Delta p = sp(1-p)$ である。したがって，自然選択が作用する場合は，次世代の $2N$ 個の遺伝子コピー中に A が $i$ 個含まれる確率 $P(i)$ は

$$P(i) = \binom{2N}{i}(p+\Delta p)^i (1-p-\Delta p)^{2N-i} \qquad \text{式 (4)}$$

で表される。このとき，

$$E[\Delta p] = sp(1-p)$$

$$E[(\Delta p)^2] = V[\Delta p] + \{E[\Delta p]\}^2 = V\left[\frac{i}{2N} - p\right]$$

$$+ \{E[\Delta p]\}^2 = \left(\frac{1}{2N}\right)^2 V[i] - V[p] + \{sp(1-p)\}^2$$

$$= \left(\frac{1}{2N}\right)^2 \times 2N(p+\Delta p)(1-p-\Delta p)$$

$$+\{sp(1-p)\}^2 \approx \frac{p(1-p)}{2N}$$

である。これらを式 (3) に代入すれば，

$$\frac{1}{4N}u''(p) + su'(p) = 0$$

となる。$u(0)=0$ および $u(1)=1$ に注意して解くと，

$$u(p) = \frac{(1-e^{-4Nsp})}{(1-e^{-4Ns})}$$

が得られる。突然変異が起きた直後の派生アリルの初期頻度は $1/2N$ であるため，自然選択が作用する場合の派生アリル A の固定確率 $u_s$ は

$$u_s = \frac{(1-e^{-2s})}{(1-e^{-4Ns})} \approx \frac{2s}{(1-e^{-4Ns})} \qquad 式 (5)$$

である。$s>0$ であれば式 (5) の分母はほぼ 1 であるので，1 コピーもつと $s$ だけ有利な派生アリルは，$2s$ の確率で固定することがわかる。また，$s<0$ であっても $u_s$ は正であり，有害な派生アリルであっても固定しうることが理解できる。中立な突然変異の固定確率に対する自然選択が作用する突然変異の固定確率の比（$u_s/u_n$）を**図❶**に示す。これより，$Ns$ が -1 程度であると，中立な場合に比べてその固定確率はかなり小さいことがわかる。現在のヒトの遺伝的多様性をもとに，過去のヒトの有効集団サイズは $10^4$ 程度と見積もられており，わずか 1%不利（$Ns$ = -100 に相当）なだけであったとしても，そのような負の自然選択が作用する派生アリルが過去に固定したことはなかったと思われる。

## 3. 派生アリルの滞留時間

式 (4) を用いてコンピュータシミュレーションを行えば，突然変異によって誕生してから消失または固定するまでの派生アリルの頻度変化を調べることができる。突然変異によって生じた派生アリルが，固定または消失するまでに各頻度階級（1/20000 刻み）で費やした平均世代数（滞留時間）を調べた（**図❷**）。ここで，集団サイズは $10^4$ とし，各 $s$ に対し $10^8$ 回試行した。選択係数 $s$ が小さい（$s<10^{-3}$）と中程度の頻度に到達する場合すらなかったが，$s$ が大きくなるにつれて高頻度な状態に到達する場合が増えている。特に興味深いのは，中立な場合（$s=0$）や負の自然選択が作用する場合（$s<0$）は，滞留時間は頻度が大き

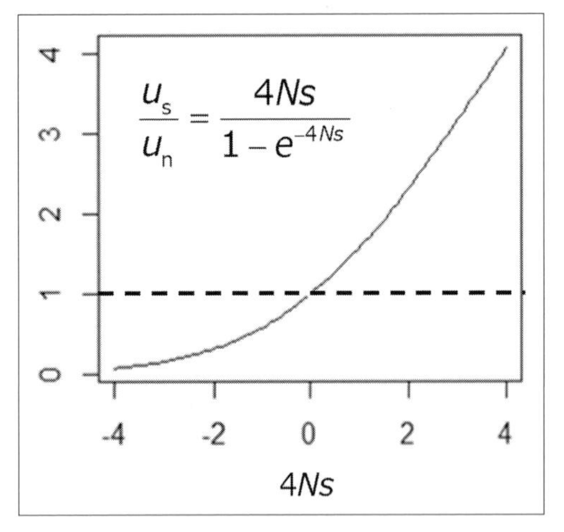


**図❶　中立な突然変異の固定確率に対する自然選択が作用する突然変異の固定確率の比（$u_s/u_n$）**

$u_n$：中立な突然変異の固定確率，$u_s$：自然選択が作用する突然変異の固定確率，$N$：二倍体集団の集団サイズ，$s$：選択係数

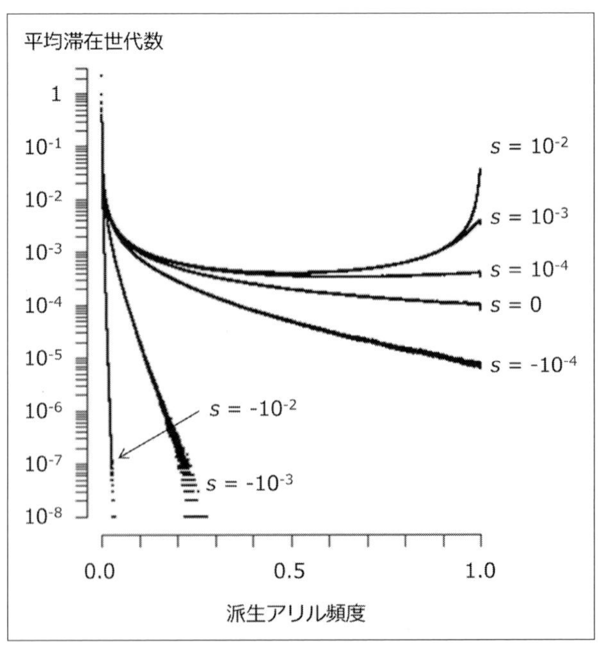


**図❷　派生アリルが各頻度階級で費やす世代数（滞留時間）**

コンピュータシミュレーションにより，サイズが $N=10^4$ の二倍体集団に突然変異を生じさせ（初期頻度は $1/2N$），固定または消失に至る過程で各頻度階級で費やした時間の平均値を求めた（各 $s$ に対する試行回数は $10^8$）。

くなるにつれ減少するのに対し，正の自然選択が作用する場合（$s>0$）は，中程度の頻度までは滞留時間は減少し，大きな頻度になるにつれて増加する点である。これは，固定するに至った派生アリルが高頻度の状態で長時間留まっていたためである。

**図❷**の各頻度階級の滞留時間を合計すると，突然変異が固定または消失するまでの平均世代数になる。$s=-10^{-2}$ では 8.1 世代，$s=-10^{-3}$ では 12.7 世代，$s=-10^{-4}$ では 17.9 世代，$s=0$ では 21.1 世代，$s=10^{-4}$ では 24.4 世代，$s=10^{-3}$ では 29.6 世代，$s=10^{-2}$ では 34.0 世代であった。これは，突然変異が起きたサイトが多型状態を維持する世代数でもある。以上の結果から，全多型サイト中の有利な派生アリルをもつ多型サイトの割合は，全突然変異中の有利な突然変異の割合よりも大きくなること，高頻度の派生アリルを有する多型サイトに限ると，有利な派生アリルをもつ多型サイトの割合がさらに大きくなることがわかる。

## Ⅱ．派生アリルと GWAS

検出力とは，真の関連多型が有意水準より小さい P 値を示す確率のことである。ゲノムワイド関連研究（genome-wide association study：GWAS）の検出力は関連多型のアリル頻度に依存する。リスクの大きさが同じでも，リスクアリルの頻度が低いと検出力は著しく低くなる。この節では，GWAS で報告される疾患関連 SNP の派生アリルとリスクの関係について考察する。

### 1．疾患モデル

ありふれた疾患を対象とした GWAS の代表的な研究デザインは，患者と非患者を対象とするケース・コントロール研究である。疾患関連 SNP における派生アリルを D，祖先アリルを d とし，遺伝子型 DD，Dd，dd の浸透率をそれぞれ $f_2$，$f_1$，$f_0$ とおく。浸透率とは，その遺伝子型の個体が着目する疾患を発症する確率である。D と d の集団内アリル頻度は $p$ と $q$ とする（$p+q=1$）。ハーディ・ワインバーグ平衡を仮定すると，集団中の DD，Dd，dd 遺伝子型頻度の期待値は，それぞれ $p^2$，$2pq$，$q^2$ で与えられる。ケース群中の DD，Dd，dd 遺伝子型頻度の期待値は，それぞれ $f_2p^2/K$，$2f_1pq/K$，$f_0q^2/K$ で与えられ，コントロール群中の DD，Dd，dd 遺伝子型頻度の期待値は，それぞれ $(1-f_2)p^2/(1-K)$，$2(1-f_1)pq/(1-K)$，$(1-f_0)q^2/(1-K)$ で与えられる。ここで，$K$ は集団罹患率を表し，

$$K=f_2p^2+2f_1pq+f_0q^2 \qquad \text{式(6)}$$

という関係式を満たす。遺伝子型頻度の期待値をもとに，ケース群とコントロール群のアリル頻度の期待値を計算することができる（**表❶**）。観察データに対して表のような 2×2 の分割表を作成し，オッズ比を求めたものをアリル OR と呼ぶ。遺伝子型 dd に比べ，遺伝子型 DD と遺伝子型 Dd の浸透率がそれぞれ $r^2$ 倍と $r$ 倍になる相乗遺伝モデルを仮定すると（$r$ を遺伝子型相対リスクという），式(6) から $f_0$ を求めることができる。

$$f_0=\frac{K}{(rp+1-p)^2} \qquad \text{式(7)}$$

なお，集団罹患率が 1%（$K=0.01$）のとき，$r<10$ であれば遺伝子型相対リスクとアリル OR の値はアリル頻度によらずほぼ等しい。以下では，$K$，$p$，$r$ の値を与え，式(7) より $f_0$ を求めて検出力を計算した[2)]。

### 2．GWAS の検出力

集団罹患率が $K=0.01$ のありふれた疾患を対象とし，ケースとコントロールをそれぞれ 5000 個体ずつ収集したとする。GWAS の有意水準を $\alpha=5\times10^{-8}$ に設定すると，その検出力は派生アリル頻度 $p$ と遺伝子型相対リスク $r$ の組み合わせで

**表❶　ケース群とコントロール群のアリル頻度の期待値**

| | アリル | | |
|---|---|---|---|
| | D | d | 計 |
| ケース | $(f_2p^2+f_1pq)/K$ | $(f_1pq+f_0q^2)/K$ | 1 |
| コントロール | $[(1-f_2)p^2+(1-f_1)pq]/(1-K)$ | $[(1-f_1)pq+(1-f_0)q^2]/(1-K)$ | 1 |

決まる（図❸）。$p$ が中程度であれば効果の小さな関連 SNP でも検出できるが，$p$ が小さい場合（$p<0.01$）や大きい場合（$p>0.99$）は効果の大きな関連 SNP しか検出できないことがわかる。

負の自然選択が作用する派生アリルの頻度は常に小さい（図❷）。頻度が小さい派生アリルに対する検出力は小さいが（図❸），そのような派生アリルが多ければ，実際の GWAS で検出される派生アリルのほとんどが小さい頻度をもつかもしれない。また，頻度が大きい派生アリルに対する検出力も小さいが，正の自然選択が作用する派生アリルは大きな頻度をもつものも多いため（図❷），検出される派生アリルには大きな頻度をもつものが含まれるかもしれない。図❷の曲線の下部面積が 1 となるように規格化してやると，派生アリルの平衡頻度分布（派生アリル頻度の確率密度関数）になる。平衡頻度分布を用いると，ある疾患と関連するすべての多型の選択係数が同一である場合に，GWAS で検出される派生アリルの分布を調べることができる。また，効果の大きい派生アリルは効果の小さい派生アリルよりも誕生しにくいと考えられる。そこで，$r \geqq 1$ ならば $r$ という値をとる確率密度を $f(r)$，$r<1$ ならば $1/r$ という値をとる確率密度を $f(1/r)$ で与えることとする。ここで，$f(x)$ は平均 1，標準偏差 0.2 の正規分布である。派生アリルの平衡頻度分布と遺伝子型相対リスクの分布の双方を考慮し，GWAS で検出される派生アリルの特徴を理解するために，派生アリルが頻度 $p$ をとる確率（平衡頻度分布より計算），派生アリルが遺伝子型相対リスク $r$ をもつ確率（標準正規分布より計算），検出力の三者の積を求めた（図❹）。この図は，相対的な検出のしやすさを示している（図中の曲線で囲まれた領域の色が濃いほど検出されやすい）。図❹から，ある疾患と関連する派生アリルにはすべて同じ強さの負の自然選択が作用していると仮定すると（$s=-10^{-3}$），頻度の小さい派生アリルのみが検出されることがわかる。中立な場合は（$s=0$），主に頻度 0.5 より小さい派生アリルが正の自然選択が作用していると（$s=10^{-3}$），頻度が小さい派生アリルと頻度が大きい派生アリルの双方が検出されやすいことがわかる。実際には，疾患と関連する派生アリルのすべてが同じ選択係数をもつことはないが，図❹は 1 つの目安にはなるだろう。

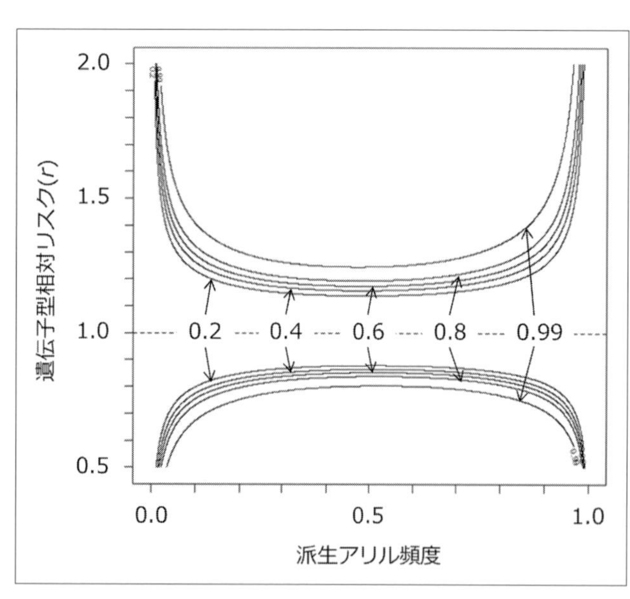


**図❸　GWAS の検出力**

罹患率 1%，ケースとコントロールをそれぞれ 5000 個体ずつ収集，GWAS の有意水準を $\alpha=5\times10^{-8}$ として，派生アリル頻度と遺伝子型相対リスクに応じた検出力を計算した。遺伝子型相対リスクが 1 より大きい場合は派生アリルがリスクアリルの場合を，遺伝子型相対リスクが 1 より小さい場合は派生アリルが抵抗性アリルの場合を示している。

## 3. 炎症性腸疾患の関連多型

最近，ヨーロッパ系集団に属する 33,595 人の炎症性腸疾患（inflammatory bowel disease：IBD）と 34,257 人の健常人を対象にした GWAS が行われ，94 ヵ所の IBD 関連多型が検出された[3)]。一般的に，近傍多型間では強い連鎖不平衡が存在するため，GWAS で真の疾患関連多型を同定することは難しい。しかし，この研究では，強い連鎖不平衡の関係にある多型が存在しない単独の関連多型を 18 ヵ所同定することに成功している。18 ヵ所には 6 ヵ所のアミノ酸置換を伴う非同義多型と 1 ヵ所のフレームシフト変異が含まれており，連鎖不平衡にある多型を見逃したというよりは，真のIBD関連多型である可能性は高いと思われる。

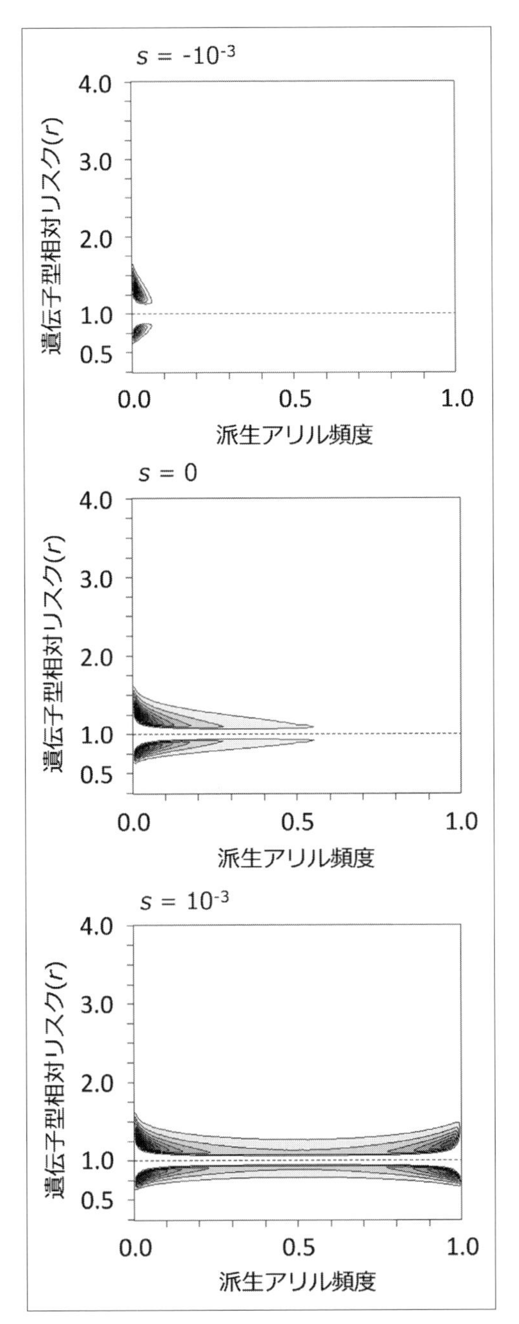


**図❹ 派生アリルの平衡頻度分布と遺伝子型相対リスク分布が検出力に与える影響**

相対的な検出のしやすさを示している（曲線に囲まれた領域の色が濃いほど検出されやすい）。

本項では，18ヵ所の関連多型を潰瘍性大腸炎（ulcerative colitis：UC）とクローン病（Crohn's disease：CD）に区別し（両者と関連する多型もある），派生アリルとアリルORとの関係を調べた（**図❺**）。各多型の派生アリルは，チンパンジーの同一サイトの塩基と比較し推測した（チンパンジーの塩基と同じアリルを祖先アリルとした）。UCおよびCDともに，頻度の大きい派生アリルは検出されていない点，頻度が小さい派生アリルが多く検出されている点，中程度の頻度の派生アリルも検出されている点は，**図❹**において $s=0$ の場合に近い。したがって，ヒトの進化過程において，18ヵ所の多型の大部分がほぼ中立であったのかもしれない。感受性と関連する頻度の大きな派生アリルが存在していることや，他の多型と連鎖不平衡にない（誕生してから長時間が経過している）ということは，ヒトの進化史においてIBDに強い自然選択が作用してきた可能性が低いことを示しており，ほぼ中立であることと符合する。

派生アリルの中にはUCやCDの抵抗性と関連する（アリルOR$<1$）ものがかなり含まれていた（**図❺**）。IBDを進化医学的に説明しようとすると，ヒトが病原体への免疫応答を強化するように進化してきた副産物ということになるのだろうが，遺伝因子について考えると話はそれほど単純ではなさそうである。

**図❺**の派生アリルについて，$i$番目の関連派生アリル頻度を $p_i$，そのアリルORを遺伝子型相対リスク $r_i$ とする。この多型の存在により集団罹患率は $(r_ip_i+1-p_i)^2$ 倍になる。すべての派生アリルの積

$$\prod_{i=1}^{n}(r_ip_i+1-p_i)^2$$

は，UCでは0.79，CDでは2.17であった。したがって，これらの多型に限れば，その存在によってヨーロッパ系集団におけるUCのリスクは下がり，CDのリスクが上がったといえる。ヨーロッパ系集団では，各派生アリルは $p_i$ の確率で固定し，$1-p_i$ の確率で消失すると仮定する（あまり

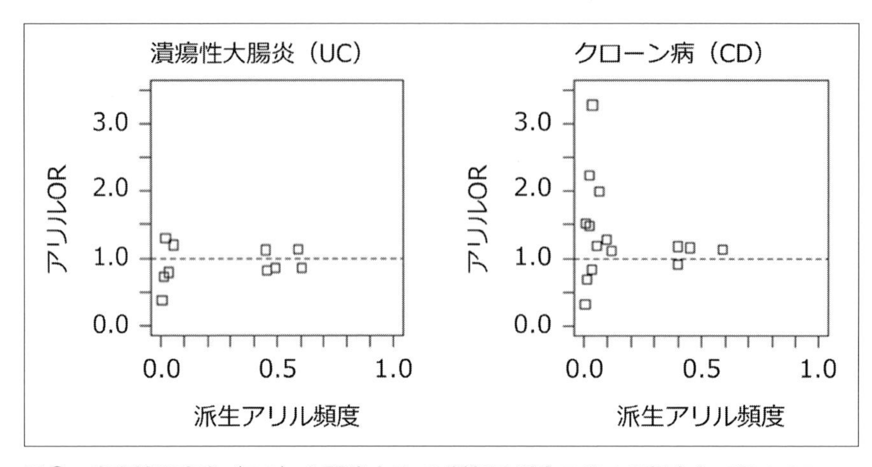


**図❺　炎症性腸疾患（IBD）と関連する 18 種類の派生アリルの頻度とアリル OR**

IBD を潰瘍性大腸炎（UC）とクローン病（CD）に分けた。
アリル頻度とアリル OR のデータは文献 3 より取得した。

に大胆な仮定だが）。固定すれば集団罹患率は $r_i^2$ 倍になり，消失すれば集団罹患率は多型がなかった状態のまま（1 倍）である。

$$\prod_{i=1}^{n}(r_i{}^2 p_i + 1 - p_i)$$

を計算したところ，UC では 0.82，CD では 2.83 であった。18 ヵ所の関連多型が生じる以前に比べ，将来，ヨーロッパ系集団の UC 罹患率は減少し，CD 罹患率は増加するかもしれない。

## おわりに

本稿では，ヒト進化遺伝学の視点から，ありふれた疾患と関連する多型が存在する進化的要因について考察した。連鎖不平衡が存在するため，一義的に疾患と関連する多型を統計遺伝学的手法により同定することは困難である。今後，機能解析や高精度な機能予測により真の関連多型が絞り込まれ，その派生アリルの特徴を調べることで，疾患を含めた様々な形質の生物学的・進化学的理解が深まることに期待したい。

### 参考文献


1）Kimura M : Proc Natl Acad Sci USA 41, 144-150, 1955.
2）Ohashi J, et al : Ann Hum Genet 65, 197-206, 2001.
3）Huang H, et al : Nature 547, 173-178, 2017.



**大橋　順**

1993 年　東京大学医学部保健学科卒業
1995 年　同大学院医学系研究科国際保健学専攻修士課程修了
1997 年　同大学院医学系研究科助手
1999 年　博士（保健学）取得（東京大学）
2003 年　米国コーネル大学分子生物学遺伝学研究分野文部科学省在外研究員
2007 年　東京大学大学院医学系研究科助教
2008 年　筑波大学大学院人間総合科学研究科准教授
2011 年　筑波大学医学医療系（組織改編による名称変更）准教授
2014 年　東京大学大学院理学系研究科准教授

# 3．双生児研究が紐解く遺伝と環境の関わり

本多智佳・渡邉幹夫・岩谷良則

米国は2015年に精緻医療（precision medicine）を達成するため100万人以上のゲノムコホート研究を開始した。日本などが行っている10万人レベルのゲノムコホート研究を補完し，さらに精度の高い成果を上げるためには，遺伝的背景を一致させて環境の影響を調べることができる双生児を対象とした研究が必須になるだろう。病気だけでなく性格や能力などに関わるヒトすべての謎を解き明かすための究極の研究対象である双生児を対象とした双生児研究について，古典的双生児デザインと最近注目されている個々の形質の表現型が異なる一卵性双生児を対象としたエピゲノム研究を紹介する。

## はじめに

ヒトの様々な形質の表現型は遺伝と環境の両者によって規定されているが，この両者の影響，特に環境の影響を解明するための切り札として，双生児を対象とする研究手法が注目されている。本稿では，従来の双生児を対象とした古典的双生児研究デザインを紹介した後，今後，究極の精緻医療（precision medicine）を完成させるうえで必須となる一卵性双生児を対象としたエピゲノム研究の優位性について概説する。

## Ⅰ．遺伝と環境の影響を明らかにする双生児研究

### 1．双生児研究の背景

ヒトの能力や性格，疾病の罹りやすさなどの様々な形質は，遺伝と環境の影響を複雑に受け，規定されている。疾病の罹りやすさでは，単一遺伝子疾患のような遺伝の影響が大きい疾患や，外傷や中毒といった環境の影響が大きい疾患がある一方で，多くの疾患では，いずれか一方のみの影響が明らかに大きいということはなく，多くの遺伝と環境が絡み合った多因子によって生じている。これら遺伝と環境の影響を，双生児がもつ遺伝因子と環境因子の共通性および差を利用して推計したものが遺伝率（heritability）である。

1つの受精卵が初期段階で2つに卵割され，成長し，出生した場合に一卵性双生児（monozygotic twin：MZ）と呼ばれる。一方，2つの卵子が時期を同じくして排卵され，それぞれが受精し，2つの受精卵として体内で成長，出生した場合は二卵性双生児（dizygotic twin：DZ）と呼ばれる。前者はもともと1つだった受精卵が2つに分かれたため，それぞれがもつ遺伝子情報は100％同一であると考えられるのに対し，後者は別々の受精卵に起因するため，その遺伝的背景は兄弟姉妹と同等であり，遺伝子情報は平均して50％を共有していると考えられる。一卵性に比して二卵性は遺伝的要因において類似度が低いが，環境因子に関しては 胎内から出生後の家庭内環境を含め，

key words
双生児，精緻医療（precision medicine），遺伝因子，環境因子，遺伝率，古典的双生児研究デザイン，構造方程式モデリング，エピゲノム，不一致双生児ペア，個別化医療

一卵性，二卵性ともに共通していると想定できる（出生後に特別な事情で別々に養育される場合を除く）。

一卵性双生児の類似度が二卵性双生児よりも高いほど「遺伝」の影響が高い可能性が示唆される。想定される遺伝的類似度以上に二卵性双生児が一卵性双生児に似ている場合は「共有環境」の影響が高い可能性が考えられる。そして一卵性双生児において２人の類似度が低い場合は，遺伝や共有環境といった共通しているものではなく，それぞれが別々に受ける「非共有環境」の影響が高い可能性が示唆される。

### 2.　古典的双生児研究デザイン（Classical Twin Design：CTD）

ヒトの特定の形質の表現型に与える遺伝因子と環境因子の寄与率を推計する手法として古典的双生児研究デザインが用いられてきた。

**図❶**において，四角は双生児それぞれにおける表現型の観測値を示し，丸は表現型の観測値を説明する潜在変数を示す。ここでは，相加的遺伝（A），ドミナンス（D），共有環境（C），非共有環境（E）が表現型の観測値に影響を与えていると仮定し，双生児ペア内でのそれぞれの因子の関係が両方向の矢印で示されているが，一卵性と二卵性ではその値が異なる。遺伝的背景が同一である一卵性双生児は相加的遺伝（A）およびドミナンス（D）の関係がそれぞれ１となっているのに対し，二卵性では順に0.5，0.25となっている。これは二卵性双生児は平均して50％の遺伝的背景を共有しており，同じ遺伝子座における２つの遺伝子の相互作用が0.5×0.5で0.25となることを示している。共有環境（C）については，一卵性，二卵性ともに双生児に共通しているものを表すため１となり，他方，非共有環境（E）はそれぞれ独自で無関係のものを表すためパス係数はない。誤差はEに含まれる。また，A，D，C，Eの表現型への影響のパスは順にa，d，c，eで示され，これらは普遍的，つまりTwin1，Twin2でも同じで，一卵性，二卵性の両方に当てはめて推定する。

同時に推定可能なパラメーターの数は，データセットに含

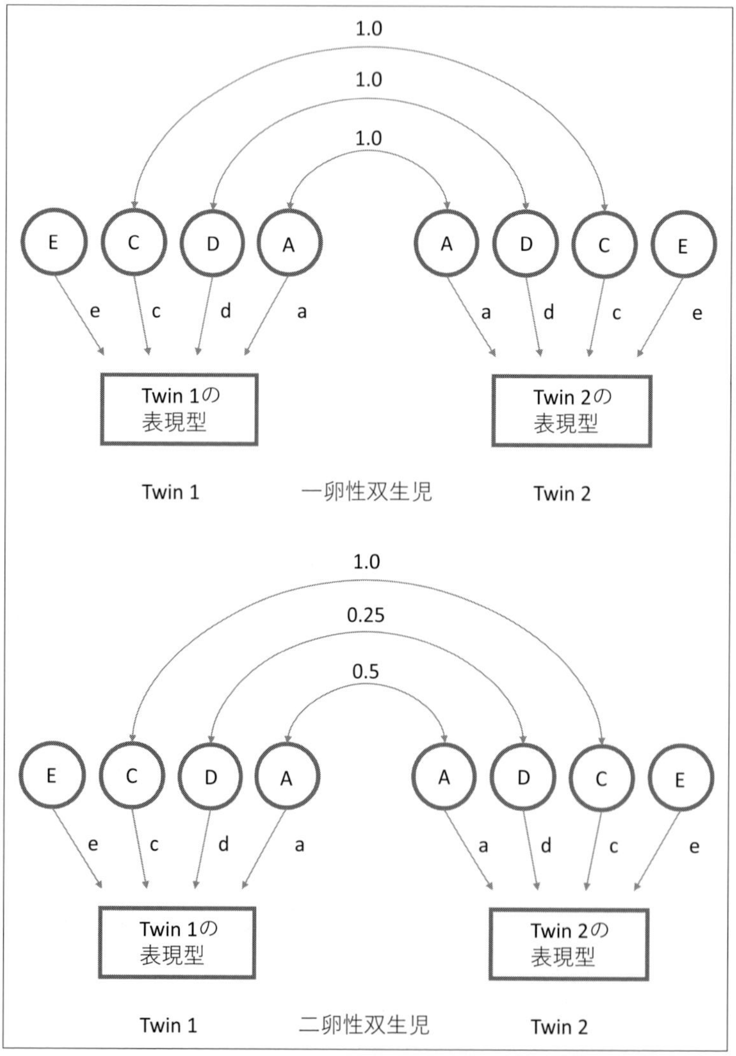

**図❶　遺伝と環境の寄与率推計における単変量モデルのパス図**

まれる変数によって影響される。一緒に育った一卵性と二卵性のデータのみでは，推定できるパラメーターは3つまでとなる。出生後すぐに別々の環境で育てられた双生児や異父・異母兄弟姉妹，いとこなど程度の異なる血縁者を含むデータであったり，またはデータ分布に歪みがある場合に高次積率を含むモデリングを用いることにより，A，D，C，Eの4つのパラメーターの推定が可能な場合もある[1]が，一般的にそれぞれの卵性内の相関の比較により共有環境の寄与が予想される場合にACEモデルを，または非相加的遺伝要因の寄与が予想される場合にADEモデルをフルモデルとしてモデルの適合度評価を行う。

一卵性双生児ペアと二卵性双生児ペアにおける単変量ACEモデルの分散共分散行列はそれぞれ下のように記述される。

$$\text{一卵性} = \begin{bmatrix} a^2+c^2+e^2 & a^2+c^2 \\ a^2+c^2 & a^2+c^2+e^2 \end{bmatrix}$$

$$\text{二卵性} = \begin{bmatrix} a^2+c^2+e^2 & a^2+c^2 \\ a^2+c^2 & a^2+c^2+e^2 \end{bmatrix}$$

構造方程式モデリング（structural equation modeling：SEM）の手法を用いて，上述のモデルにおけるパス係数（a，c，e）を求めるが，初期値を代入して値を変化させながら適合度の評価をしていくため高度なコンピューティングが不可欠となる。幸い，構造方程式モデリングに特化したプログラムの開発が進んでおり，特に近年はR上でMxを使うことができるOpenMxという統計解析プログラムのパッケージを用いるのが双生児研究において主流となっている。

フルモデルとパラメーターを1つずつ減らしたサブモデルを適合度指標を用いて比較し，最適なモデルを選ぶ。この時に用いる適合度指標には，AIC（Akaike infromation criteria：AIC），カイ二乗（$\chi^2$），BIC（Bayesian information criterion：BIC）などがある。これらはOpenMxをはじめとする構造方程式モデリングの統計解析プログラムで算出可能である。

例えば，高齢双生児144組288名を対象に，高齢者のうつ状態に関する自記式調査（geriatric depression scale：GDS）のスコアの単変量解析を行いAICを算出した結果，最適モデルはAEモデルとなり，この集団のGDSスコアの分散は，28%が相加的遺伝（A）効果で，そして72%が誤差を含む非共有環境（E）効果で説明できる結果となった[2]。

このように構造式モデリングを用いることで，遺伝と環境の影響について図に示した単変量モデルだけでなく，二変量以上のモデルや複雑なパス経路をもつ様々な多変量モデリングも可能となる。その詳細は別の資料を参照されたい[3][4]。

遺伝と環境の寄与率推定はいくつかの仮定を前提としているため，仮定が成立しない状況においてはその解釈に注意が必要である。等環境仮説（equal environment assumption）は双生児研究法における基礎となる仮説である。この仮説は一卵性双生児と二卵性双生児が養育された環境に質的な差がなく，双生児と双生児でないものが周囲の環境から同様な扱いを受けているとするものであり，この仮説が侵害されると遺伝と環境の影響推定にバイアスがかかる可能性がある。この等環境仮説の侵害については，すでにいくつかの先行研究により，遺伝と環境の推計に及ぼす影響はわずかであることが示されているが[5]，研究の計画や解析結果の解釈に際しては留意する必要がある。

また，双生児研究法では一卵性と二卵性の類似性や差を元に算出を行うため，卵性診断の正確さも重要となる。卵性の判定を誤ると，遺伝の影響を過小に，環境の影響を過大に推定することとなる。身体的な類似性や間違われる頻度に関する質問票を用いた卵性判定も行われるが，DNAを用いて行う卵性診断が最も信頼性が高く，現在STR解析（short tandem repeat analysis）が主流で，犯罪捜査でも用いられている。16ローカスSTR解析（PowerPlex® 16 System, Promega Corporation）[6]では，他人がすべてのローカスで偶然に一致する確率は0.00001以下で非常に精度の高い解析手法であるが，すべてのローカスで一致することにより一卵性と判定される。

### 3. 遺伝および環境因子の寄与率

古典的双生児研究デザインで推定した遺伝と環境寄与率は，集団がもつ分散の構成比を見ているため，ある個人に当てはめることはできない。あくまで，ある集団における特定の形質の表現型のばらつきのうち，70％が遺伝因子によって説明可能で，残りの30％が環境因子で説明できるということを意味している点に留意が必要である。また集団が変われば，そのばらつきや構成比が変わることが想像される。集団が変わったときに遺伝率がどう動くかについては，世界中の双生児研究データをプールして行う国際的大規模研究であるCODATwinsプロジェクト[7]などで現在検討されている。

遺伝と環境の双方が表現型に影響を及ぼすが，環境の影響は同じ環境にいれば同等になるのではなく，それぞれがもつ遺伝的背景によってその影響は異なってくる。よって遺伝と環境を切り離して考えることは困難で，遺伝的背景に差があることを前提にして，初めて環境がもつ影響とその意味に対する理解が可能となる。健康増進のための介入などにおいても対象者全員に同一のプログラムを行うのではなく，遺伝因子を踏まえた環境因子へのアプローチを検討することにより，より効果的な介入が可能となっていくだろう。遺伝と環境の影響に関する知見は，ゲノム情報を含む非常に大規模な疫学研究を除いては，双生児研究法によってしか得られないものであり，双生児でない対象を用いた研究と同様に双生児研究のさらなる発展が望まれる。

## Ⅱ. 最適なエピゲノム研究対象としての一卵性双生児

### 1. ヒトにおけるエピゲノム研究の限界

全ゲノム配列解析技術が飛躍的に進歩したことで，研究対象となる形質をもつヒトのゲノムを得さえすれば，塩基配列すなわち先天的因子（遺伝因子）と形質との関係を紐解くことは容易になった。一方エピゲノム研究は，遺伝子発現に影響を及ぼす後天的因子（環境因子）の解明が目的であり，遺伝子医学において塩基配列解析とともに不可欠な分野であるため，近年多くの研究が進められている。

動物モデルや細胞株を用いたエピゲノム研究により，ゲノムDNAの修飾やヒストンの修飾が遺伝子発現，ひいては形質の形成に関与していることが明らかになってきている。これら動物モデルや細胞株を用いた研究成果の前提は，研究対象の遺伝因子がすべて同一であることである。周知のように多くの医学研究の目標は，臨床応用，すなわちヒトでの応用であり，ヒトでこれらのエピゲノム研究成果を検証することが必須であるが，ヒトは遺伝的にはヘテロな集団であるため，動物モデルのような均一な遺伝背景を前提とした解析には限界がある。

### 2. 一卵性双生児を対象とする優位性

一卵性双生児はゲノムDNAの塩基配列が同一であり，動物モデルや細胞株と同じ厳密性でヒトにおけるエピゲノム因子の比較解析が可能な唯一無二の対象である。一卵性双生児を対象とすることで，ヒトで厳密な環境因子の解析が実現するだけでなく，遺伝因子についても後述のように新たな視点から解析することが可能となる。

#### (1) 形質形成に関与するエピゲノム因子の解明

ある形質について異なる表現型を示す一卵性双生児，例えばペアの一方が疾患罹患者でもう一方が罹患していないペアを，一卵性の不一致双生児ペア（discordant twin pair）と呼ぶ。このような不一致双生児ペアの表現型に影響しているのは，先天的因子（遺伝因子）ではなく後天的因子（環境因子）の違いであることが明白であるため，その形質に影響するエピゲノム因子の解析を極めて厳密に行うことが可能である（**図❷**）。さらに，一卵性不一致双生児の生活習慣など疫学的なデータを併せて解析することで，エピゲノム変化に影響する生活環境要因が解明できる可能性もある。

疾患に影響するエピゲノム変化を厳密に解析できる環境は，来るべきエピゲノム医療の臨床応用においても必要不可欠と考えられる。

#### (2) 環境因子への感受性の個体差が解析可能

双生児を対象にして，環境因子への感受性を検討することも可能である（**図❸**）。一卵性双生児がそれぞれ異なる環境要因に曝露されたとき，あるペアでは形質の表現型が不一致になるが，他のペアでは表現型が一致する場合，それは環境因子に対する感受性の個体差によるものと考えられる。そのため，一卵性双生児の「表現型不一致ペア」と「表現型が一致したペア」の塩基配列を比較することで，その形質に影響する環境因子に対して感受性が高い個体と低い個体の塩基配列を比較することが可能となる。

同様に，特定の遺伝因子をもつ個体に限定して

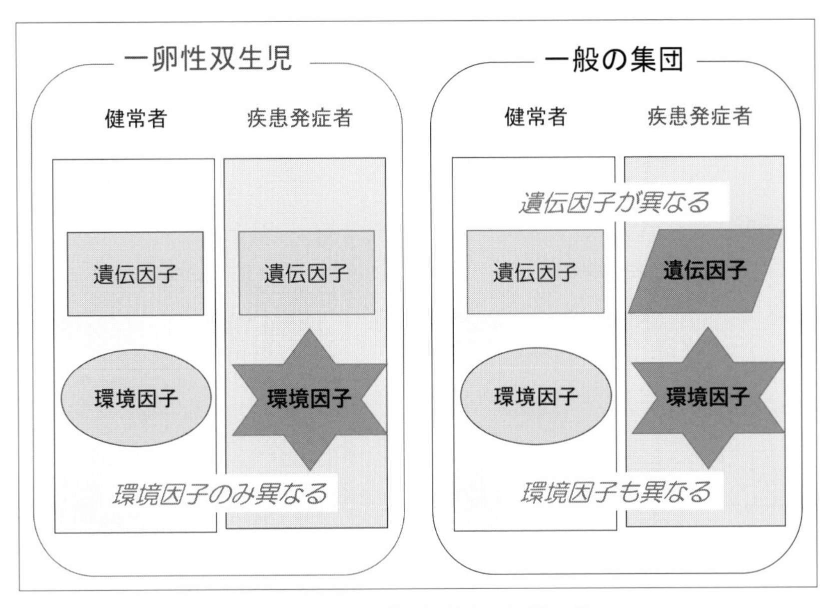


図❷ 一卵性双生児では環境因子の影響を明確に解析可能

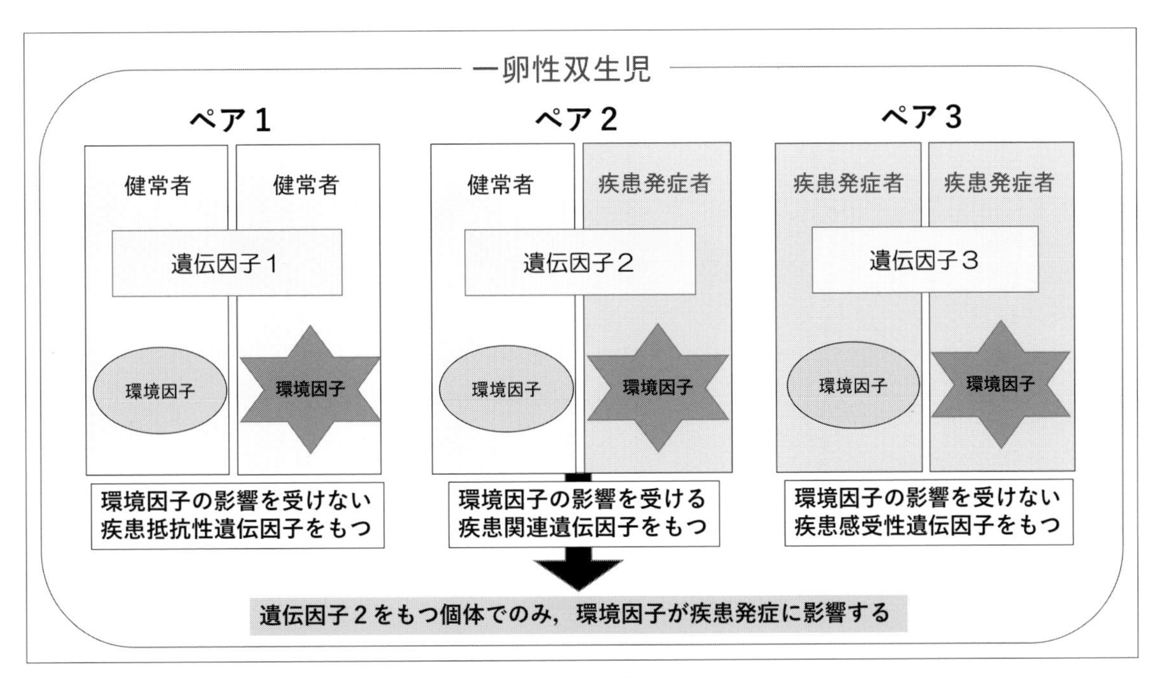


図❸ 一卵性双生児では「環境因子への感受性の個体差」を解析可能

エピゲノム因子の影響を解明することも可能であり，GWASなどで明らかとなった特定の疾患感受性遺伝子の浸透率が必ずしも高くない場合に，エピゲノム因子の関与を併せて考えることができる。

こうした一卵性双生児を対象としたアプローチにより，環境因子に対する感受性の個体差をゲノムの塩基配列レベルで知ることができ，個体差を考慮した個別化医療への応用につながることが期待される。

## おわりに

双生児研究法は医学研究に特化されたものではない。注目する形質を変えることで，あらゆるヒトの営みについて遺伝因子と環境因子の影響を解析することができる優れた研究手法である。そして，この双生児研究法により，ヒトの疾患・心理・行動について個別化された解析を重ねることが，健康長寿で健全な理想社会を形成するうえで必須となるであろう。


### 参考文献

1）Ozaki K, et al : Behav Genet 41, 329-339, 2011.
2）Inui F, Honda C, et al : Psychogeriatrics 16, 255-262, 2016.
3）Plomin R, DeFries JC, et al : Behavioral genetics, Palgrave Macmillan, 2013.
4）安藤寿康：遺伝と環境の心理学 人間行動遺伝学入門, 培風館, 2014.
5）Borkenau P, Riemann R, et al : Pers Individ Dif 33, 261-269, 2002.
6）PowerPlex® 16 System（2001）. Promega Corporation http://www.promega.co.jp/
7）Silventoinen K, Jelenkovic A, et al : Twin Res Hum Genet 18, 348-360, 2015.



**本多智佳**

1999年　大阪大学医学部保健学科看護学専攻卒業
2001年　同大学院医学系研究科保健学専攻博士前期課程修了
2011年　大阪大学大学院医学系研究科附属ツインリサーチセンター特任講師
2012年　The University of Texas Health Science Center at Houston, School of Public Health PhD course 修了
2013年　同特任准教授

# 4．多彩なデータに取り組むために

山田　亮

遺伝統計学は，ゲノムから各種オミクスを経て疾患フェノタイプの集合であるフェノームまでのデータを用いて検定・推定・学習を行う。そのデータの様相は非常に多様であり，それらのすべてに精通することは難しい。本稿では，遺伝統計学が扱う広範囲のデータを解析するという観点から，それらのすべてを大づかみにするために有用な考え方である，空間（物理的な空間と情報的な空間）と時間，点と（曲）線と（曲）面，（不均一な）分布，幾何（ユークリッド幾何・非ユークリッド幾何・情報幾何）について概説する。

## はじめに：データの特徴

遺伝統計学で扱うデータは実に様々である。DNA塩基配列は｛A, T, G, C｝の4カテゴリの非常に長い列だし，一塩基バリアント（SNV）が主体であることに着目すれば，｛0, 1｝の列でもあり，一度に解析するSNVの数は100万を超えつつも，離散的なデータ型である（図❶A）。これに対して，トランスクリプトームのデータは2万超のタンパク質コーディング遺伝子のそれぞれの発現量が0以上の実数として得られるから，1サンプルのデータは2万超次元の空間の1点とみなせる（図❶B）。多数のサンプルのデータを取れば，超高次元空間に点がばらばらと配置されていることになる。末梢血中の白血球のn個の表面発現マーカーをフローサイトメータで調べると，1サンプルあたり，万の単位の白血球のそれぞれがn次元空間の点として観察されるから，1サンプルはn次元空間における多数の点の雲として得られる。疾患の表現型は病気であるかないかの｛0, 1｝で表されることもあれば，血清コレステロール値のように実数値のこともあるし，いろいろな尺度で測った総合指標として決まることもある。遺伝統計学では，このような多彩なデータ型を多人数・多標本で収集して解析する[1]。

## Ⅰ．独立を仮定する，独立を仮定しない：p値，q値，FDR

統計学的検定はデータ解析の中で大きな役割を担っているが，要素同士は「独立」であることを仮定したうえで計算をして，その結果を解釈するというのが検定の基本的な考え方である。その結果解釈に用いられるのがp値である。ゲノムワイド関連解析（GWAS）では100万のSNVのそれぞれと遺伝性が強くない疾患との関連を逐一検定するので，ほぼすべてのSNVと疾患とは「独立」なので，得られるp値はほぼ一様に分布する（図❷A）。これに対して，2万超のコーディング遺伝子の発現量を，がん細胞と非がん正常細胞とで比較すると相当数の遺伝子はがん細胞での発現が亢進/抑制されているので，検定結果のp値は一様分布と小さなp値に集中した分布とを合わせ

key words

時系列解析，空間統計，次元縮約，情報幾何，関数解析，確率微分方程式，状態空間，非ユークリッド幾何

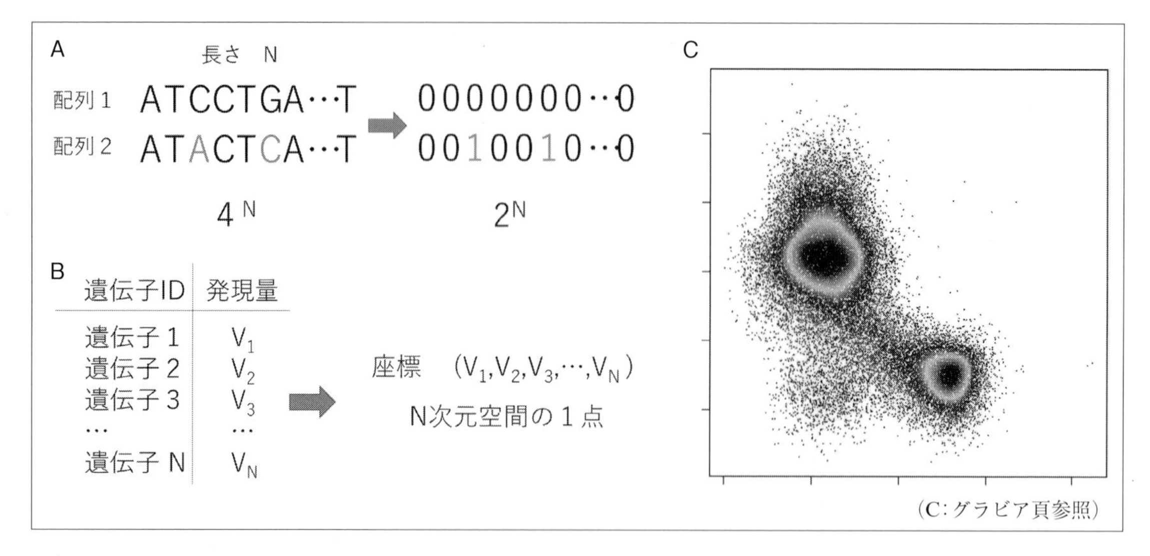


**図❶　SNV，トランスクリプトーム，FACS，疾患（質的・量的・複合的）**

A. 長さNのDNA塩基配列とその0/1表現が示されている。4塩基の順列と考えれば$4^N$通り，0/1の順列と考えれば，$2^N$通りある。
B. N個の遺伝子の発現量データはN次元空間の点である。
C. 2マーカーのフローサイトメータデータの表示。高濃度領域をホットカラーで表示している。

た分布になる（**図❷B**）。このようなときには「独立」を前提としたp値を使わずに，「非独立」を前提として，p値をFDR[用解1]法などで補正して得られるq値[用解1]を使う（**図❷C**）。また，**図❶C**は白血球上の2分子の発現分布を図示したものだが，濃淡のパターンが2次元プロットに現れている。これは2分子の発現量が相互に非独立であることを意味している。2万超の遺伝子発現量をたくさんの細胞（正常細胞でもがん細胞でも）で測定すれば，2万超次元空間に濃淡のパターンがある。実際，生命現象は非常に多くの要因が互いに関わりあっているので，要因同士は独立でないことが普通であり，このように相互に関わりあった要素がつくる不均一な分布から意味を読み取ろうというのが，遺伝統計学の仕事である[1)]。

## Ⅱ．独立ではない，つながりがある：対応のあるt検定，時系列解析，空間統計学

独立でないとはどういうことなのかを考えてみる。単純なものとしては，同一のサンプルの介入前後の観測値を対応のあるt検定で解析する例がわかりやすい（**図❸A**）。2つの分布を比べるけれども，それぞれの分布のサンプルには対応があるので，「増えている」のか「減っている」のか，それに一貫性があるのかを調べるのが対応のあるt検定である。どうして対応を考慮して解析しないといけないかといえば，同一サンプルの後の時刻の値は前の時刻の値に依存している・つながっているからである。

時刻でつながっているということを一般化すると，時系列データ解析も「非独立/つながっている」解析であることがわかる。1つの捉え方としては，時間をx軸にとって，y=f(x)という関数を見ているという捉え方をすると，「関数解析」という分野となる（**図❸B**）[2)]。また，時系列解析の世界も多様だが，その中でも特徴的に発展している分野に株価などを扱う経済時系列統計がある。経済時系列統計の特徴は**図❸C**にもあるように，滑らかな関数の上に酔歩がかぶさっていることである。このように酔歩を扱うのが確率微分方程式[用解2]・確率微分統計である[3)]。

時間といえば物理学では空間と対になっているから，時間のつながりが解析上の問題になるとき

A. 10 万の帰無仮説検定 p 値の分布

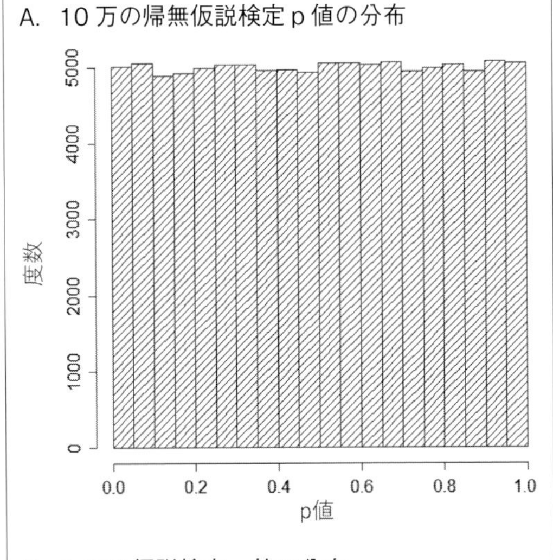


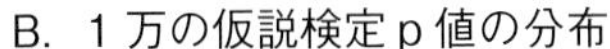

B. 1 万の仮説検定 p 値の分布

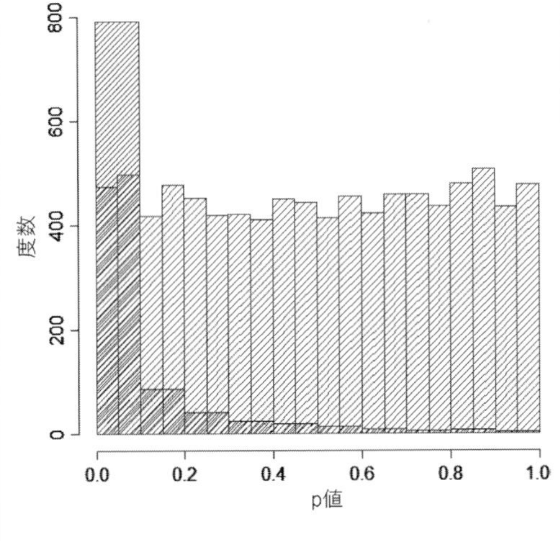


C. p 値とボンフェロニ補正 p 値と q 値

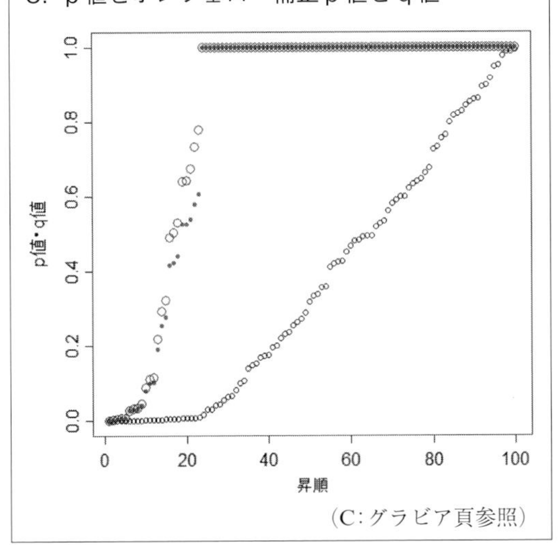


(C: グラビア頁参照)

には空間のつながりも課題になる。ライフサイエンスのデータ解析での空間には2つの意味がある。1つは，解剖学的な形としての空間的なつながりである。形を考えるとき隣り合う点の座標値はよく似ている（図❸ D）。これは近接時刻の値が似ているのと同じ道理である。したがって，放射線画像のように形を扱うときには空間的な隣接関係に強く縛られた値を解析することになる。時間よりも次元が大きいから難しくなる。もう1つの意味は，標本の採取位置としての空間である。がん組織の複数の細胞を1細胞解析するときに，採取位置情報を使えば，相互に近接する細胞のデータ同士はよく似ているかもしれないし，相互作用が強いかもしれない。そしてこの1細胞ごとのデータは2万超の遺伝子発現データのように高次元かもしれない。空間の扱いには空間統計学という分野がある[4]。そしてfMRIの時系列データとなると，時間と空間との両方について「つながりの広がり」を考慮した解析が必要になり，時系列統計学と空間統計学との両方を使う必要がある。

## Ⅲ. 次元縮約：PCA，関数，分布

たくさんのSNVデータに基づいた個人の遺伝的遠近関係の評価に主成分分析（PCA）が用い

**図❷ GWAS の p 値分布と，がん・非がん比較の p 値分布と FDR 補正後の q 値分布**

A. 10万検定を行ったときのp値の分布。すべての検定で帰無仮説が成り立っているときには一様分布となる。小さいp値も大きいp値も同じ頻度で観察される。

B. 多数の検定では帰無仮説が成り立つが，残りの検定では対立仮説が成り立つとき，帰無仮説が成り立つ検定のp値は一様分布（緑）となるが，対立仮説が成り立つ検定では小さい値をとる。実際の観察では2つの分布の重ね合わせが観察される。提示例は1万検定（8割が帰無仮説に従う）。

C. 100検定を行うにあたり，その3割で対立仮説が成り立っている場合のp値（黒丸）を昇順でプロットした。それをボンフェロニ補正した場合とFDR補正した場合とを，それぞれ青丸，赤点で表した。垂直に並ぶ3つの点（黒丸，青丸，赤点）は，同一の検定結果の補正前と補正後の値に対応する。ごく小さいp値の場合には2種類の補正結果が似ているが，順番が下がるにつれてFDR補正値のほうが小さめになっている様子が見てとれる。

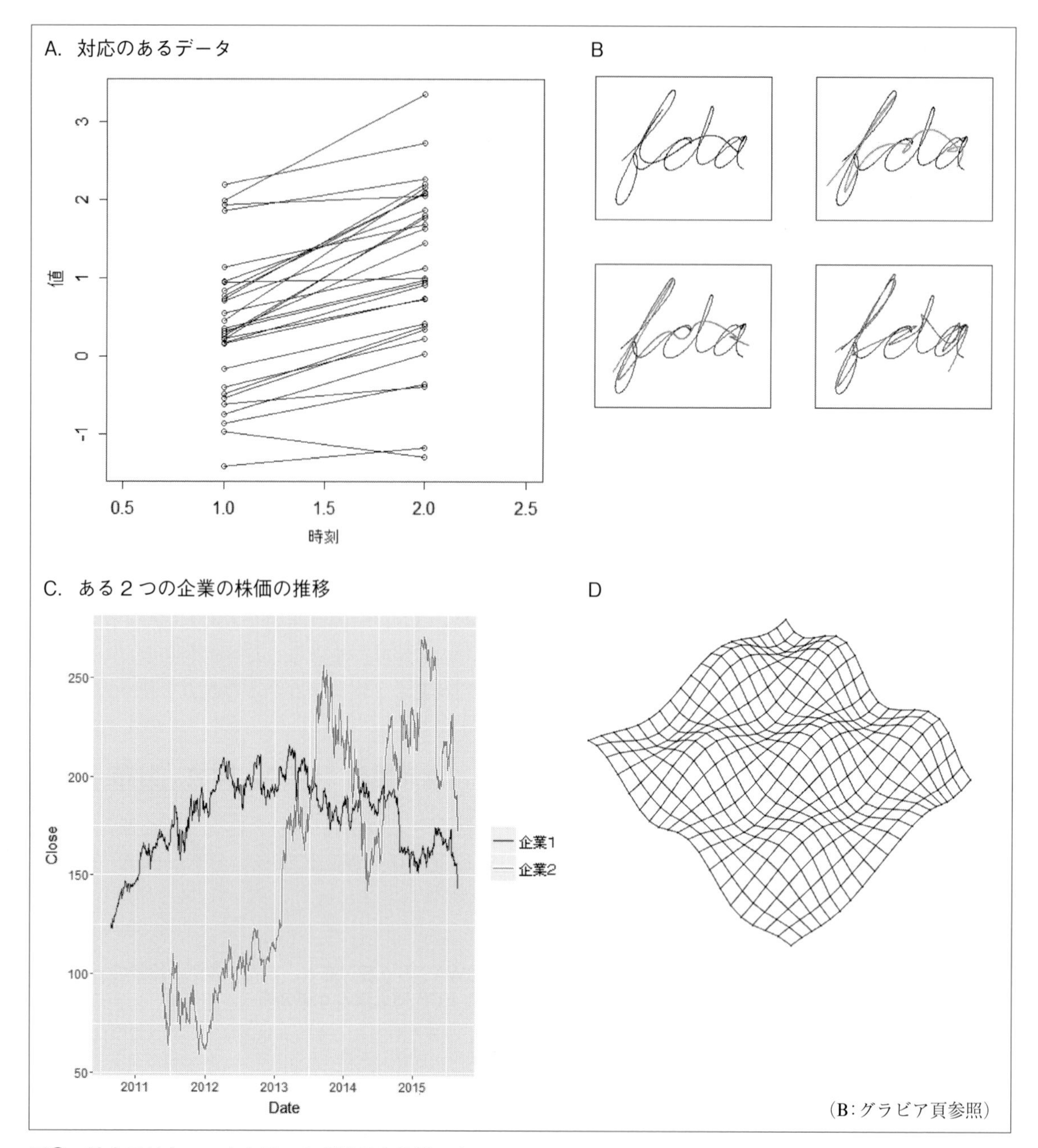


**図❸　独立ではない，またはつながりのあるデータ**

A. 対応のある値を解析する場合。30サンプルを2時刻で測定。増加傾向がある場合を図示した。対応するデータを線で結ぶことで，増加傾向が視覚的に捉えやすい。

B. 関数解析では，曲線を関数で表示する。図は“fda”という単語の筆記体データを多数集めた結果の表示。多数の筆記体データから「平均」となる文字曲線を「黒」で導き出してある。黒い曲線に重ねて描いた4つの曲線は，関数解析により，どの程度次元を下げて表現するかの例。縮約次元は低い順に，左上→左下→右上→右下である。次元を低くすると，得られる曲線は単純になる様子が見える。

C. 経済データ（図は株価）は乱雑な動きが入った連続線になる。アメリカの2企業の株価を2010年から数年間にわたって記録しプロットしたもの。

D. 曲面を描いた。この曲面の高さの値はまちまちだが，隣り合う2点の「高さ」の値は相互に近い。空間に広がるものを対象にするときには，この隣接関係に伴う値の非独立性を考慮する。

られるように（図❹A），高次元空間に観測された雲状の広がりを情報量の多い少ない軸で説明することがある。説明のために用いる軸の数を減らすので次元縮約という。この次元縮約はデータ解析の根本なので，あらゆるところに顔を出す。平均値を計算するのも，多数の標本を説明するために平均値という1つの値に「1次元縮約」することだし，回帰と呼ばれる手法は特定の関数にデータを当てはめることで限られた数の係数によってデータ全体を説明する手法である（図❹B）。時

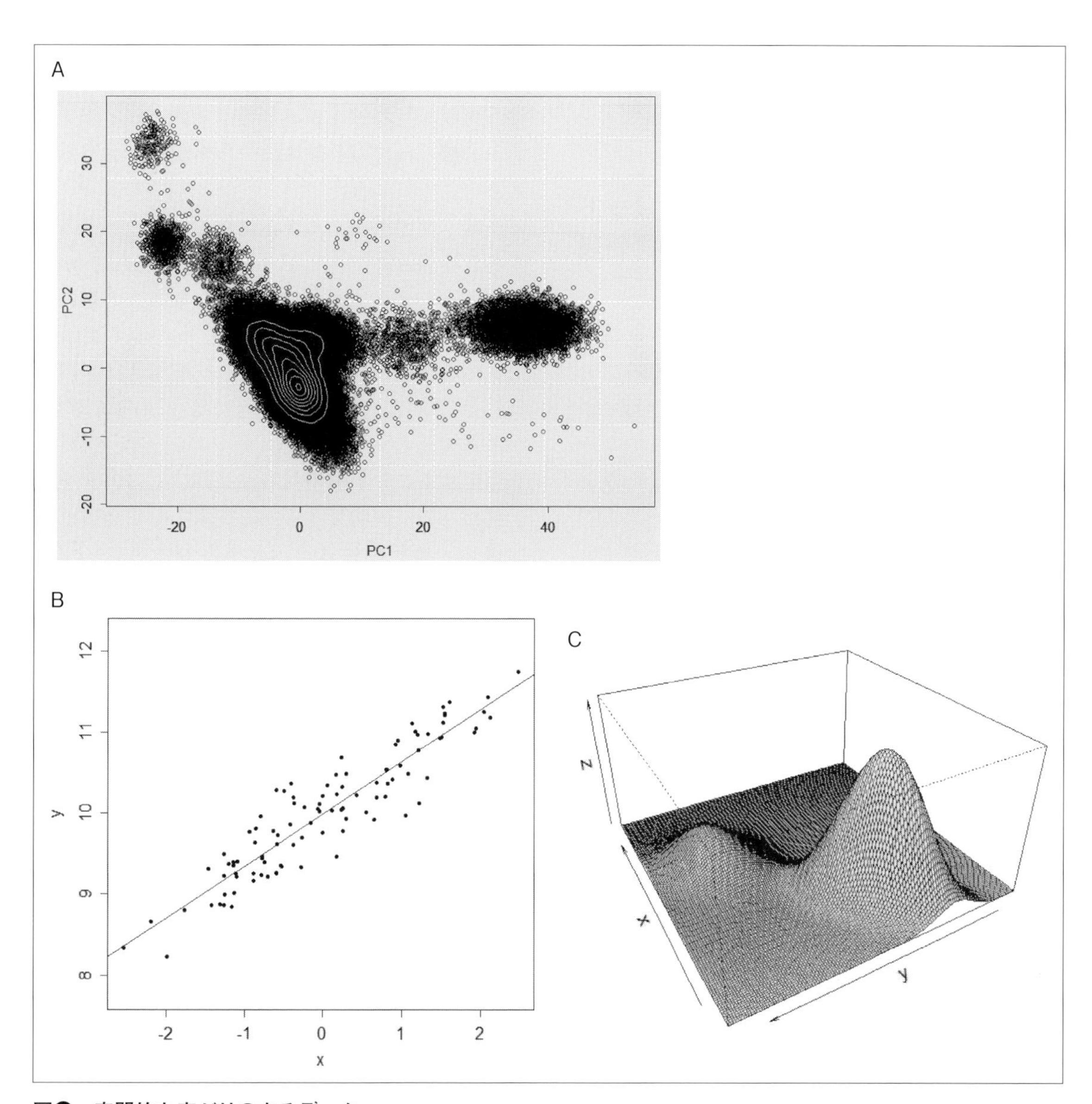


**図❹　空間的な広がりのあるデータ**

A. SNPパネルデータを用いて，個人の遺伝的遠近関係を2次元表示したもの。GWASの際に集団の遺伝的構造化の解析に用いられる。PCAを用いている。

B. 1次線形回帰直線を引いている。ばらつきがあるx-y 2次元散布図を，y=ax+bという2つの係数（a，b）のみに縮約して捉えている。

C. 2次元空間に2つの2次元正規分布がある様子。図1Cのようなデータが2つの2次元正規分布とみなせるならば，2つの正規分布のそれぞれの中心と分散を表す行列と，2つの分布の比率を決める値とに，データを縮約できる。

空間のつながりがあるデータの中に曲線を見出すことは，その曲線を引くための関数のタイプを選び，その関数の表す曲線を一意に決めるための係数を選ぶことに他ならない。FACSのような分布があったときに，複数の正規分布の混合とみなすことは（**図❹C**），正規分布という分布のタイプを選び，その分布を一意に決めるためのパラメタを選ぶことという意味で，全く同じである。これらはすべてデータ全体を少ない要素で説明するという処理であり，次元縮約である。

## Ⅳ．曲線，曲面，非線形：ユークリッド幾何，非ユークリッド幾何，情報幾何

PCAで次元縮約をするときには，分布全体の分散をなるべく効率的に説明するように軸を取るが，その背景には多次元正規分布が想定されている。生物現象のつくる分布は，FACS分布のように実際には複雑である（**図❶C**）。このようなときに，クラスタリングして解析することもあるだろう。前項の混合正規分布にフィッティングするのもクラスタリングの1つに近い考え方である。クラスタリングでは，データ空間を区切る。単純な方法で区切るなら，それはまっすぐなもの（直線・平面）で区切ることになる（**図❺A**）。PCAで使ったのと同じ線形代数による分割である。しかしながら，平面では区分けができないことも多く，曲線・曲面で区分けすることもある。機械学習手法により，曲線・曲面で区切ることもできる（**図❺B**）[5]。データ解析において線形な処理のほうが曲線・曲面を見出す非線形な処理よりも主流なのは，計算とモデルの単純さによるが，計算機能力の向上や深層学習の登場などにより曲線・曲面・非線形は比較的簡単にデータ解析に取り込めるようになってきた。

曲線・曲面が扱えるようになると，それをうまく扱う仕組みの出番になる。実際，線形解析が主流であったときには「まっすぐ」を扱うことに適したユークリッド幾何が重要だったが，生物の形自体を扱ったり，生物現象を状態空間における軌道として捉えたりするときには[3]，「まっすぐ」が基準ではない幾何（非ユークリッド幾何[用解3]）を利用することも有用だろう。特に生物の形態の一部がうまく説明できる射影幾何・共形幾何・双曲幾何・楕円幾何は有用と思われる[6][7]。また，確率分布をパラメタで次元縮約して扱い，検定・推定にも用いられる情報幾何[用解4]はまっすぐな性質をもちながらまっすぐでないというような幾

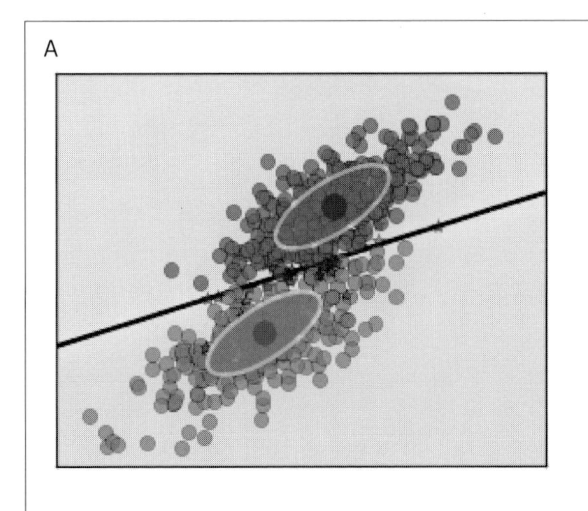


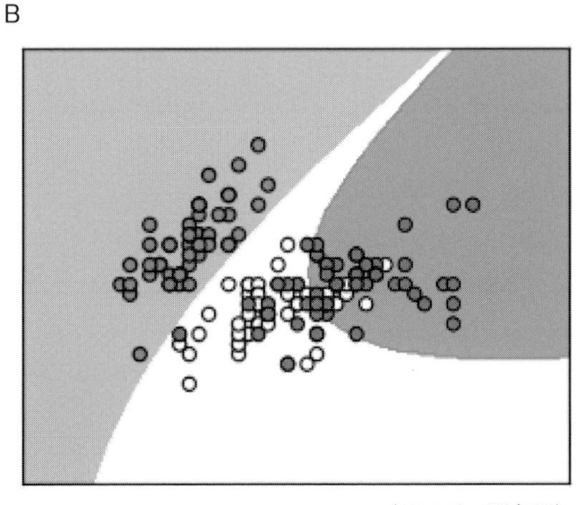


（グラビア頁参照）

**図❺　まっすぐに分ける，曲線で分ける**
2次元の広がりを分けるのに，『まっすぐなもの』を使う方法（A）と『曲がったもの』を使う方法（B）とがある。

何であり，遺伝統計学解析をするうえで重要である[8]。

## おわりに

遺伝統計学はメンデル・フィッシャーの時代は統計学そのものであった。その後，統計学・データサイエンスがありとあらゆる学問分野・実証分野に広がるとともに，遺伝統計学という単語は，メンデル遺伝形質の連鎖解析を中心とした狭い領域を指すように考えられた時期もあったが，21世紀に入り，ヒトゲノムのコンセンサス配列が決まり，ゲノム多様性のデータが蓄積するとともに，分子生物学・医療情報のビッグデータ化と計算機の発展，機械学習の深化，大規模データ推論法の発展があり，遺伝統計学が取り組む対象は非常に広大かつ複雑になっている。本稿では網羅的に取り組むことが難しくなっている遺伝統計学を前に，どのような関連領域を重視するのがよいかの個人的な俯瞰図を提供してみた。

### 用語解説

1. **FDRとq値**：複数の検定を実施するときに多重検定補正をする必要があるが，ボンフェロニ法に代表される family-wise error rate に基づく補正をすると偽陽性率は適切になるが，偽陰性率（false discovery rate：FDR，取りこぼし率）が高くなりすぎる危険がある。特に，ある程度は真に関連がある検定が一定程度含まれている場合には，このFDRが問題になる。この取りこぼしを大きくしすぎないような補正がFDR法であり，その補正法によってp値を変換した値がq値である。
2. **確率微分方程式**：項の中に確率過程（ブラウン運動・酔歩など）を含むような微分方程式のこと。株価の動きや熱力学的な振動を伴う現象の時間発展を記述する。生命現象のほぼすべては確率過程を含んだ時間発展である。データ解析においては，確率過程の項にモデルを置き，そのパラメタ推定をするなどする。
3. **非ユークリッド幾何**：幾何学は形や大きさを扱う数学の一分野であり，一定のルール（公理）で一貫して構成される。ユークリッド幾何というのは，数学的でない言葉で説明すれば，まっすぐなものはどこまで行ってもまっすぐ伸びていて交わらないというルールに基づくものである。それに対して，別のルールを定めても，形や大きさのルールは破綻せずに首尾一貫するもの（幾何）が存在する。一般的な直感と合わない点もあるので，数学理論上のもののように思われるが，海草やサンゴでは双曲幾何が，個体発生では射影幾何が成り立つなどが知られている。
4. **情報幾何**：正規分布は平均と分散の2つのパラメタで一意に決まり，ポアソン分布は平均を決めると一意に決まる。このように，特定の確率分布はいくつかのパラメタで表される。このパラメタの値を座標と考えることで分布が空間の点に対応づけられる。このように確率分布を空間の点と考えるのが情報幾何と呼ばれる考え方である。情報幾何の考え方を使うと，検定・推定・学習といったデータサイエンスの諸手法を同一の土俵の上で取り扱うことができる。この情報幾何はユークリッド幾何とも非ユークリッド幾何とも異なり，2種類の座標の取り方を同時にすることで，ある線が直線に見えたり曲線に見えたりするなどの特徴がある。

### 参考文献


1）山田　亮：統計遺伝学の基礎, オーム社, 2010.
2）Scheipl F：CRAN Task View: Functional Data Analysis. https://cran.r-project.org/web/views/FunctionalData.html 2017
3）JJF コマンダー：状態空間時系列分析入門, シーエーピー出版, 2008.
4）瀬谷　創, 堤　盛人：空間統計学：自然科学から人文・社会科学まで（統計ライブラリー）, 朝倉書店, 2014.
5）Hastie T：統計的学習の基礎, 共立出版, 2014.
6）Talimina D：Crocheting Adventures with Hyperbolic Planes, AK Peters/CRC Press, 2009.
7）丹羽敏雄：射影幾何学入門 - 生物の形態と数学, 実教出版, 2001.
8）甘利俊一：情報幾何の新展開（SGC ライブラリ 110）, サイエンス社, 2014.


### 参考ホームページ

・京都大学医学研究科統計遺伝学分野講義資料サイト
http://statgenet-kyotouniv.wikidot.com/handouts-slides


**山田　亮**
1992年　東京大学医学部医学科卒業
2002年　同大学院医学系研究科博士（医学）取得
2007年　東京大学医科学研究所ヒトゲノム解析センターゲノム機能解析分野准教授
2009年　京都大学大学院医学研究科統計遺伝学分野教授

# 5．遺伝統計学のこれから

鎌谷直之

生物由来のデータを解析するデータサイエンスは，因果が自明な遺伝学の時代，因果が自明でない統計学の時代，結果に基づく原因の確率を許容する情報学の時代を経て新しい時代を迎えた。人工知能の時代に入り，データサイエンスは生物由来のデータの解析から，生物そのものの模倣を開始したと考える。模倣の対象は神経システムであるが，今後ゲノムシステムにも及ぶと予想する。生物における因果の概念を拡張する目的でゲノミクスのための六層構造を提案した。今後，個体層と細胞層の橋渡し，種層と集団層，集団層と家族層の橋渡しを行う研究が重要になると考える。

## Ⅰ．医学生物学研究の新時代（図❶）

ダーウィンの進化論やメンデルの法則に代表される初期の生物学研究が対象としたものは「形態」であった。初期には肉眼的に観察できる形態が，顕微鏡の発明以降は顕微鏡下で観察できる形態が研究の中心的課題であった「形態の時代」。しかし，低分子化学物質，タンパク質，DNAの存在が明らかになり，ワトソン・クリックによるDNA構造の発見も行われた1950年頃より生物学は「分子の時代」に入った。その後，約50年の間，分子は医学と生物学の中心的な研究対象であった。しかし，生体分子の設計図であるゲノムのすべてのデータが明らかになりつつあった2000年頃から，医学生物学は「データと情報の時代」に突入したと考えられる。ただし，形態や分子も重要な対象物としてあり続けることはもちろんである。

形態と分子の時代には対象物は「モノ」であった。しかし，「データと情報の時代」には，それとは異なるデータと情報が対象となる。遺伝子には，モノ，データ，情報の3つの異なる側面がある。モノとしての遺伝子はDNAであり，データとしてはゲノム配列である。しかし情報は，例えばゲノムの配列と表現型との関連である。そして，最も重要な情報は関連の中でも因果関係の情報である。ゲノム配列が原因で表現型が生じている場合が最も重要な情報であり，因果関係がない場合には雑音に過ぎない。これは暗号の場合と対比できる。暗号は電磁波で送ることができるが，これは物理的存在である（モノに相当する）。データとしては暗号文である。暗号文の意味が情報であるが，これは発信者の意図と因果関係がある関連の場合をいう。発信者の意図と因果関係のない関連は単なる雑音である。

## Ⅱ．データサイエンスの４つの時代

遺伝統計学のこれからを予測するためには歴史を知る必要がある。遺伝統計学は19世紀後半のメンデルによるメンデルの法則の発見と，ゴール

key words

データサイエンス，人工知能，深層学習，六層構造，多変量線形モデル，回帰，尤度，最尤法，ベイズの定理，ランダム化

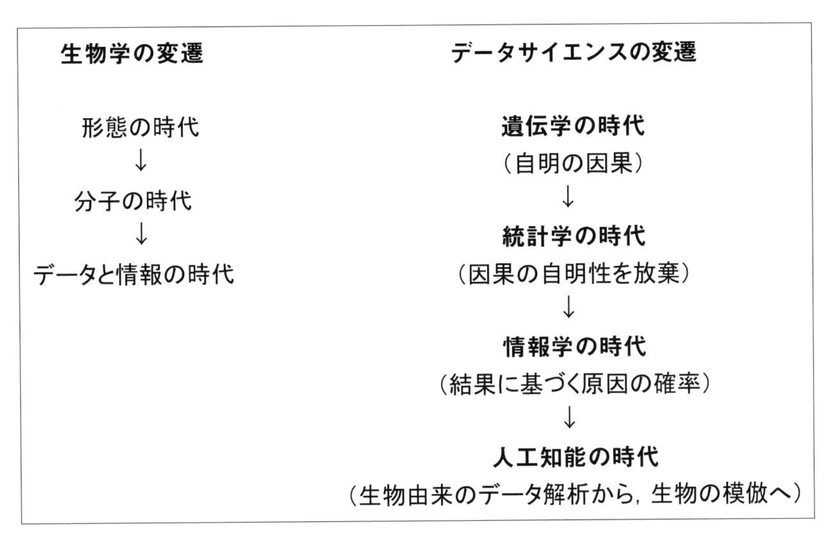


**図❶ 医学・生物学の時代と，データサイエンスの時代の推移**

トンの親子の表現型を比較するための回帰の概念の提唱に始まると言っていいであろう。回帰は多様性を含む多数のデータから因果を基礎にした法則を発見する手法であり，最新の深層学習でも中心的な概念として用いられている。その生物において多様性が生じる原理はランダムに起きるゲノムの変異とメンデルの法則により説明される。

ゴールトンを引き継いだピアソンは，データの状態を客観的に記述する記述統計学を発展させた。主成分分析を最初に提唱したのもピアソンであり，深層学習で用いられる教師なし学習では，これと極めて類似した概念が中心的役割を占める。しかし彼は，科学は客観的事実を記載するものであると主張し，因果を究明することに反対した。科学は「how」の問いに答えるものであり，「why」の問いに答えるものではないと主張した（Grammar of Science の記述）。ピアソンはメンデルの法則や推計統計学にも強く反対した。

メンデルの法則の数学的側面を進化させた研究者がフィッシャーである。フィッシャーは，科学は「why」の問いに答えるものではないというピアソンの方針に激しく反発し，メンデルの法則をもとに新しい統計学的概念を次々に構築していった（推計統計学）。

まずフィッシャーは表現型に与える遺伝と環境の関係を表す次の式を提案した。

$$P\text{（表現型値）} = G\text{（遺伝型値）} + E\text{（環境値）} \qquad (1)$$

そして，各要因の重要性を比較するために，それぞれの値ではなく分散（variance）を用いることを提案した[1]。分散は標準偏差と異なり，加えることができる。上記の式で，それぞれが独立であれば，

$$\mathrm{Var}(P) = \mathrm{Var}(G) + \mathrm{Var}(E)$$

となる。

そして，遺伝の表現型に与える影響の大きさを示す，次の遺伝力（heritability）の概念を提唱した。

$$h^2 = \mathrm{Var}(G) / \mathrm{Var}(P)$$

これらはその後，統計学で主流となる多変量線形モデルの基となるアイデアであり，分散分析の基礎となるモデルでもある。また，最近の遺伝統計学の中心的問題，missing heritability もフィッシャーの提案に遡る（heritability という名前はフィッシャーによるものではない）。ここで，「遺伝子（あるいはゲノム）が原因で表現型は結果である」という自明の因果が強固な基礎となっていることが重要である。つまり，式 (1) では右辺が原因，左辺が結果であるという明確な因果が前提となっている。

次にフィッシャーは，モルガンによるショウ

ジョウバエの連鎖解析の研究のデータを解析するために，尤度，最尤法の概念を提唱した[2)3)]。例えば，ショウジョウバエの家系図より５つのmeiosisが観察され，２つの座位の間に２つの組み換えが観察されたとする。組み換え割合を$\theta$とすると，このような観察データが得られる確率は

$K\theta^2(1-\theta)^3$

である。ただし$K$は定数である。$\theta$のような，ランダム変数以外で式を変化させる対象を一般にパラメータと呼ぶ。

これは一般に確率と呼ばれる値であるが，$\theta$を変数とする以下の関数とみれば

$L(\theta)=K\theta^2(1-\theta)^3 \qquad (2)$

尤度という別の用語で呼ばれる異なった概念となる[2)3)]。確率は出来事の関数であるが，尤度はパラメータの関数である。尤度の対数を$\theta$で微分すると

$(5\theta-2)/(\theta-\theta^2)$

となるが，$0<\theta<1$の間で，これを０とする値は$\theta=2/5$である。この$\theta$の値が尤度関数（2）を最大化する値（最尤推定値）である。前述のゴールトンの線形回帰は，正規分布を仮定した場合の最尤推定に相当する。

回帰と最尤法は，データが与えられた時，関数のパラメータを推定するために最も重要な方法の1つである。尤度と最尤法の発想においても，遺伝における因果が重要な役割を果たしている。すなわち，連鎖解析においては「親が原因で子は結果，遺伝子が原因で表現型が結果」という自明の因果が基礎になっている。

以上のように，統計学の重要な概念である多変量線形モデル，回帰，最尤法などが，因果が自明である遺伝のデータの解析から発想されたことは重要である。私はこの時代を，データサイエンスの「遺伝学の時代」と考えている（**図❶**）。

しかし，データ解析を遺伝学の分野のみにとどめることは適当ではない。フィッシャーは因果が自明な遺伝の問題以外の場合に因果を解明する方法として，ランダム化を提案した。メンデルの法則では自然にこのランダム化が行われている(Mendelian randomization)。したがって，メンデルの法則の数学的側面を熟知した後に農場に移ったフィッシャーが，実験を行うためのランダム化のアイデアに至ったことは当然のことのように思われる。

統計学的検定や推定のアイデアはフィッシャーによるところが大きいが，現在使われている手法はネイマンが提案した方法である場合が多い。フィッシャーと激しく対立していたネイマンは米国カリフォルニアに移住し，米国に遺伝学抜きの統計学を広めた。このころからデータサイエンスは遺伝学の時代から「統計学の時代」へと移ったといえる（**図❶**）。因果が自明である遺伝学に基づき整備された概念を，因果が自明ではない分野のデータ解析にも応用する時代へと移った。

データ解析が，因果が自明ではない広い分野に拡張されたことは良いことである。しかし因果が不明な単なる関連では，それに基づいて予測を立て，未来を変える行動を起こすことは困難である。関連の中でもやはり因果を解明することこそデータサイエンスの目的である。したがって統計学の解析においては，ランダム化が行われていない場合，解析結果が因果を示すものか単なる関連を示すものかの吟味が別に必要である。

統計学は論文掲載，薬効検定，金融など幅広い分野に応用されたが，コンピュータの出現と普及とともに，これまでとは異なった方向性が出現した。まず，統計学の検定や推定が手計算ではなくコンピュータにより容易に行うことが可能になった。さらに，モンテカルロ法やマルコフ連鎖など，コンピュータを用いた様々なデータ解析手法が行われるようになると，因果を厳密に吟味し，解析を進める統計学に限界を感じる研究者が出現した。特に，確率はもともと原因が先にあって，それを元に結果（出来事）の起きやすさを考える概念である。しかし，ベイジアンと呼ばれる人々はベイズの定理を利用して原因の確率を結果から予測することを容認する。多くの統計学者は，因果が自明でないデータの解析は容認するものの，結果から原因の確率を考えることを容認することが困難であった。しかし，ベイズ学派と呼ばれる人々の割合は，コンピュータの普及とともに大勢

となっていった。ここで，統計学の時代は「情報学の時代」に移ったといえる（図❶）。

遺伝学に始まり，統計学を経て，情報学に至ったデータサイエンスでは，主として生物（多くは人間）に由来する多様なデータを解析することを目的としてきた。しかし最近，これとは異なった方向が出現してきたと考えられる。「人工知能の時代」の到来である（図❶）。これまで研究者は生物に由来するデータの解析を主目的にしてきたが，人工知能の時代においては「生物の模倣」が開始されたというのが著者の考えである。現在は神経系の模倣を目的としている。

## Ⅲ．遺伝学における因果の適用の拡張

前述のとおり，遺伝学においては「親が原因，子は結果」，「ゲノムが原因，表現型は結果」という自明の因果が存在する。私は，これらの因果の適用範囲を拡張するために六層構造（six layer structure）を発表した[4) 5)]。これは，集団と要素を基礎に，生物の様々なデータを六層に階層的に分類する方法であり，上部より，生命，種，集団，家族，個体，細胞の六層より構成される。層は集合であり，その要素が層の名前を構成する。すなわち，細胞層は集合としては個体であり，要素である細胞により構成される。

これらのそれぞれの層（実際には種層から細胞層までの5つの層）に「親が原因，子は結果」，「ゲノムが原因，表現型は結果」という2つの因果を拡張することができる。表現型は各層において異なったものである。例えば種層であれば，形態や化合物に対する感受性，集団層であれば（ヒトの場合）人種間の肌の色の違い，家族層であれば遺伝病，個体層であれば疾患，細胞層であればがんなどの表現型が定義できる。

六層構造はゲノムや表現型データを，因果を基礎に構造的に統合する概念的フレームワークである。これを基に，様々な研究の本質を捉えることが可能である。例えば，初期の生物学的研究であるダーウィンの進化論は，生命層と種層の橋渡しを行う試みであり，メンデルの法則は家族層と個体層の橋渡しを行う試みであったと解釈される。この2つの理論が科学者の間で理解されるようになった20世紀の初期には，その2つを統合することが課題であった。統合が困難であった理由は，集団層の理解が不十分であったためである。しかし，フィッシャーやホールデン，ライトなどによる集団遺伝学の整備によりダーウィンの進化論とメンデルの法則が集団層を介して統合され，総合説（ネオダーウィニズム）が確立した[4) 5)]。生命全体を統合的に捉える総合説は，現在においても生物学全体を説明する中心的な概念である。

前述の集団遺伝学，および種の進化を題材とした分子進化学は，種層と集団層の間の橋渡しの試みであった。連鎖解析は家族層と個体層の橋渡しを行う試みと解釈できる。その後発達したゲノムワイド関連解析（genome-wide association study：GWAS）は集団層と個体層の橋渡しを行う試みである。しかし，集団層と個体層の間には家族層が存在する。そのため，GWASでは常に集団の構造化問題というやっかいな問題が存在するのである。

六層構造は研究以外にも，ゲノムを用いた検査・創薬にも応用できるが，これについては別の稿で述べた[4) 5)]。

## Ⅳ．遺伝統計学のこれから

これまでの遺伝統計学の歴史を見れば，これからの方向をある程度予測することが可能である。六層構造の中でも，今のところ十分行われてない2つの層の橋渡しは重要な研究対象である。例えば，細胞層と個体層の橋渡しを行う研究はこれからの大きなテーマとなると予想される。特に，単細胞（single cell）のゲノム解析，表現型取得技術が進歩すれば，他の層で有効であった連鎖解析，GWASに類似する研究が行われると期待される。体細胞ゲノムには組み換えがほとんどないので，単細胞ゲノムの変異情報より受精卵からの系統樹を作成することは比較的容易であると推定される。ゲノムやエピゲノムなどの情報を用いた体細胞GWASに相当する研究も可能と推定される。個人のゲノムデータや表現型データの取得のためには大きな労力と費用が必要であった。しかし，

細胞のゲノムデータと表現型データの取得には技術革新は必要なものの倫理問題などが小さく，いったん技術が確立されれば急速に膨大なデータの効率的な取得が行われると期待される。しかも，そのデータ取得には人力や単なる自動化技術だけではなく，人工知能技術が大幅に適用されると考えられ，そのような試みが始まっている[6)]。

また，種層と集団層，集団層と家族層の橋渡しも不十分である。集団層と家族層は要素の定義が曖昧であり，今後，世界中の人々のゲノム配列を解析し，統合する研究の中で説得力のある数学的記述がなされると期待する。表現型の一部である疾患の本質の解明のためにも，種層から家族層に至る構造を基礎に，新たな数学的表現が可能であると考える。

## Ⅴ．生命現象のシミュレーションによる解明

データサイエンスが，遺伝学の時代，統計学の時代，情報学の時代を経て，人工知能の時代に突入したことは前述した。そして最後の変化の本質が，生物由来のデータを解析することから，生命そのものを模倣する試みを始めたことにあることも前述した。生物由来のデータを解析するだけではなく，生物のモデルを作成して，その性質を調べるという新たな手法が出現した。

現在のところ模倣する対象は「神経システム」である。しかし，神経システムは明らかにゲノムシステムにより作られたものである。ここで，人工知能システム，神経システムとゲノムシステムを対比するための三層構造を提案する（図❷）。人工知能システムを代表する深層学習では，入力データに基づき，内部システムの働きにより出力を返す。これは，高等動物の神経システムを模倣したものである。ゲノムシステムをこれに類似したものとするためには，フィッシャーの式(1)の線形モデルを次のように変更する必要がある。

$P=f_G(E)$

すなわち，遺伝型値($G$)を，環境値($E$)と同じランダム変数からパラメータに変更する。これにより，生命を，環境値($E$)を入力し，$G$によって調整できる内部システムにより，表現型($P$)を出力するシステムと考えるのである。ここで，フィッシャーの線形モデルから非線形モデルへと

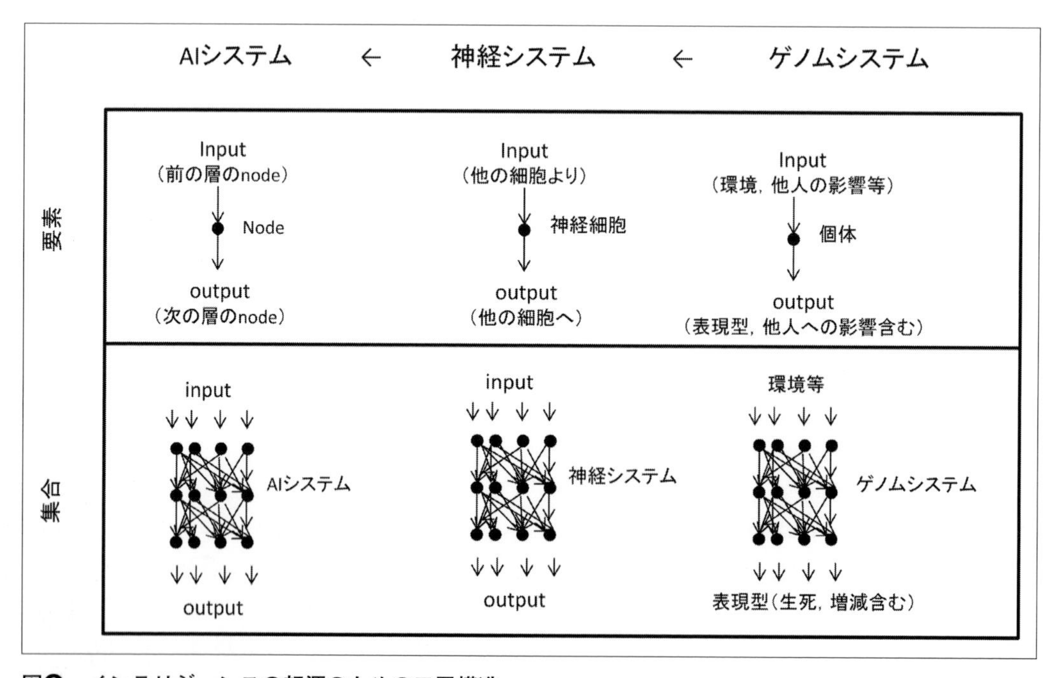


図❷　インテリジェンスの起源のための三層構造

変更されることになり，深層学習に類似したモデルとなる。

ニューラルネットワークである深層学習の教師あり学習ではサンプルデータの入力により，教師が与えた理想的出力に近くなるように内部パラメータを調節する（最尤法を用いた回帰）。深層学習における各層の1つのノードが神経システムのニューロンに相当し，ゲノムシステムの個体に相当するであろう。深層学習のニューラルネットワークに相当する神経ネットワークは六層構造の中の細胞層における要素間の相互作用と捉えることができる。個体層では，類似のネットワークは個体間の相互作用に相当するであろう。このような相互作用は，線形モデルの不得意とする問題である。

深層学習では得られる全サンプルを入力し（検証サンプルとテストサンプルは除外するが），理想的出力（教師に近い）に近くなるように徐々にパラメータを修正する。神経システムの場合も，入力を繰り返し，その出力に応じて内部パラメータの修正が行われ，理想の出力となるように訓練が行われるのであろう。ゲノムシステムでは個体のゲノムは一世代では変化しない。したがって，訓練により内部パラメータ$G$を変更することは不可能である。しかし，世代交代により$G$を変更することは可能である。それには組み換えや変異が関与する。しかもゲノムシステムの場合は長い期間では変化する環境$E$にも対応する必要がある。集団のゲノムを変化させながら集団全体として理想的な出力となるように調整が行われているのであろうか。

データサイエンスは新しい時代，人工知能の時代に入って，いくつかの新しい手段を獲得した。その1つは，生命から発せられるデータを分析するのみでなく，生命をシミュレートすることにより本質を理解するという研究手段である。神経システムをシミュレートする深層学習は，その最初の試みとも考えられる。一般にこれまでのデータサイエンスでは解析手法の数学的妥当性により研究の正当性が保証された。しかし，人工知能の時代においては100万個を超えるパラメータの推定値の妥当性を示すことは容易ではない。むしろ，作成されたシステムが極めて高機能であり（アルファ碁，自動運転，グーグル翻訳など），時には人間の能力も超えることがあるという結果により，その妥当性が主張されるのではないか。さらに，そのようなシステムが高等動物の神経系に存在することが検索され，さらにその結果がシステムに組み込まれると思われる。その意味で，新しい時代は「人工生命の時代」と呼ぶべきかもしれない。シミュレーションの対象は，神経システムだけではなく，これからゲノムシステムなどに拡張される可能性がある。これから得られる様々なレベルのゲノムデータ，表現型データがシステムを構築し，その機能の妥当性を示す手段として用いられると考える。

また，これまでの時代ではフィッシャーの提唱した多変量線形モデルを主として使用してきた（一般化線形モデルも含み）。しかし，深層学習などの手段を用い，活性化関数を非線形にすれば，非線形のモデルの妥当性を検証することが可能である。多変量線形モデルは，確かに同じレベル（例えば六層構造の一層内）でのデータの解析には極めて強力な手段であった。しかし，同じ層内であっても要素間の相互作用を仮定する場合，さらには層を超えたデータの解析を行う場合には必ずしも十分な力を発揮できないであろう。ただし非線形モデルを用いると，パラメータの数が爆発するという問題が起きる。これもまた，それぞれのパラメータ推定の数学的妥当性より，完成されたシステムのパフォーマンスにより，その妥当性が評価されるのではないかと思う。すなわち，遺伝統計学の1つの方向性として，非線形モデルを含んだ複雑なシステムを作成し，そのシステムへの入力から出力を得ることにより膨大なゲノムデータ，表現型データに照らし合わせてのシステムの妥当性を検証するという方向性が進むのではないかと思う。その場合，六層構造の単一層内だけではなく，層を超えた統合的考察が必要になるであろう。

## 参考文献

1）Fisher RA : Trans Roy Soc Edinb 52, 399-433, 1918.
2）Fisher RA : Philos Trans R Soc A 222, 309-368, 1922.
3）Fisher RA : Am Nat 56, 406-411, 1922.
4）Kamatani N : J Hum Genet 61, 267-270, 2016.
5）鎌谷直之 : Clinical Calcium 26, 579-585, 2016.
6）Kamatani T, et al : Sci Rep 7, 16831, 2017.

**鎌谷直之**
1973 年　東京大学医学部卒業
　東京大学医学部付属病院，日立総合病院
1979 年　米国カリフォルニア州スクリプス研究所
1982 年　東京大学医学部物療内科助手
1983 年　医学博士（東京大学）
1984 年　東京女子医科大学リウマチ痛風センター講師
1985 年　同助教授
1989 年　米国ミシガン大学内科客員教授兼任（～1990 年）
1996 年　東京女子医科大学膠原病リウマチ痛風センター教授
1998 年　同所長
2008 年　株式会社スタージェン情報解析研究所所長
　東京女子医科大学膠原病リウマチ痛風センター客員教授
2009 年　理化学研究所ゲノム医科学研究センター副センター長
2010 年　同センター長
2011 年　株式会社スタージェン会長
2016 年　同医療人工知能研究所所長

# 大規模ゲノムデータ解析の最先端

# 1．大規模ゲノムワイド関連解析

秋山雅人

手法の開発から15年が経過したゲノムワイド関連解析（genome-wide association study：GWAS）は，驚異的なスピードで大規模化を続けており，100万人規模のGWASも目前である。サンプル数だけではなく，解析の対象となる遺伝的変異の数も著増しており，頻度の低い遺伝的変異の検出も可能となってきた。本稿では，大規模GWASに至るまでの変遷を辿り，最新の手法について概説した後，本邦の大規模GWASの例として，著者らが報告した肥満に対して実施した大規模GWASの結果を紹介する。

## はじめに

ゲノムワイド関連解析（GWAS）は，2002年の理化学研究所による最初の報告[1]から既に15年の歴史を有する，表現型に影響するゲノム上の座位の網羅的なスクリーニング手法である。方法論としては，表現型に対して統計学的に有意な関連を示すゲノム上のマーカーを検索するという単純な手法であるが，近年ではGWASの結果は形質に関連する座位を検出できるだけではなく，疾患に対する適応薬剤[2]や形質に影響する組織や細胞種[3)4]，生物学的パスウェイ[5]の同定にも貢献可能なことが示されており，様々な活用法があることがわかってきた。また，過去には数百人規模で行われていたGWASは，国際コンソーシアムの台頭により，近年では50万人を超える規模での報告[6]もあり，100万人規模でのGWASも目前だと思われる。本稿では，大規模GWASの現状について，missing heritabilityの状況やGWASのバイアスに対する取り組み，ポリジェニック効果を活用した解析などいくつかの観点から述べる。

## Ⅰ．GWASの変遷

これまでにGWASがどのように大規模になってきたかを**図❶**に要約した。解析に用いられるサンプル数は，2010年の時点で10万人を超える規模でのGWASが報告されているが，その後も増加を続け，2017年には50万人に近い規模[6]までに至った。現時点で世界最大規模のバイオバンクであるイギリスのUK Biobankは50万人の参加者のゲノムデータを公開しており，数年内には100万人規模のGWASが報告される可能性は高い。また図中に記載しているように，GWASでスクリーニングに用いられる遺伝的変異の数も時代に伴い確実に増加してきている。GWASアレイで遺伝子型を測定した結果に基づくGWASの時代から，HapMap project[7]や1000 Genomes project[8]の全ゲノムデータを用いて，アレイで測定を行っていない遺伝的変異情報の推定を行う手法である全ゲノムimputationの導入により，1000万以上の遺伝的変異情報が検索可能となった。近年では，研究グループによって全ゲノムシークエンスが行われ，得られた全ゲノムデー

key words

ゲノムワイド関連解析，大規模データ解析，遺伝率，ポリジェニック効果，レアバリアント解析

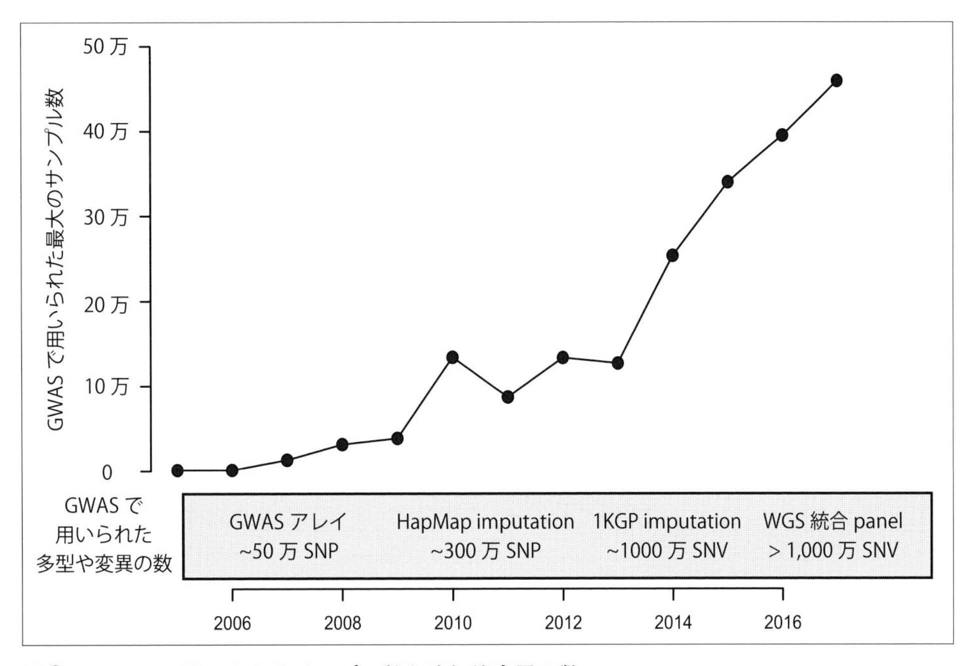


**図❶ GWASに用いられたサンプル数と遺伝的変異の数**

GWAS catalogを参照し，近年の報告については著者が集計した。
WGS：whole genome sequence，SNP：single nucleotide polymorphism，SNV：single nucleotide variant



タを直接比較するGWASや，そこで得られたデータをimputationの参照配列として使用する報告[9)10)]も出てきている。全ゲノムシークエンスを用いた関連解析については，本誌では岸川の項（85～90頁参照）でいくつかの実例を提示し説明を行う予定である。

大規模なGWASによって期待される成果は，統計学的な検出力の上昇に伴い，影響の弱い感受性領域や頻度が低い遺伝的変異が同定されることである。さらには，近年ではゲノム上の数千に及ぶと考えられる有意水準に満たない程度の遺伝的変異の影響（ポリジェニック効果）を活用した解析手法の開発が進んでいるが，ポリジェニック効果を利用した解析では大規模に実施されたGWASでなければ結果の推定が困難である。逆に，大規模GWASが増加してきたことで，ポリジェニック効果を活用した解析手法の開発には拍車がかかり，様々な新たな知見が得られるようになってきている。ポリジェニック効果を応用した解析手法については，後の段落で説明を行う。

## Ⅱ．Missing heritabilityの現在

GWASで同定されたゲノム座位は，双生児研究や家系研究から推定されていた遺伝率のごくわずかしか説明できないことが早くから指摘されており，2008年にNature誌に掲載された報告[11)]は非常に有名である。missing heritabilityと呼ばれ，GWASが次々と形質の感受性座位を同定する一方で，比較的早い時期から問題視されてきた。この原因としては，①原因変異の効果サイズが非常に小さく同定できていない，② GWASでは同定困難である頻度が低い遺伝的変異や構造多型による，③双生児研究の結果が過大評価（over estimate）であった，④環境 - 遺伝子相互作用などの理由が考えられたが，どれが主要な原因であるかはいまだに結論づいていない。

2017年の現時点で，GWASによってどれくらい遺伝率が説明できるようになったかを，**表❶**にいくつかの形質について要約した[6)9)12)-19)]。まず重要なことは，近年ではアレイの遺伝的多型情

表❶　Missing heritabilityの現在

| 形質 | 双生児研究から予想される遺伝率（$h^2$） | 全GWASデータから推定される遺伝率（$h^2$） | 2017年時点 | | |
|---|---|---|---|---|---|
| | | | 用いられた最大サンプル数[注1] | 同定された感受性座位の数 | 同定された変異から説明可能な表現型分散 |
| 加齢黄斑変性 | ～0.7[12)] | 0.5[13)] | 約3.4万人[13)] | 34[13)] | 27%[13)] |
| クローン病 | 0.6～0.8[14)] | 0.3[9)] | 約9.6万人[15)] | 約200[15) 注2] | 13%[15)] |
| 肥満（Body mass index） | 0.4～0.6[14)] | 0.3[16)-18)] | 約50万人[17)] | ＞200[17)] | 3%[16) 17)] |
| 身長 | ～0.8[14)] | 0.5[18) 19)] | 約71万人[6)] | ＞700[6) 19)] | 27%[6)] |

注1：再現性検証に用いられたサンプルも含めた研究対象の数を記載。
注2：炎症性腸疾患として報告されている座位も集計に加えた。

報やimputationによって推定された遺伝的変異情報から，遺伝率を推定することが可能となってきている[20)]ことである。GWASで統計学的有意に同定される遺伝的変異が，ここで推定される遺伝率を上回ることは考えにくい。このため，サンプル数が上昇することで，同定された遺伝的変異で説明される表現型分散はゲノムデータから推定される遺伝率に近づいていくことが予測される。一方で，全ゲノムシークエンス情報を用いたGWASでは，構造多型やレアバリアントの効果も加味することができるため，検索を行うゲノムデータから推定可能な遺伝率の上限が増加する可能性がある。

表に示したように，双生児研究から推定された遺伝率との間には依然大きな差があるものの，missing heritabilityが提唱された頃と比較すると，GWASで同定された遺伝的変異で説明可能な割合は増加している。例えば，身長では2010年時点では10%ほどの表現型分散が説明可能であった[21)]のが，2017年には27%までが同定された遺伝的変異で説明が可能となっている[6)]。また，近年では低頻度な遺伝的変異の検索も進んでおり，加齢黄斑変性ではレアバリアントが1.4%の表現型分散を説明可能[13)]で，身長ではアレル頻度5%未満の遺伝的変異が1.7%を説明可能であると報告されており[6)]，これからの低頻度な遺伝的変異の同定はmissing heritabilityの縮小に貢献するかもしれない。

## Ⅲ．大規模GWASにおけるバイアスとポリジェニック効果の分離

GWASでは，人口構造化や近縁関係に伴う偽陽性を防ぐために厳格な品質管理が要求される。genomic inflation factor（$\lambda_{GC}$）は，GWAS統計量の中央値が帰無仮説から上昇をしているかを示す指標であり，GWASの品質管理の指標として長期にわたり用いられてきた。初期の数千人規模のGWASでは，1.05～1.10程度を指標として，それを超えた場合には人口構造化や近縁関係に由来するバイアスに起因する統計量の上昇である可能性が否定できないため，$\lambda_{GC}$の値で統計量を調整するgenomic control法が用いられてきた。この背景としては，形質に影響する遺伝的変異は非常に限られているため，統計量の中央値までは上昇しないと考えられていたためである。特に，国際コンソーシアムが実施する大規模なメタGWASでは，サンプル数の増加に伴い$\lambda_{GC}$の上昇が顕著であり，本手法は頻繁に用いられてきたが，全体の統計量が減弱するため，得られる結果は強固であるが検出力の低下を生じるという二面性を有していた。しかし，多くの疾患や身長・体重などの量的形質では，ポリジェニック効果の存在が強く示唆されており，ゲノム上に数千の原因変異が存在すると仮定した場合に，周辺の連鎖不平衡にある遺伝的変異の統計量にも影響がある[22)]ことを考えると，GWAS統計量の中央値は上昇しないという前提が疑問視されるようになってきてい

た。過去にはサンプル数の増加を加味することで，$\lambda_{GC}$ の値を調整する $\lambda_{1000}$ という指標[23]も用いられたが，この手法では形質における遺伝要因の影響の違いが加味されておらず，ポリジェニック効果とサンプル数の双方を考慮して統計量の上昇を評価する指標が必要と考えられていた。この問題を解消するため，LD score regression 法という遺伝統計学的手法[24]が開発され，近年の大規模 GWAS で品質管理の評価方法として頻繁に用いられるようになってきている。

LD score regression 法の原理については，手法について報告した原著が存在するが，本手法には様々な応用法もあるため，ここで説明を行う。まずポリジェニックモデルでは，ゲノム上に非常にたくさん（数千～）の形質に関連する原因変異があることを仮定している。この仮定は，過去のシミュレーション[22]から示唆されており，また染色体ごとに heritability を推定すると，各染色体の長さと heritability に相関関係があることがいくつかの形質で示されており[17) 25]，原因変異はゲノム全体に分布していると考えられている。**図❷**に LD ブロックの大きさとそこに含まれる原因変異の関係を示した。ゲノム上に多数の形質に影響する遺伝的変異が存在することを前提に考えた場合，大きな LD ブロックには原因変異が含まれる確率が高くなる。ここで，LD ブロック内に原因変異がある場合に，同 LD ブロックに含まれる遺伝的変異は連鎖不平衡の影響によって統計量が上昇すると考えられる。図では，複数の形質について同一のゲノム領域を提示したが，この理論は 1 つの形質における全ゲノムでも同様に考えることができる。ある遺伝的変異について周辺の遺伝的変異との連鎖不平衡の指標として，一定の範囲に存在する他の遺伝的変異との連鎖不平衡値（$r^2$）の総和を求め，これを LD スコアと呼ぶ。LD スコアが高ければ高いほど周辺の遺伝的変異との連鎖不平衡が存在す

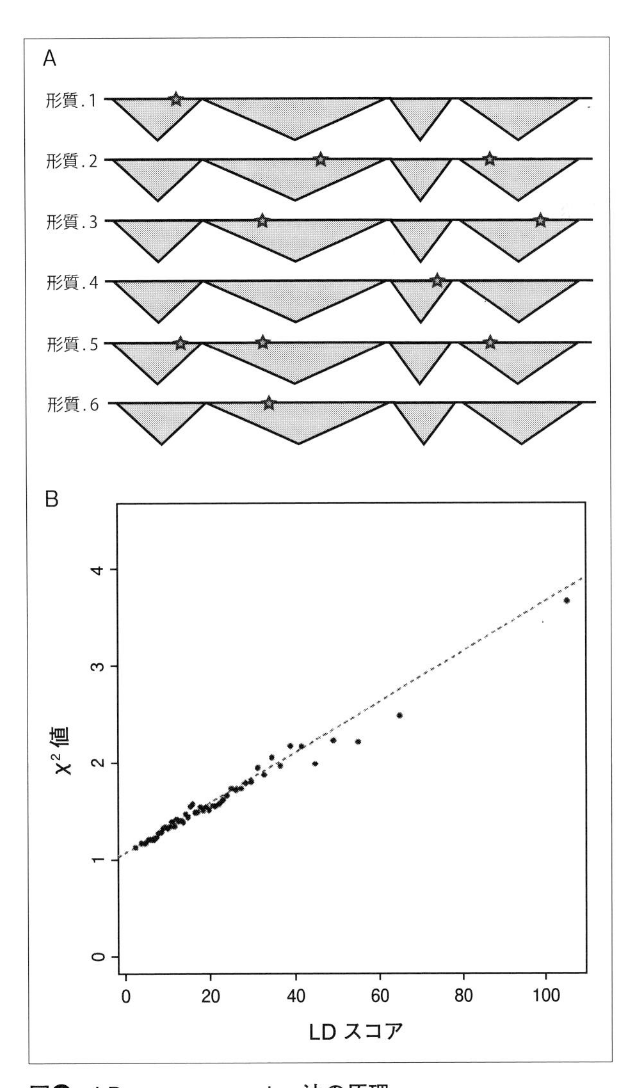


**図❷　LD score regression 法の原理**

A. 原因変異と LD ブロックの関係を示した。ポリジェニックモデルでは，ゲノム上に数千に及ぶ原因変異を仮定している。図では，ある同一のゲノム上の領域に，4 つの LD ブロックがある場合に，6 つの形質でどの LD ブロックに原因変異（★で提示）が存在しやすいかを示した。原因変異の数は，形質の polygenicity に依存するが，LD ブロックが大きければ大きいほどそのブロック内に原因変異を含む可能性が高くなる。LD ブロックの中の遺伝的変異は，原因変異と LD 関係にあるため，全体的に統計量が期待値よりも上昇すると考えられる。

B. LD スコアと $\chi^2$ 値の関係を示す LD score plot。著者が実施した LD score regression の結果（文献 17）をもとに改変。回帰には，100 万程度の HapMap3 の遺伝的変異を用いており，図中のプロットはそれらを LD スコアに基づいて 50 分割したときの平均の LD スコアと $\chi^2$ 値をプロットし，推定された回帰曲線を点線で示している。図に示されているように，LD スコアの上昇に伴い平均の $\chi^2$ 値は上昇する。

ることを意味する。LDスコアとGWASで観測される統計量（$\chi^2$）には正の相関関係があることが証明されており，LDスコアと統計量の関係にはGWASのバイアスとなる人口構造化や近縁関係とは無関係であることから，LDスコアに影響されない統計量の増加はバイアスに由来するものであると解釈可能であり，ポリジェニック効果由来の統計量の上昇はLDスコアと比例する。このことから，回帰式で得られる切片がバイアスの指標となり，傾きがポリジェニック効果の指標として分離が可能である。既にたくさんのGWASでLD score regression法は用いられており，ほとんどのGWASで観察される統計量の上昇がポリジェニック効果に起因するものであることがこれまでに確認されている。今後の大規模GWASではgenomic control法のような保守的な補正を行わずに，サンプル数によりもたらされる検出力を最大限に発揮することが可能となっている。

## Ⅳ．ポリジェニック効果を応用した解析手法

LD score regression法が，GWASにおいてバイアスとポリジェニック効果をそれぞれ定量的に評価可能であることについて前段落で述べたが，本手法を応用した解析がいくつも開発されており，近年の大規模GWASで非常によく活用されているため紹介する。特徴としては，統計的有意に同定された遺伝的変異の情報ではなく，ポリジェニック効果を用いた解析であり，ゲノム全体の形質に対する遺伝的影響を包括的に活用することが可能である。

1つは，遺伝学的相関（genetic correlation）と呼ばれる，2つの形質で共有されている遺伝的背景を定量化する手法[26]である。本手法は，genome-wide complex trait analysis（GCTA）を用いた方法[27]もあるが，個人レベルのゲノムデータを必要としないことからLD score regression法がより汎用性が高いと著者は考えている。ここでは，LDスコアに対して，2つのGWASで算出された遺伝的変異のZスコアの積を回帰する。もし，2つの形質で原因変異が共通していれば，Zスコアの積はLDスコアと相関関係を生じ，定量化することができる。遺伝学的相関の指標は，相関係数と同様に-1から1までの値をとる$r_g$という値で示され（実際の推定では1を超えることや-1を下回ることもある），どれくらい形質間で原因変異が共有されているかが評価可能である。正の遺伝学的相関（$r_g>0$）がある際には，形質間で共有されている原因変異が，例えば疾患の場合であれば，どちらの疾患でもリスクを上昇もしくは低下させると解釈できる。負の遺伝学的相関の場合は，ある疾患のリスクを上昇させるが，もう一方の疾患のリスクを低下させるような原因変異が存在すると解釈される。

もう1つは，partitioning heritability[4]という方法である。これまでにGWASで同定された領域は，mRNAの発現量に関連がある領域，発現量を調節する機能を有する領域に多く存在していることが早期から報告されていた[28]。partitioning heritabilityは，ゲノム上に散在するたくさんの原因変異の偏りを同定するために，特定のゲノム領域における統計量の上昇を評価する手法である。具体的には，翻訳領域やプロモーターなどの特定の機能を有する領域における統計量の偏在を評価可能であり，Chip-seqの結果から得られた組織特異的なエピゲノムデータと統合することで，形質に関連する細胞種の推定も行うことが可能であると考えられている。しかし，本手法で有効な検出力を得るためには，数万人以上の規模で実施されたGWASの結果が必用であり[4]，大規模GWASで有用な手法であるといえる。

近年では，LD score regression法のように，GWAS統計量データを用いた様々な解析が実施可能となってきている。解析法については，優れた総説[29]があり参照いただければ幸いである。今後も，大規模データから得られたGWAS統計量データの公開が進むことによって，GWASを自らが実施しなくても，様々な形質に関わるゲノム解析が研究者にとって可能となり，統計量情報を応用した解析手法の開発も進むことが期待される。欧米と比較すると，アジア人でのデータ公開は遅れてはいるが，著者らの研究グループも報告

したGWASの統計量データをバイオサイエンスデータベースセンター（NBDC）や理化学研究所が開設したJENGERを通じて公開しているため，活用していただきたい。

## Ⅴ．日本人の大規模肥満GWAS

著者らが報告した日本人の肥満の大規模GWAS[17]を紹介する。著者らは，バイオバンクジャパンにより収集された日本人約16万人のGWASを報告した。GWASで観測された$\lambda_{GC}$は1.44と高値であったが，LD score regression法[24]により，90％程度の統計量の上昇がバイアスによるものではなくポリジェニック効果由来であると推定された。GWASと日本人コホート約1万5千人とのメタ解析を行い，日本人の肥満と関連する85の感受性座位を同定し，このうち51領域は新規領域であった。さらに，白人で実施された約32万人のGWASの結果[16]と民族横断的統合解析を行い，おおよそ50万人に由来するデータの解析から，新規61領域を含む170領域に有意な関連を認めた。この結果，これまでに肥満に関わる領域は約2倍に増加した。

次に，理化学研究所でこれまでに実施された，33の疾患に対して実施されたGWASとの遺伝学的相関をLD score regression法[26]を用いて評価した。この結果，9つの疾患とBMIに統計学的に有意な遺伝学的相関を認め，5つの疾患（喘息，関節リウマチ，統合失調症，後縦靭帯骨化症，思春期特発性側弯症）との遺伝学的相関はこれまでに報告されていなかった。本検証により，生まれつき太りやすい者は，喘息や後縦靭帯骨化症のリスクが高く，生まれつき痩せやすい者は，統合失調症，関節リウマチ，思春期特発性側弯症のリスクが高いことが示唆される。さらに，血算とBMIの遺伝学的相関を評価したところ，白血球とBMIに有意な正の相関が認められたため，白血球分画についても検証したところ，リンパ球数のみがBMIと統計学的に有意な正の遺伝学的相関があり，BMIとリンパ球数にはどちらの形質にも共通して影響する遺伝的変異が存在することが示唆された。

## Ⅵ．レアバリアント解析の現状

近年では，GWASによる低頻度の遺伝的変異の同定も進んでいる。アプローチとしては，以下の3つを挙げることができる。①エクソンや形質に特化させ，低頻度の変異も対象として設計したカスタムアレイを用いる方法，②全ゲノムimputationを用いる方法，③全ゲノムシークエンスによる方法である。missing heritabilityの段落で，加齢黄斑変性[13]と身長[6]の低頻度の遺伝的変異の同定について触れたが，これらは主に①を用いている。最近では全ゲノムデータを収集して，imputationの参照配列を作成するプロジェクトであるHaplotype reference consortium（HRC）[30]も始動し，オンラインでのimputationサービスを提供している。執筆時点では，3万人以上の全ゲノムシークエンスデータが収集され，これらを参照配列としたimputationが可能であり，頻度の低い遺伝的変異のimputation精度の向上が期待されている。HRCを用いたimputationが，形質に関連する低頻度の遺伝的変異の同定に有効であることを報告する論文[31]も出てきている。今後は，③の報告も相次ぐことが予想されるが，有効性についてはまだ十分に明らかではなく，今後の報告が待たれる状況である。また，低頻度の遺伝的変異情報をグループ化することにより，関連する遺伝子やゲノム上の領域を同定する手法であるgroup-wise association test[32]も盛んに用いられており，形質に関連する遺伝的変異の機能的解釈も進むと考えられる。また，人種特異的なレアバリアント[33]も報告されており，アジアでも大規模なレアバリアントの検索を行うことで，形質に影響する遺伝的要因の同定に貢献することが期待される。

## おわりに

本稿では，大規模GWASの最近の状況について，これまでの変遷を振り返り，最新の解析法について概説した。ゲノム研究で扱うデータは日々増大し，GWASから結果を引き出す手法も開発が進んでおり，大規模GWASの結果は様々な研究分野で活用可能な情報となっている。しかしながら，小規模のGWASの価値が失われているわけではないことを最後に述べたい。薬の反応性に影響する遺伝的変異[34)35)]など臨床的に有用であると考えられる結果は，少ないサンプル数からでも得られており，その有用性が衰えることはない。GWASは遺伝学研究の1つの手法であり，目的に応じて必要なサンプル数と可能な解析を理解し，研究に役立てることが重要である。

## 参考文献


1） Ozaki K, Ohnishi Y, et al : Nat Genet 32, 650-654, 2002.
2） Okada Y, Wu D, et al : Nature 506, 376-381, 2014.
3） Trynka G, Sandor C, et al : Nat Genet 45, 124-130, 2013.
4） Finucane HK, Bulik-Sullivan B, et al : Nat Genet 47, 1228-1235, 2015.
5） Lamparter D, Marbach D, et al : PLoS Comput Biol 12, 1-20, 2016.
6） Marouli E, Graff M, et al : Nature 542, 186-190, 2017.
7） The International HapMap Consortium : Nature 437, 1299-1320, 2005.
8） Abecasis GR, Altshuler D, et al : Nature 467, 1061-1073, 2010.
9） Luo Y, de Lange KM, et al : Nat Genet 49, 186-192, 2017.
10） Fuchsberger C, Flannick J, et al : Nature 536, 41-47, 2016.
11） Maher B : Nature 456, 18-21, 2008.
12） Seddon JM, Cote J, et al : Arch Ophthalmol 123, 321-327, 2005.
13） Fritsche LG, Igl W, et al : Nat Genet 48, 134-143, 2016.
14） Visscher PM, Brown MA, et al : Am J Hum Genet 90, 7-24, 2012.
15） Liu JZ, van Sommeren S, et al : Nat Genet 47, 979-986, 2015.
16） Locke AE, Kahali B, et al : Nature 518, 197-206, 2015.
17） Akiyama M, Okada Y, et al : Nat Genet 49, 1458-1467, 2017.
18） Yang J, Bakshi A, et al : Nat Genet 47, 1114-1120, 2015.
19） Wood AR, Esko T, et al : Nat Genet 46, 1173-1186, 2014.
20） Yang J, Lee SH, et al : Am J Hum Genet 88, 76-82, 2011.
21） Lango Allen H, Estrada K, et al : Nature 467, 832-838, 2010.
22） Yang J, Weedon MN, et al : Eur J Hum Genet 19, 807-812, 2011.
23） Freedman ML, Reich D, et al : Nat Genet 36, 388-393, 2004.
24） Bulik-Sullivan BK, Loh P-R, et al : Nat Genet 47, 291-295, 2015.
25） Yang J, Manolio TA, et al : Nat Genet 43, 519-525, 2011.
26） Bulik-Sullivan B, Finucane HK, et al : Nat Genet 47, 1236-1241, 2015.
27） Lee SH, Yang J, et al : Bioinformatics 28, 2540-2542, 2012.
28） Ward LD, Kellis M : Nat Biotechnol 30, 1095-1106, 2012.
29） Pasaniuc B, Price AL : Nat Rev Genet 18, 117-127, 2016.
30） McCarthy S, Das S, et al : Nat Genet 48, 1279-1283, 2016.
31） Nagy R, Boutin TS, et al : Genome Med 9, 23, 2017.
32） Moutsianas L, Agarwala V, et al : PLoS Genet 11, e1005165, 2015.
33） Zoledziewska M, Sidore C, et al : Nat Genet 47, 1352-1356, 2015.
34） Heap GA, Weedon MN, et al : Nat Genet 46, 1131-1134, 2014.
35） Tanaka Y, Nishida N, et al : Nat Genet 41, 1105-1109, 2009.


## 参考ホームページ

- National Bioscience Database Center（NBDC）
  https://biosciencedbc.jp
- JENGER
  http://jenger.riken.jp
- GCTA
  http://cnsgenomics.com/software/gcta/#Overview
- LDSC
  https://github.com/bulik/ldsc
- Haplotype Reference Consortium（HRC）
  http://www.haplotype-reference-consortium.org/
- Biobank Japan
  https://biobankjp.org/index.html
- UK biobank
  http://www.ukbiobank.ac.uk/


**秋山雅人**

2008年　山口大学医学部卒業
　　　　九州医療センター初期研修医
2010年　九州大学病院眼科
2011年　飯塚病院眼科
2012年　理化学研究所ゲノム医科学研究センター基盤技術開発研究グループ
2013年　同統合生命医科学研究センター基盤技術開発研究グループ
2015年　同統合生命医科学研究センター統計解析研究チーム

# 2．メンデル遺伝病の原因診断における全エクソーム解析

山本賢一・岡田随象



次世代シークエンサーの登場により，ヒトゲノムの網羅的解析が可能となった。アミノ酸配列コード領域であるエクソン領域を調べる全エクソーム解析は，メンデル遺伝病の原因遺伝子同定を中心に普及しており，臨床現場で接する機会は多い。全エクソーム解析によるメンデル遺伝病の診断到達率は25～50%程度とされ，希少難病を集約し，診断率を上げるためのプロジェクトが各国で行われている。日本でも未診断疾患イニシアチブが2015年より開始され，今後の診断率上昇が期待される。また，臨床現場において全エクソーム解析の解釈を行える人材の育成も必要である。

## はじめに

ゲノムの主な機能の1つは，生体の構成に必要なタンパク質を作り出すことであり，ヒトゲノムにおいても同様である。タンパク質のアミノ酸配列を決定する遺伝子は，ヒトゲノム中に約20,000個存在し，アミノ酸配列コード領域であるエクソンと非コード領域であるイントロンに大別される。エクソン領域はヒトゲノム配列において約2%以下とわずかであるが，同領域の変異はタンパク質の機能変化を起こし，形質を変え，疾患表現型を引き起こす可能性がある（ミスセンス変異，ノンセンス変異，挿入欠失変異）。

エクソン領域の変異は単一遺伝子疾患であるメンデル遺伝病の原因となり，原因遺伝子の約85%がアミノ酸配列コード領域にあると考えられている[1)]。メンデル遺伝病のような希少難病は診断に長期間要する場合や診断に至らない場合があり，患者・家族・社会へ与える影響は大きい。次世代シークエンサー（next generation sequencer：NGS）を用いたエクソン領域の網羅的解析である全エクソーム解析（whole exome sequencing：WES）により，診断率は上昇した[2)-4)]。さらなる診断率の向上のため各国でプロジェクトが実施され，日本でも2015年より未診断疾患イニシアチブ（initiative on rare and undiagnosed disease：IRUD）が開始されている。

本稿では，メンデル遺伝病の原因遺伝子同定における全エクソーム解析の方法，現状と課題について述べる。

## Ⅰ．全エクソーム解析のワークフロー

WESのワークフローは，① DNAライブラリーの調製とシークエンス反応，②バイオインフォマティクス解析によるパイプライン，③疾患原因となる変異の同定に大別される。下記に概要を示す。

**key words**

次世代シークエンサー（NGS），全エクソーム解析，メンデル遺伝病，diagnostic odyssey，未診断疾患イニシアチブ（IRUD）

### 1. DNAライブラリー調製とシークエンス反応

DNAライブラリーの調製とは末梢血などから抽出したサンプルDNAを物理的に断片化し，両端に認証のためのアダプター付加を行うことである。WESでは，アダプター付加後に，エクソーム濃縮キットを用いて，エクソン領域を標的としたビオチン標識化DNAまたはRNA（キャプチャーベイト）と混生し，サンプルDNA上のエクソン領域を確保する（ハイブリダイゼーション）。次にビオチンとストレプトアビジンの親和性を利用し，ストレプトアビジンで被覆した磁気ビーズにてサンプルDNAからエクソン領域のみ回収する[4)5)]。

エクソーム濃縮キットは，主にイルミナ社，アジレント社，ロシュ社から発売されている。ライブラリー調製法は各社で共通しているが，ターゲット領域の選定（サイズ，非翻訳領域を含む割合），ベイトの種類（DNAやRNA）や長さ，リードの深さなどにおいて各社違いがあり，使用するエクソーム濃縮キットの特徴を把握する必要がある[5)-7)]。

NGSによるシークエンス反応は大量のサンプルを，同時に，高速に，正確に，低コストで処理することができる。イルミナ社のHiSeqシリーズは広く使用されている機器であり，フローセル上に貼り付けたアダプター配列を土台にし，ブリッジPCRを行い，一塩基合成反応（sequencing by synthesis：SBS）によるシークエンスを行う。これによりハイスループットなデータの処理が可能となった[8)]。フローセル上に数十億個のナノウェル構造を整列化し，クラスター形成の位置を固定化したHiSeq Xシリーズでは，さらにハイスループットなデータ処理が可能となり，全ヒトゲノムを30×のカバレッジでシークエンスし，1000ドルゲノムを可能にした。

しかしNGSでは，数百bpのリードのため，繰り返し配列，GCリッチな配列はうまく読めないという問題やPCR増幅の偏りの問題がある。現在第3世代シークエンサーと呼ばれる，増幅を要さず，数千～1万bpというロングリードで，1分子からリアルタイムにシークエンスが行えるPacificBio社のPacBioシリーズが誕生している[8)]。

### 2. バイオインフォマティクス解析によるパイプライン

シークエンス後のデータは大量のリード情報で構成されており，バイオインフォマティクス解析により整理し，変異の検討を行っていく必要がある。また変異の偽陽性を防ぐためにリードデータのクオリティ評価も行う[9)]。当科で行っているGATK Best-Practice[10)]を元にした解析の流れを**図❶**に示す。①解析前データのクオリティ評価，②参照ゲノム配列へのマッピング，③重複リードの除去，④塩基の再調整，⑤変異の検出とフィルタリング，⑥検出された一塩基多型の評価の順で行う。

#### (1) 解析前データのクオリティ評価

シークエンス後のデータは，リードの配列とそのクオリティが記載されたFASTQ fileで提供される。生成されたリードデータの，塩基の分布や質，GC含有率，重複率の検討を行い，解析前の状態の把握を行う。FASTQ fileのクオリティ評価には，FastQCやFASTX toolsなどのツールが利用できる[9)]。また必要であればトリミングを行う。

#### (2) 参照ゲノム配列へのマッピング

マッピングとは，参照ゲノム配列にリードを配置していく過程である。参照ヒトゲノム配列としてhuman GRCh37，38が使用できる。ツールはブロックソートアルゴリズムであるBurrows-Wheeler変換を用いたBurrows-Wheeler Aligner（BWA）が広く使用されている。BWAによるマッピング後の結果はSequence Alignment/Map（SAM）ファイルに保存される。SAMファイルはテキスト形式であるが，データ容量が大きく，SAMtoolsにてバイナリ形式のBAMファイルへ変換される。バイナリ形式にすることで容量の縮小，アクセスの高速化が可能となる。またBAMファイルはIntegrative Genomics Viewer（IGV）でリード配列を可視化し，リードのマッピング状況を目視することができる（**図❷B**）。WESにおけるマッピングではエクソーム濃縮キットの示すターゲット領域にマッピングされたリードの割合

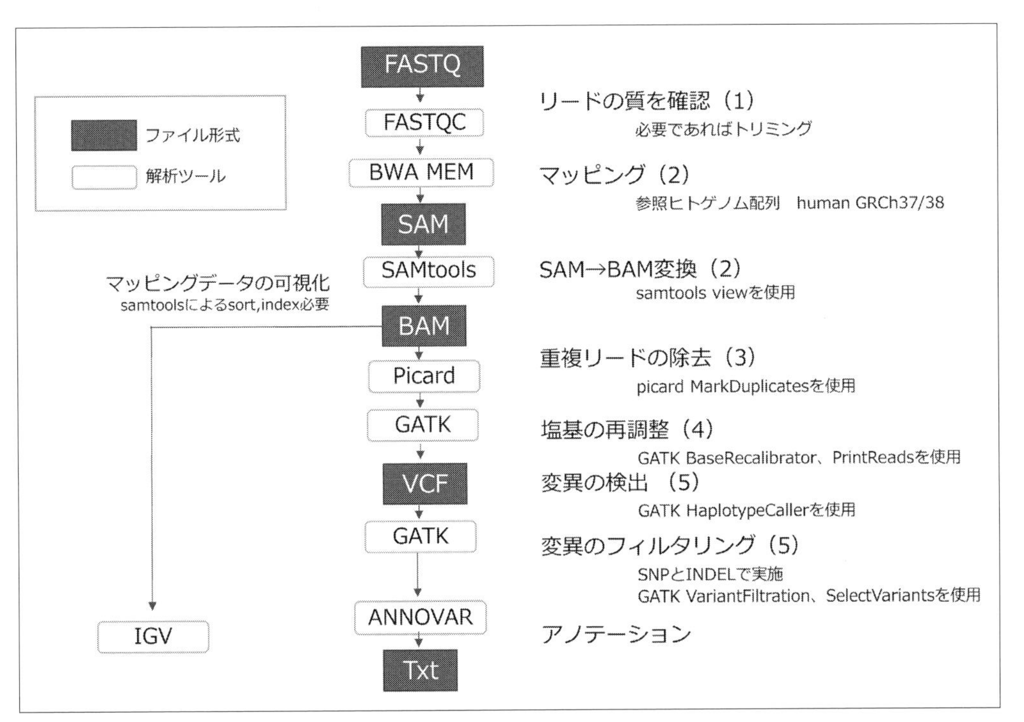


**図❶　当科で実施しているバイオインフォマティクス解析のパイプライン**（GATK Best Practice より改変）
図中の番号は本文「2. バイオインフォマティクス解析によるパイプライン」の章の番号に対応。

(on-target rate)，その領域にマッピングされたリードの深度（depth）の評価を行う。on target rate は 50 ～ 75％程度，depth は中央値で評価を行う[9]。

### (3) 重複リードの除去

シークエンス反応の際に，同じ断片化 DNA が何回もシークエンスされ，リードの重複が生じることがある。重複リードは変異の同定において偽陽性の原因となるため，除外する必要がある。Picard というツールにて行う。

### (4) 塩基の再調整

シークエンスリードごとの各塩基に対し，クオリティ値が出力されている。シークエンサーにより算出された値であるが，不正確な場合は変異を過大過小評価する可能性があり，再調整が必要である。Genome Analysis ToolKit にて行うが，データに基づいた共分散モデルを用いて，クオリティ値の調整を行う。

### (5) 変異の検出とフィルタリング

再調整された情報を元に変異が検出されるが，変異の偽陰性を防ぐために高感度で実施されている。次に偽陽性を減らすために検出した変異のフィルタリングを行う必要がある。GATK には Variant Quality Score Recalibration（VQSR）という手法があり，既知の公共データを利用して，機械学習により SNPs と INDELs の質を評価する。しかし WES では 30 検体以上ないと使用できず，自分で閾値を設定し，評価を行う必要がある（**表❶**）。変異の検出後のデータは Variant Call Format（VCF）という形式のファイルで出力される。

### (6) 検出された一塩基多型の評価

DNA の塩基配列は，プリン基をもつアデニン（A），グアニン（G），ピリミジン基をもつシトシン（C），チミン（T）の 4 つの塩基からなる。これらの塩基には多様性があり，一塩基多型（single nucleotide polymorphism：SNP）という。

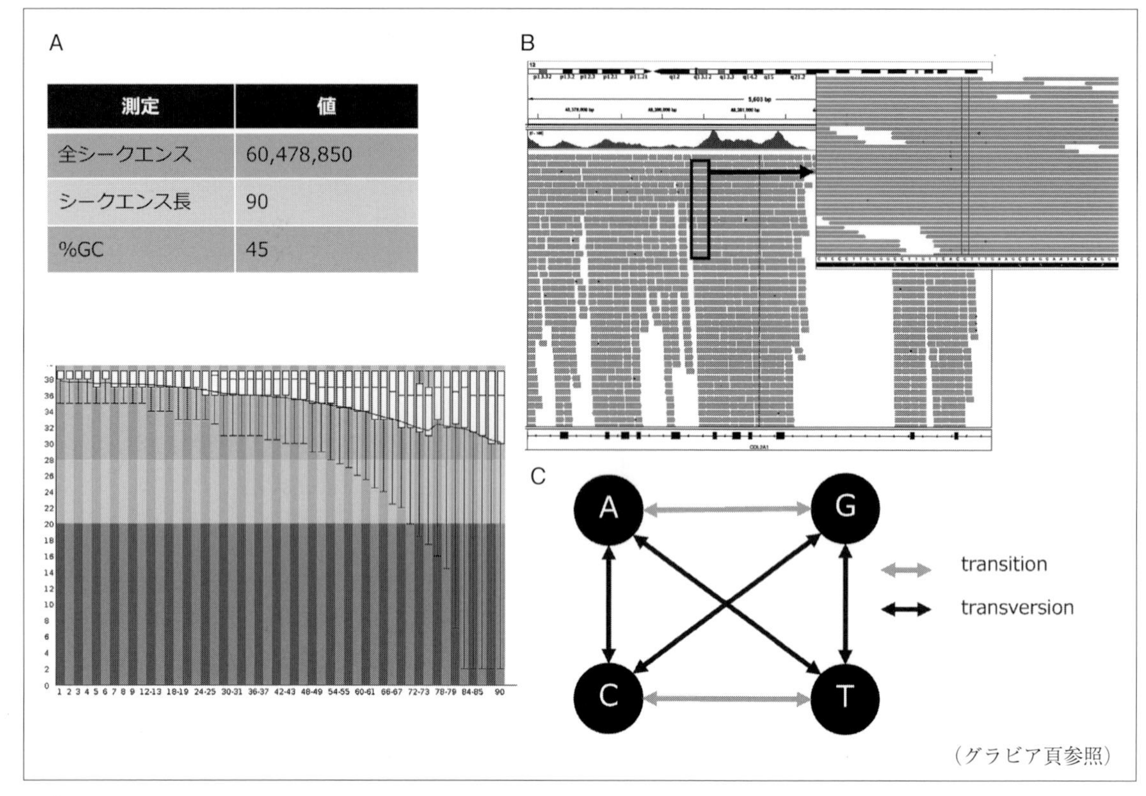


（グラビア頁参照）

**図❷　クオリティ評価**

1000ゲノムプロジェクトの公開データ（ERR034597）を用いた実施例を示す。

A. FastQCによる解析前のFASTQ fileの評価。（上）解析による基本統計：シークエンス回数，GC含有率を示す。（下）リードと塩基の質の関係：横軸にリードの位置，縦軸に塩基の質を示す。3' 端に行くほど質の低下を認めるが許容範囲内である。

B. リードのマッピング後データの可視化。IGVを用いて参照領域におけるリードのマッピングを可視化している。参照配列が同じ配列であれば灰色，変異は赤や青で示される。色は設定することができる。

C. Ti/Tv比の関係図。transitionに比してtransversionのほうが多いが，transitionのほうが起こりやすい。

同じ基間での変化をtransition（Ti），異なる基間での変化をtransversion（Tv）という（**図❷C**）。Tvの数はTiの倍存在するが，Tiのほうが起こりやすい。つまり，TiとTvが同程度生じる場合はTi/Tv比は1となるが，Tiのほうが生じやすく，通常1以上となり，WESでは2.0～3.0程度を示す[9][11]。1に近づく場合はシークエンスエラーの可能性を考える必要があり，検出されたSNPsの評価に用いられる。その他の評価方法に，非参照配列のヘテロ接合体とホモ接合体の比をみるhet/nonref-homo比という方法もあるが，WGSで使用されることが多い[9][11]。

**表❶　変異のフィルタリングにおける閾値設定の例**（GATK Best Practiceより）

| フィルター | SNP | INDEL |
|---|---|---|
| QD | <2 | <2 |
| MQ | <40 | <40 |
| FS | >60 | >200 |
| SOR | >3 | >10 |
| MQRankSum | <-12.5 | |
| ReadPosRankSum | <-8 | <-20 |

サンプル数が30以下の場合は上記の閾値を手動にて設定を行う。QD：quality by depth，MQ：mapping quality，FS：Fisher Strand，SOR：Strand Odds Ratio

### 3. 疾患原因となる変異の同定

バイオインフォマティクス解析後の VCF file には 1 人あたり約 5 万個の変異が含まれている。しかし変異と質の情報のみであり，それぞれの変異に対し機能的な注釈付（アノテーション）が必要となる。アノテーションを行うツールとして ANNOVAR，SnpEff，Variant Effect Predictor（VEP）などがある。当科では ANNOVAR を使用している。参照データベースとして dbSNP，1000 Genome Project，NHLBI Exome Sequence Project（ESP），Exome Aggregation Consortium（ExAC）があり，日本人特有の変異のデータも Human Genetic Variation Database（HGVD），東北メディカル・メガバンク機構（ToMMo）から利用可能である。メンデル遺伝病の原因となる変異は，頻度が低く，アミノ酸配列を変化させる変異が多いので，多数の変異の中からこれらを絞り込んでいく。**図❸**に疾患の原因となる変異の同定に至る絞り込み方法を示す。

#### (1) アミノ酸配列の変化によるフィルタリング

メンデル遺伝病の原因となる変異は，アミノ酸配列の変化を伴う変異はタンパク質の機能変化を起こし，メンデル病の原因となる可能性が高い。よってアミノ酸をコードする領域（エクソン，スプライシング部位）や，アミノ酸の変化を伴う変異（ミスセンス変異，ノンセンス変異，挿入欠失変異）を残すようにフィルタリングを行う。

#### (2) 変異の頻度によるフィルタリング（Minor Allele Frequency：MAF＜1％）

メンデル病は希少疾患のため頻度が低い。その原因となる変異のアレル頻度も低いものとなる。アノテーションで用いた公共データベースの東アジア人，日本人のデータ，また in house data を用いて頻度の高い変異を除外する。疾患の頻度によるが，常染色体劣性遺伝では MAF＜1％，常染色体優性遺伝では MAF＜0.1％において，検出力が高いと報告されている[4]。

#### (3) メンデルの分離の法則によるフィルタリング

メンデル遺伝病の遺伝形式は，メンデルの分離の法則に従う。遺伝形式には常染色体優性，常染色体劣性，X 連鎖性優性，X 連鎖性劣性，Y 連鎖性がある。家系解析による変異の検出力は高く，変異は数個程度まで絞り込むことが可能である[12]。しかし，ミトコンドリア遺伝，*de novo* 変

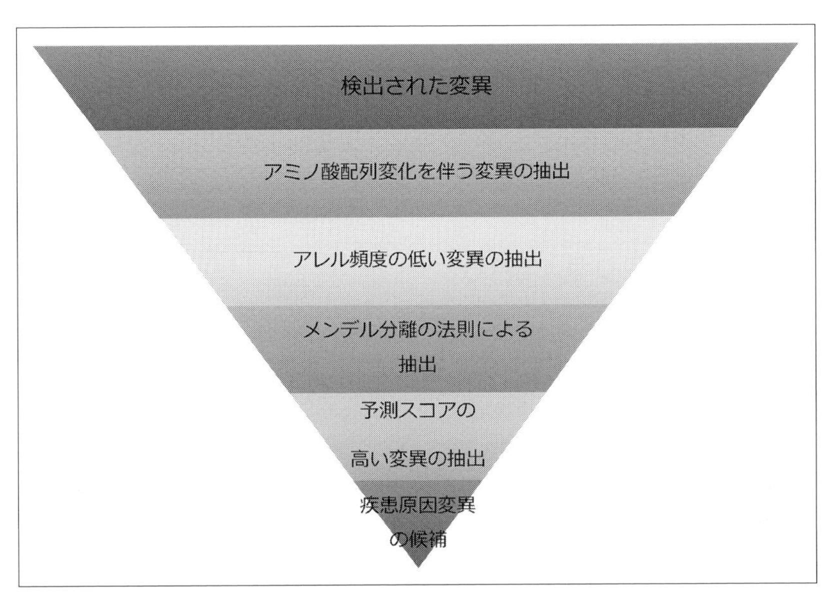


**図❸　疾患原因変異の絞り込みの例**

1 人あたり約 5 万個程度の変異が同定されるが，上記手法により，数個～数十個程度まで絞り込むことができる。さらに家系解析を行うことで，絞り込むことができる。

第2章 大規模ゲノムデータ解析の最先端

異，不完全浸透のような場合はメンデルの遺伝形式に従わない場合がある。

(4) 予測スコアによるフィルタリング

予測スコアを用いた絞り込みを行うことで，さらなる絞り込みを行う。予測スコアはアミノ酸変化による機能的な影響を予測し，変異をbenignやdamagingのように分類する。ツールとしてSIFT，PolyPhen2，MutationTasterなどがある。予測スコアの正確性は75～80％程度といわれており，1つの変異でツール間で異なった結果が出る場合もあるので注意が必要である。変異の部位によっては種を越えて保存されているものもあり，その部位の変異は疾患の原因となる可能性が高い。これをスコア化したものをconservative scoreと呼び，GERP++，PhyloP，SiPhyなどがある[13) 14)]。

以上から疾患原因となる変異が同定できた場合は，NGSの精度が十分ではない場合があるので，最終的にサンガーシークエンスによる確認が必要である[13) 14)]。また新規変異の場合，機能解析を行うことが望ましい。機能解析ではモデル動物を使った実験やヒト細胞を用いた実験，最近では罹患者からのiPS細胞を用いた再現実験，CRISPRによるゲノム編集による実験が行われている[14)]。当科においても近藤らにより，ロシア連邦のサハ共和国で認める酵素活性では診断に至らなかったムコ多糖症様の症状を呈する疾患に対し，WESを用いた家系解析，集団解析により，新たな原因遺伝子*VPS33A*を同定した[15)]。

## Ⅱ．全エクソーム解析を取り巻く現状と課題

メンデル遺伝病の1つで，顔面奇形（小顎症，口唇口蓋裂），四肢の低形成を特徴とするMiller症候群〔OMIM（Online Mendelian Inheritance in Man）：#263750〕の原因遺伝子が，2009年にWESによって初めて同定された[16)]。以降，WESによるメンデル遺伝病の原因遺伝子の同定の件数は増加し，原因遺伝子同定の主流となっている。2012年から2015年の間では年間約250の原因遺伝子が同定されており，これまでの発見数を大きく上回っている（図❹）。2009年11月時点で原因遺伝子の判明したメンデル遺伝病の数は約2600であったが，2016年5月の時点でOMIMでは4550の単一遺伝性疾患において約3200の遺伝子が登録されている[17)]。

WESにより，「diagnostic odyssey」と表現される診断に至る時間は短縮されるようになった[2)]。しかし，疾患の原因遺伝子の同定まで到達する割合，いわゆる診断到達率は25％から50％程度であり，全く変異候補が同定されない場合もある。原因として原因遺伝子がエクソン領域にない場合，非翻訳領域の変異の検出に弱いこと，既存のエクソーム濃縮キットの設計では両端はカバレッジが低くなり，約1割程度は未解析領域ができること[18)]，長い挿入・欠失の検出には不向きなことなどが考えられる。

これらの改善点として選択的環状化法やPCR増幅法の併用[18)]，RNA-seqの併用[19)]などが報告されてきているが，まだ検体採取，方法の確立などの問題点がある。また，WGSのコストの低下からWGSを用いたメンデル遺伝病の診断も報告されている。WESとWGSの比較ではWGSのほうが変異の検出に強いとの報告もある[20)]。しかし，扱う情報量の多さや，コスト面，時間面ではWESのほうが有利である。

メンデル遺伝病は数も少ないことから，同疾患の数を集める難しさが課題となっている。症例の集約や多施設での結果の共有が必要となり，世界的に希少難病の診断のためのプロジェクトが実施されている。日本においても日本医療研究開発機構（AMED）が主導となり，2015年より未診断疾患イニシアチブ（IRUD）がスタートしている。日本全国の未診断疾患患者を対象に，遺伝学的解析結果などを含めた総合的診断，および国際連携可能なデータベース構築などによる積極的なデータシェアリングを行う体制を構築し，希少・未診断疾患の研究を推進するプログラムである[3)]。2016年末までに4000を超える検体の集積を認めている。WESにより，653家系中204家系で診断が行われ，診断到達率は31.2％と従来の報告と同程度の結果を認めている[21)]。また，人材育成

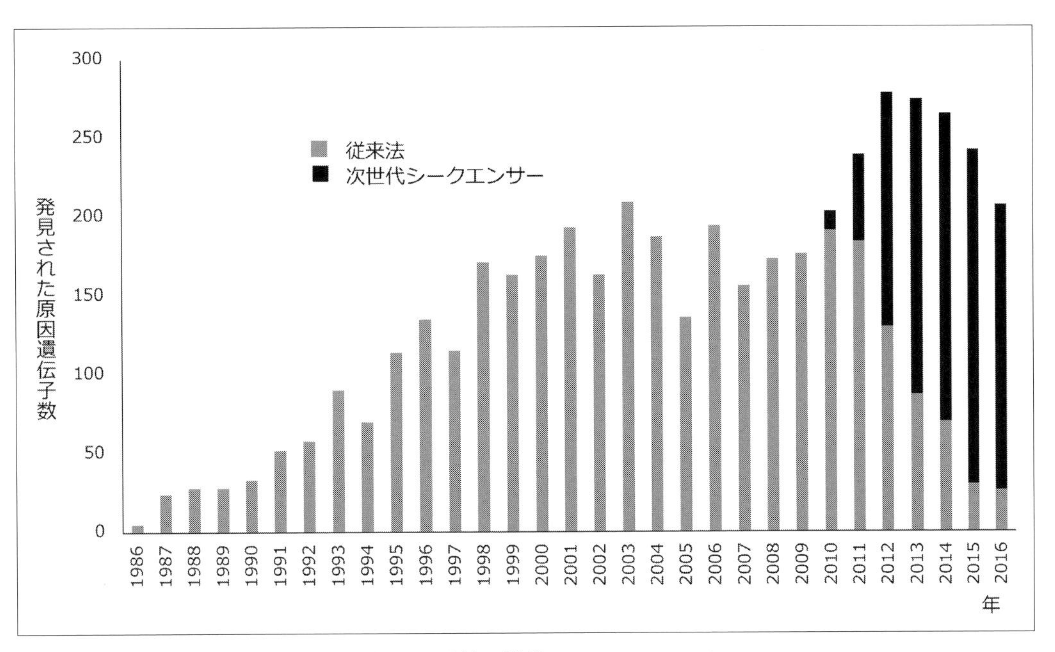


**図❹ メンデル遺伝病の年間原因遺伝子発見数の推移**（文献20より改変）

メンデル遺伝病の原因遺伝子の同定は，次世代シークエンサー登場以前は従来法（ポジショナルクローニング，サンガーシークエンス）により年間150～200程度の発見数であったが，2009年の報告以降，急速に普及し，現在では従来法に取って代わり年間200～250程度の発見数と上昇した。



として人類遺伝学会や企業などが主宰するセミナーも広く開催されている。

## おわりに

WESの方法，現状と課題について言及した。WESはメンデル遺伝病の原因遺伝子同定において，コスト面や時間面から広く行われいるが，診断率も定まってきている。NGS技術の進歩からWGSのコストの低下や第3世代シークエンサーの登場など技術面の進歩は著しく，WESに代わる診断方法として期待される。またIRUDのようなプロジェクトによる国内における希少疾患の集約化と各国との連携も必要である。また人材育成も望まれている。これらの課題を克服し，「diagnostic odyssey」が短縮していく努力が必要である。本稿が臨床現場の医師の一助となれば幸甚である。

### 参考文献

1）Botstein D, et al : Nat Genet 33, 228-237, 2003.
2）Yang Y, et al : N Engl J Med 16, 1502-1511, 2013.
3）Chong JX, et al : Am J Hum Genet 97, 199-215, 2015.
4）Bamshad MJ, et al : Nat Rev Genet 12, 745-755, 2011.
5）Clark M, et al : Nat Biotechnol 29, 908-914, 2011.
6）Shigemizu D, et al : Sci Rep 5, 12742, 2015.
7）Chilamakuri CSR, et al : BMC Genomics 15, 449, 2014.
8）van Dijk EL, et al : Trends Genet 9, 418-426, 2014.
9）Guo Y, et al : Brief Bioinform 15, 879-889, 2014.
10）Van der Auwera GA, et al : Curr Protoc Bioinformatics 43, 1-33, 2013.
11）Wang J, et al : Bioinformatics 31, 318-323, 2015.
12）Okada Y, et al : Arthritis Rheum 65, 1975-1979, 2013.
13）Gilissen C, et al : Eur J Hum Genet 20, 490-497, 2012.
14）Goldstein DB, et al : Nat Rev Genet 14, 460-470, 2013.
15）Kondo H, et al : Hum Mol Genet 26, 173-183, 2017.
16）Ng SB, et al : Nat Genet 42, 30-35, 2010.
17）Boycott KM, et al : Am J Hum Genet 100, 695-705, 2017.
18）Miya F, et al : Sci Rep. doi:10.1038/srep09331, 2015.
19）Cummings BB, et al : Sci Transl Med 9, eaal5209, 2017.
20）Belkadi A, et al : Proc Natl Acad Sci USA 17, 5473-5478, 2015.
21）要　匡 : 医学のあゆみ 259, 1113-1117, 2016.

### 参考ホームページ

・FASTQC
https://www.bioinformatics.babraham.ac.uk/projects/fastqc/

・BWA
https://sourceforge.net/projects/bio-bwa/

・SAMtools
http://www.htslib.org/

・Picard
https://broadinstitute.github.io/picard/index.html

・Genome analysis toolkit
https://software.broadinstitute.org/gatk/download/

・ANNOVAR
http://annovar.openbioinformatics.org/en/latest/

・IGV
http://software.broadinstitute.org/software/igv/

・GRCh37/38
https://www.ncbi.nlm.nih.gov/grc/human

**山本賢一**
2009 年　大阪大学医学部医学科卒業
同医学部附属病院初期臨床研修
2011 年　沖縄県立南部医療センター・こども医療センター小児科後期研修医
2013 年　沖縄県立宮古病院小児科
2015 年　大阪大学医学部附属病院小児科
2017 年　大阪大学大学院医学系研究科小児科学（大学院生）

2017 年より遺伝統計学教室にて大規模ゲノム解析を勉強中である。

# 3．全ゲノムシークエンス解析

岸川敏博・岡田随象



次世代シークエンサーの急速な発展はゲノム解析の低コスト化と高速化を実現し，ゲノム領域全体を解析対象とする全ゲノムシークエンスの普及を促進している。シークエンサーから得られるビッグデータの解析処理においても，様々な工夫・改良によって精度や速度の飛躍的な向上が達成されてきた。国際コンソーシアムや大型プロジェクトを中心とした大規模解析による網羅的なゲノム情報は，疾患病態など新規知見の蓄積をもたらし，ゲノム医療の実践へとつながりつつある。

## はじめに

2000年代初頭，国際ヒトゲノム計画によってヒトゲノムの全塩基配列が解読されて以降，ゲノム研究は急速に進歩を遂げている。革新的なゲノム配列解読技術をもった次世代シークエンサー（NGS：next-generation sequencer）の登場により，研究対象は個々の遺伝子から全ゲノム領域へと変容した。2008年に始まった国際1000人ゲノム計画では，NGSの技術を駆使した全ゲノムシークエンス（WGS：whole genome sequencing）が行われ，人類のもつ一塩基多型（SNP：single nucleotide polymorphism）や構造多型が網羅的に発見された[1]。世界初となる全ゲノム規模のリファレンスパネルも構築され，これまで多くのゲノム研究に活用されている。現在では，ヒト1人のゲノム配列はわずか数日間，1000ドルで解読可能となった。全患者のWGSを行う「個人全ゲノム解析時代」も現実味を帯びてきている。

WGSとは言葉のとおり，その生物がもつ全ゲノム配列を対象として解読することである（**図❶**）。全ゲノムの約1%を占めるエクソン領域のみを扱う全エクソーム解析に対して，イントロン領域やプロモーター領域，遺伝子間DNAなどの非コード領域の解析や，コピー数変異や転座などの構造多型の検出に優れている。また，10～50万の選抜した既知の変異を扱うマイクロアレイとは異なり，新規の変異検出も可能である。本稿ではWGSの現状について述べる。

## Ⅰ．NGS技術の発展と全ゲノムシークエンス

冒頭で述べたように，WGSが一般の研究室や医療施設にまで広く普及した背景には，NGSやコンピュータリソースの急速な発展によるゲノム解析の高速化と低コスト化がある。2000年代後半，開発初期のNGSは1回のランで得られるデータ量は約10億塩基であったが，現在は2兆塩基に達し，約10年で2000倍もの増加を示している。ヒトゲノムの1000ドル解読をもたらしたIllumina社のHiSeq X tenは，1500人分のゲノムデータをわずか3日間で得ることができる（**表**

key words
次世代シークエンサー，全ゲノム，imputation，missing heritability，
レアバリアント，クリニカルシークエンス，偶発的所見

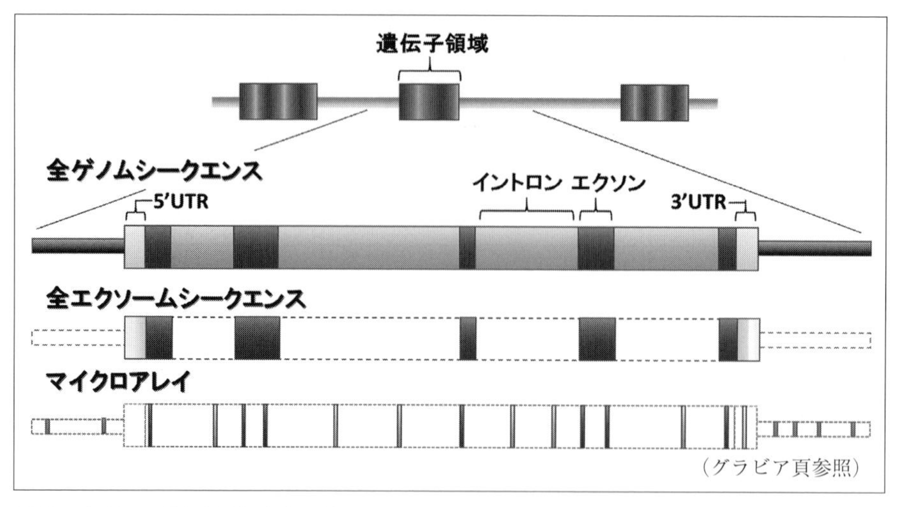


**図❶　各ゲノム配列解読手法が対象とする領域**

各手法において解読対象となる領域をハイライト（赤・黄・緑）で示した。

**表❶　代表的な次世代シークエンサー機器**

| | 従来型シークエンサー | | 1分子シークエンサー | | |
|---|---|---|---|---|---|
| | Illumina | Illumina | Pacific Biosciences | Thermo Fisher Scientific | Oxford Nanopore Technologies |
| 機器名 | HiSeq X | MiSeq | PacBio Sequel | Ion Proton | MinION |
| リード長 | 2×150bp | 2×25～300bp | 平均10Kbp | 200bp | 230～300Kb |
| 最大データ量/ラン | 1.8Tb | 15Gb | 10Gb | 10Gb | 20Gb |
| 測定時間/ラン | 3日以内 | 4～39時間 | 30～600分 | 2～4時間 | 1分～48時間 |
| 最大リード数/ラン | 60億 | 2500万 | 75万（4.7万/Cell） | 8000万 | 4.4万 |

❶）。NGS登場から現在に至るまで，シークエンサーの主流は数100塩基のリードを大量に読むショートリード型である。Roche Diagnostics社，Life Technologies社（現Thermo Fisher Scientific社）およびIllumina社の3社から主に販売されていたが，現在はIllumina社が中心となっている。一方で新たなシークエンサー技術として1分子シークエンサーと呼ばれるものが開発され，注目されている。従来どおり蛍光色素を用いるものに加えて，半導体チップ上の水素イオン濃度や微細な穴にDNAを通した際のイオン電流の変化などを計測して解析を行うものがある。DNAを増幅せずに塩基配列を1分子ずつ電気的に読み出すため，更なる高速化・低コスト化を実現している。ロングリードの解読が可能なシークエンサーも登場し，例えばPacBio社のNGSは平均10kbpとされる。これにより，セントロメアやテロメア配列など長い反復配列中の変異や塩基数が4桁を超える挿入，高度な多型性をもつHLA領域など，従来のNGSでは同定が困難であった領域にも検出範囲を広げている。1分子での解読を行うがゆえに，同一連続塩基の識別や全体の解読精度などの問題は残されているが，近い将来WGSがロングリード型シークエンサーのみで行われる可能性も秘めている。また，Oxford Nanopore Technologies社のMinIONは長さ10cmと，デバイスの小型化も著しく進んでいる。

## Ⅱ．全ゲノムシークエンスデータの解析概要

ヒトゲノム配列のWGS解析で得られるデータは膨大である。例えば平均深度30のWGSに

よってNGSから得られるリードの塩基配列情報は1サンプルで約100GBとなる。解析工程で生じる中間ファイルを考慮すると，1サンプルあたり1TB程度の容量に達する。解析対象の規模相応のディスク環境が必要である。また，ゲノムデータ解析用のソフトウェアが数多く開発されており，目的に応じた最適な選択が重要となる。ここではIllumina社のNGSを用いたヒトゲノムの生殖細胞系列に対するWGS解析を例として，最新の知見を述べる。

まず，サンプルから抽出されたDNAを断片化処理し，ゲノムライブラリーを構築する。NGSを用いて，ライブラリー中の塩基配列を解読し，配列情報をテキストデータに変換する。各リードの配列情報からサンプルがもつ変異を同定する。ヒトゲノムの場合は代表的な配列で構成された参照配列が存在する。そのため，解析の主な工程はNGSから得られた塩基配列情報をヒトの参照配列に張り付けるマッピングと，参照配列と異なる箇所を変異として検出するバリアントコールという2つとなる（図❷）。

WGS解析のマッピングでは，30億塩基からなるヒトゲノムに対して，億単位の本数であるリードを用いて，配列類似性による貼り付けを行う。単純な探索では膨大な時間を要するため，数々の工夫がなされてきた。公開されているマッピングツールにはbwaやbowtie2など様々なものが公開されており，現在は2段階の解析工程を踏むものが多い。例えばbwaではBurrows-Wheeler Transformというアルゴリズムを用いて，まずは高速にリードと参照配列の一致部位を見つけ，マッピングされなかったリードに絞って，別のアルゴリズムを用いてペアのリードの周辺領域を探索する。これにより高速性と正確性の両面を実現している。マッピング後の解析はGenome Analysis Toolkit（GATK）のBest Practicesで推奨されるパイプラインが主流の1つとなっている。例えば，バリアントコールをした後，数10

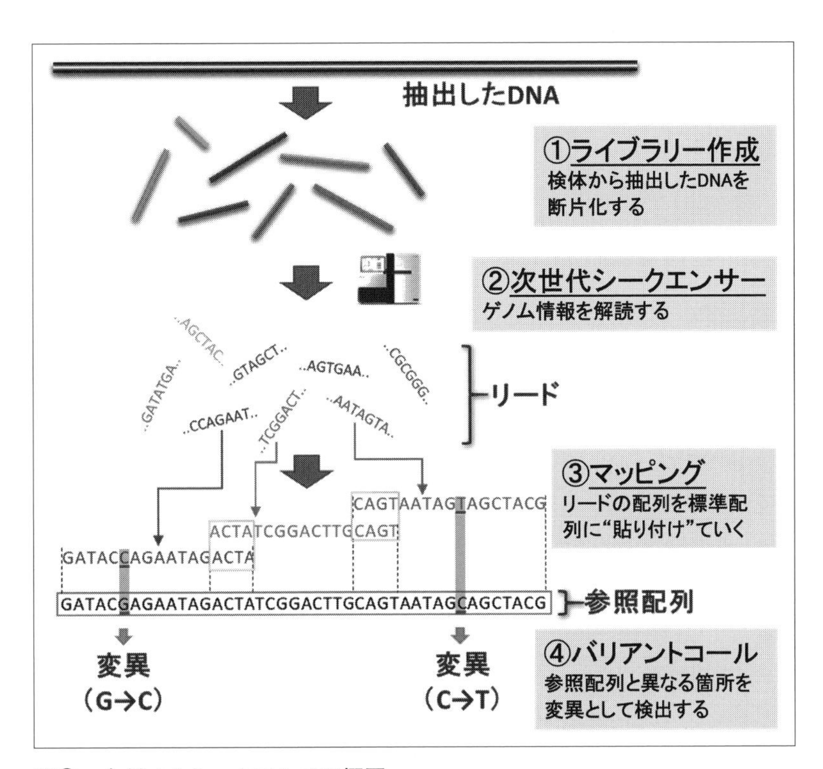


**図❷ 全ゲノムシークエンスの概要**

サンプルからDNAを抽出した後，変異検出を行うまでの工程を示した。

～1000 サンプルの解析結果を統合して調整を行うジョイントコールという手法をとることで，さらに精度の良い結果が得られる。また，バリアントコールで欠損した変異情報を補うために，imputation という手法も一般的となっている。前述の 1000 人ゲノム計画などのデータを利用することで，実際にはタイピングされなかった変異の情報を推測・補完し，サンプルサイズを増やす手法である。

最近ではコマンドライン入力を必要としないソフトウェアや，オンライン上で行えるクラウド型解析ツールなども増えている。計算環境や解析技術をもたない研究者にとっても，ゲノム解析を行いやすい環境となってきている。

## Ⅲ．全ゲノムシークエンス解析の活用と展望

WGS で得られたヒトゲノム配列情報は SNP imputation の参照データとして大きく活用されている。数千，数万人規模で WGS を行うにはいまだ非常にコストがかかる。そのため，公開されている WGS のデータを参照配列として，SNP アレイの結果に imputation する方法がとられている。1 サンプルあたりのコストを抑え，サンプル数の増加を図ることで，これまで低頻度のために検出力が不足していた変異の評価が可能となることが期待される。2015 年，英国の UK10K コンソーシアムが約 1 万人を対象に WGS もしくは WES を行った結果を報告した [2]。レアバリアントも対象とした解析により，2400 万を超える変異を同定し，トリグリセリドやアディポネクチン，低密度リポタンパク質コレステロールに関連する新たな遺伝子を同定している。自閉症や前立腺がんなどにおいても，WGS を用いたレアバリアント解析によって，新規の疾患関連遺伝子が同定された [3)4)]。missing heritability [5] と呼ばれる，GWAS で同定されたリスク遺伝子変異の組み合わせでは疾患発症リスクのごく一部しか説明できないという問題に関して，その一部の解明に至ったと報告された。今後，各疾患で同様の報告が期待される。

一方，大規模解析を実施したところで，レアバリアントの疾患への関与は弱かったとする報告も認める。GoT2D と T2D-GENES の 2 つのコンソーシアムは 2 型糖尿病に関して大規模な GWAS を行った [6]。約 2500 人の WGS と約 13,000 人の WES，さらに 11 万人の imputation データが用いられた。しかし，糖尿病と関連づけられた変異の大半は，これまでの GWAS で既に特定済みの領域内に存在しており，missing heritability の解明とはならなかった。

このように WGS だけでは解明に至らない問題も報告されており，polygenic model [7] や遺伝-環境要因の相互作用 [8] など，新たな解析手法の導入が期待されている。

## Ⅳ．国際的な取り組み

近年，ゲノム医療の実現のため，大型プロジェクトとインフラ整備が国家レベルで行われており，WGS はその中心的な解析手法となっている。2012 年，英国では Genomics England を中心に，10 万人の全ゲノム配列の解読を掲げたプロジェクトが開始された。まずは UK10K と称して 1 万人規模の WGS が行われ，現在，約 6000 のエクソームデータと約 4000 の全ゲノムデータが公開されている。2015 年には米国で全 100 万人の同解読をめざす Precision Medicine Initiative がスタートした。また中国も，昨年初めに米国の 40 倍の投資額である約 1 兆円の Chinese Precision Medicine Initiative を発表している。疾患ゲノム研究としては，がん･難病をはじめとしたコンソーシアムが組まれ，様々な疾患を対象として WGS やそのデータシェアリング，また解析結果の患者・医師への迅速なフィードバックなどが行われている。世界中のがん研究機関で構成する国際がんゲノムコンソーシアム（ICGC：International Cancer Genome Consortium）[9] と米国のがんゲノムプロジェクト（TCGA：The Cancer Genome Atlas）[10] は，大規模ながん種横断的研究プロジェクト PCAWG（Pan Cancer Whole Genome Sequencing Project）を進めている。複数国間でのデータセンターの連携により，同一環境下で様々

ながん種のデータ共有やWGSが行われている。

日本の取り組みとしては，PCAWGにおいて，単独のがん種としては世界最大規模となる300例の肝臓がんのWGSが実施され[11]，多数の新規のがん関連遺伝子の染色体構造異常や点突然変異の発見に至っている。また，東北メディカル・メガバンク機構（ToMMo：Tohoku Medical Megabank Organization）では，健常な日本人を対象に平均30倍を超える高深度でWGSを実施しており，約3500人分の全ゲノム配列解読からなる頻度情報の公開を予定している。

## V．ゲノム医療における全ゲノムシークエンス

ゲノム医療の最たるものとして，難病・がん患者などに対して普及しつつある「クリニカルシークエンス」が挙げられる。個々人のゲノム情報に基づき罹患疾病の診断や治療戦略を決定し，また将来かかりやすい病気の予測結果に基づき発症リスクのコントロールや個別化医療を行うものである。これまでは特定の疾患を対象とした遺伝子パネルを用いた検査が主流であったが，WGSを導入する施設も増えはじめている。これらを行う病院ではゲノム解析を行う設備や人材，遺伝カウンセリングなどの体制が整備されている。米国マーシー小児病院では遺伝性疾患が疑われる新生児に対してWGSを行っている（**図❸**）[12]。SSAGA（Symptom and Sign Assisted Genome Analysis）という臨床所見とゲノム情報から候補疾患と関連遺伝子を推挙するツールを利用し，50時間以内に単一遺伝子疾患を診断する体制をとっている。出生直後から重篤な病態を呈する患児に対し，迅速な遺伝学的診断をつけることで救済に至ったケースが報告されている[12]。こうしたゲノム医療には，遺伝学的検査結果を形質・疾患と適切に関連づけるためのデータベースが必須となる。ゲノム医療の実現に向けて，データ共有のための公的な基盤として，Clin Var[13]などが運用されている。形質・疾患と関連の強い遺伝子型を集約・整理して提供しており，既に全世界で単一遺伝病の検査に活用されている。

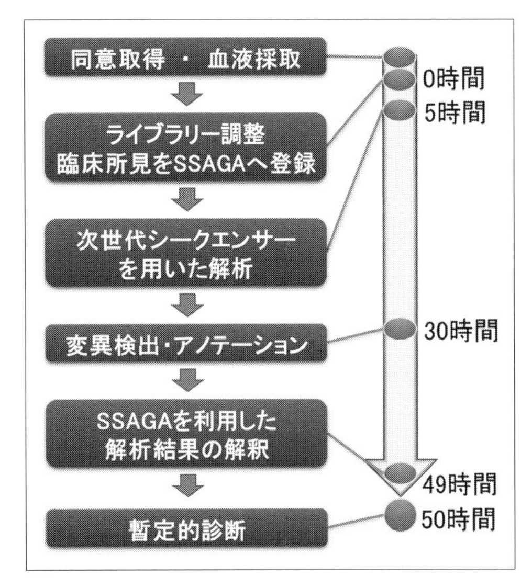


**図❸ 米国マーシー病院の診療体制**
（文献12より改変）

血液採取後，50時間以内に遺伝学的診断を行う体制をとっている。
SSAGA：臨床所見とゲノム情報から候補疾患と関連遺伝子を推挙するツール

WGSの日常診療への普及に伴い，本来目的としていた所見以外の所見が発見される偶発的所見が倫理的問題となっている。例えば，ある医療検査目的で遺伝学的検査を行った結果，家族性乳がんの原因遺伝子である*BRCA1*の変異が偶然見つかった場合，患者に対してどのように対応・説明をするかといった問題である。米国臨床遺伝学会（ACMG：American College of Medical Genetics and Genomics）は，健康に重大な影響を及ぼし，かつ医学的に予防可能なものに関しては積極的に本人に開示すべきとの見解を公表した[14]。その中で，予防法・治療法のある24疾患，56遺伝子については，当初の目的とは異なっていても報告すべきであるとして提示されている。一方，ゲノム情報の解釈は一律的に決められない難解なケースもあり，インフォームドコンセントや解析結果の返却の際に遺伝カウンセラーの介入など，診療体制の整備も求められている。

## おわりに

NGS技術の発展はゲノム医療の進展に大きく

貢献してきたが，現在も各社の激しい開発競争が続いている。ゲノムデータの解析手法も世界中で試行錯誤されながら，新たな知見を生み出している。臨床面での WGS の有用性は増加しており，研究者のみならず医療従事者や患者にもゲノム情報に対する正しい知識・解釈が求められる時代となってきている。

**謝辞**
本原稿作成にあたり，様々なご指導をいただきました大阪大学大学院医学系研究科耳鼻咽喉科・頭頸部外科学の猪原秀典教授に深謝いたします。

## 参考文献

1）1000 Genomes Project Consortium, et al : Nature 526, 68-74, 2015.
2）UK10K Consortium, et al : Nature 526, 82-90, 2015.
3）Yuen RK, et al : Nat Med 21, 185-191, 2015.
4）Mancuso N, et al : Nat Genet 48, 30-35, 2016.
5）Teri A, et al : Nature 461, 747-753, 2009.
6）Fuchsberger C, et al : Nature 536, 41-47, 2016.
7）Stahl EA, et al : Nat Genet 44, 483-489, 2012.
8）Zuk O, et al : Proc Natl Acad Sci USA 109, 1193-1198, 2012.
9）International Cancer Genome Consortium, et al : Nature 464, 993-998, 2010.
10）Cancer Genome Atlas Research Network, et al : Nat Genet 45, 1113-1120, 2013.
11）Fujimoto A, et al : Nat Genet 48, 500-509, 2016.
12）Saunders CJ, et al : Sci Transl Med 4, 154ra135, 2012.
13）Landrum MJ, et al : Nucleic Acids Res 42, 980-985, 2014.
14）Green RC, et al : Genet Med 15, 565-574, 2013.

## 参考ホームページ

・GATK Best Practices
https://software.broadinstitute.org/gatk/best-practices/

**岸川敏博**
2008 年　大阪大学医学部医学科卒業
　　　　市立堺病院初期研修医
2010 年　大阪大学耳鼻咽喉科・頭頸部科入局
2016 年　同大学院医学系研究科博士課程進学

# 4．ゲノムコピー数変異

久島　周・尾崎紀夫



2004年に初めて報告されたゲノムコピー数変異（copy number variation：CNV）は，ヒトゲノムの多様性に深く関与することが多数の研究から明らかになっている。マイクロアレイや次世代シーケンスを用いた大規模解析からCNVの形成メカニズムについても新たな知見が得られつつある。疾患との関連では，頻度の稀なCNVが統合失調症などの精神疾患の発症リスクに関連することが明らかになった。本稿では，過去10年余りの研究から明らかになったCNVの知見に関して概説する。

## はじめに

ゲノムコピー数変異（copy number variation：CNV）（**図❶**）は，染色体上の50bp以上にわたるゲノムDNAが，通常2コピーのところ，1コピー以下（欠失），あるいは3コピー以上（重複）となる変化を指す。CNVは，ヒトの1番染色体からY染色体まで広く分布し，健常者でも（少なくとも）数十個のCNVを有しており，それ自体は決して頻度の低いものではない。ヒトを対象にした大規模CNV解析から，ヒトゲノム上でコピー数変化を示す領域は24,000ヵ所程度同定され，ヒトゲノムの9.5％にあたると報告されている[1]。また一般的にCNVは一塩基変異（SNV）より変異率が$10^2$～$10^4$倍高く，*de novo*変異が相対的に多い[2]。

2004年に2つの研究報告によって，CNVがヒト集団に広く存在することが初めて明らかにされた[3)4]。その結果，遺伝子のコピー数は個人によって異なることが明確になり，疾患の発症にもCNVが関与することも示された。現在ではヒトで同定されたCNVは公的なデータベース（例：Database of Genomic Variants）で容易に確認することができる。

以下の項目で，CNVの形成メカニズム，検出方法，病的意義の評価，疾患との関連について概説する。

## Ⅰ．CNV形成のメカニズム

CNVの形成には複数のメカニズムが関与し，特によく知られているのは次の4つである[5]。

① NAHR（non-allelic homologous recombination）
② NHEJ（non-homologous end joining）
③ FoSTeS（fork stalling and template switching）
④ Retrotransposon（レトロトランスポゾン）

NAHRは，高い相同性をもつゲノム配列の間で異常な相同組み換えが起こる現象であり，CNVを引き起こす。1kb以上の長さで，90％以上の相同性をもつ配列はsegmental duplications（SDs）と呼ばれ，特にSDの長さが10kb以上で，相同性が95％以上の場合はNAHRの機序でCNVが起こりやすくなる。したがって，NAHR

key words

ゲノムコピー数変異，CNV，NAHR，NHEJ，FoSTeS，レトロトランスポゾン，アレイCGH，次世代シーケンス，統合失調症，精神疾患

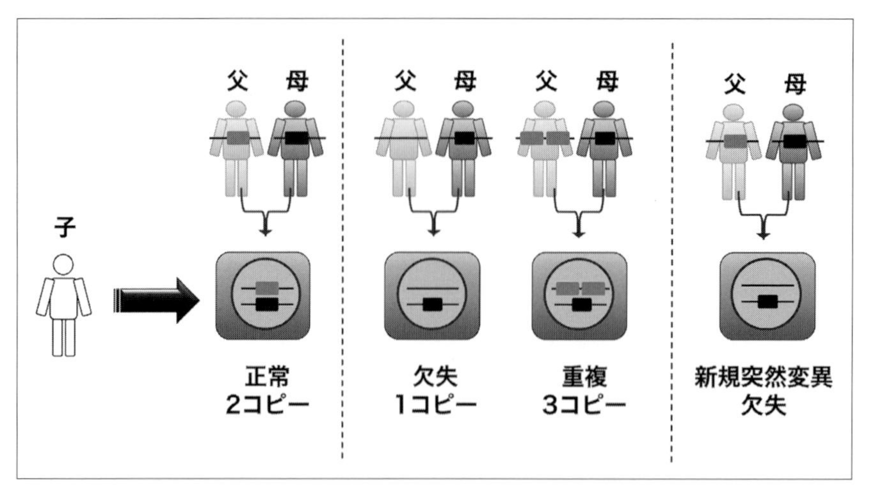


**図❶　ゲノムコピー数変異（CNV）**

CNVは，両親のいずれかから受け継ぐ場合と，新規突然変異として子に起こる場合がある。疾患の発症に関与するCNVは1Mbを超えるものも多く，そこに含まれる多数の遺伝子の発現に影響を与える。

が関連するCNVはSDを含む特定のゲノム領域に限られ，血縁関係にない個人においても同じCNVが繰り返し観察される（recurrent CNVという）。近年，精神疾患との関連が明らかになった多くのCNV（1q21.1，3q29，16p11.2，22q11.2領域のCNV）はNAHRにより起きたものである。

NEHJは，DNAの二重鎖切断を修復する機構として知られる。放射線，活性酸素などは二重鎖切断を引き起こすが，その修復過程で，ゲノム配列の一部を欠失したまま切断部の両断端が連結されると，欠失が生じる。NEHJの特徴は，長いホモロジー配列を必要としない点にあり，CNV断端に数塩基の欠失あるいは付加が認められる。

FoSTeSは，DNA複製に関連したメカニズムでCNVを生じさせる。DNA複製の途中で，DNA複製フォーク中のラギング鎖が元のテンプレート配列から外れ，別のDNA複製フォークの配列にスイッチしてDNA合成を再開することでCNVが生じる。2つの配列には2～5塩基の相同性が認められる。

レトロトランスポゾンは，ゲノム中の挿入部位から転写・逆転写を経て新たなゲノム部位に転移する。レトロトランスポゾンの一種，long interspersed element-1（L1）はヒトゲノムの17％を占め，上述のとおり“copy-and-paste”方式で転移することからCNVの原因となる。またNAHRと同様，異常な相同組み換えの起点となることでCNVを引き起こす。

## Ⅱ．CNVの検出方法

### 1．アレイCGH（図❷）

ヒトゲノム由来の配列をもつオリゴヌクレオチド（プローブ）を多数搭載したアレイを用いた解析法である。コピー数変化を調べたい検体DNAと対照DNAをそれぞれ異なる波長の蛍光色素で標識し，両方のDNAを等量混合させ，アレイ上のプローブと競合的にハイブリダイズさせる。プローブに結合した検体DNAと対照DNAの蛍光シグナルをスキャナで読み取り，蛍光シグナルの強度の比から検体DNAと対照DNAのコピー数の比を算出する。アレイCGHの利点は解像度の高さにあり，従来の染色体分析（あるいはSNPアレイ）では同定困難な小規模CNVも検出可能である。またSNPアレイでは同定しづらい性染色体上のCNVも同定可能である。欠点は，コピー数変化を伴わない均衡型転座などは検出できない点にある。

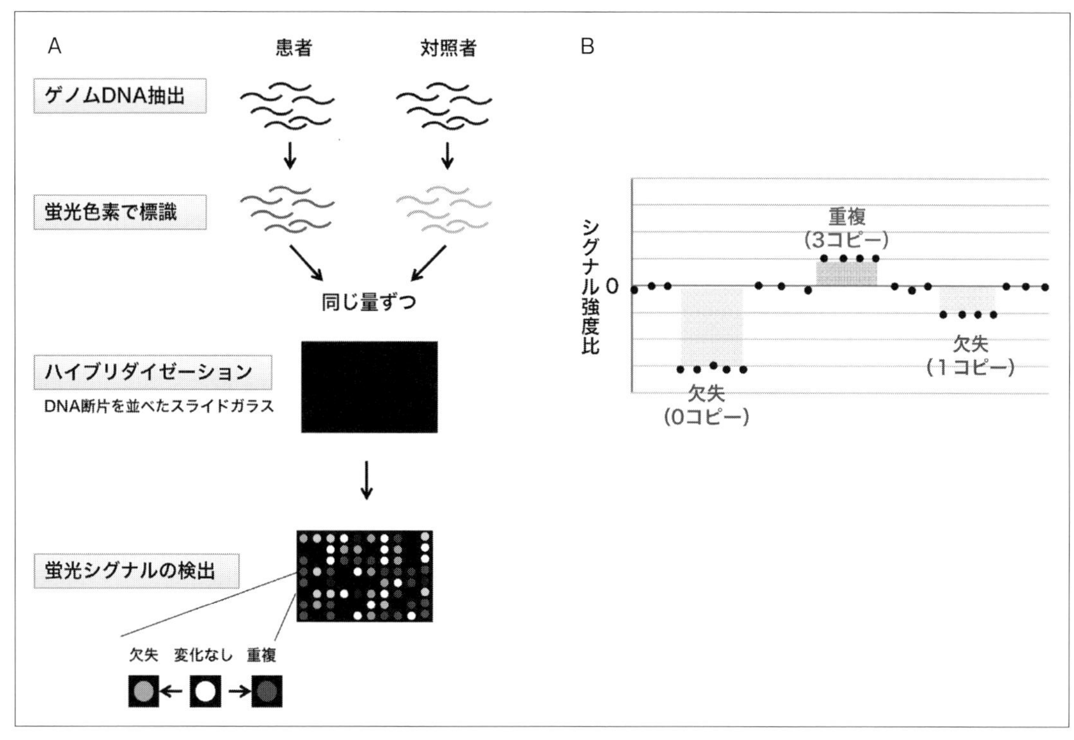


図❷　アレイ CGH による CNV 解析

A. アレイ CGH を用いた実験の手順。患者 DNA と対照者 DNA を異なる蛍光色素で標識し，等量ずつ混合してアレイ上のプローブと競合的にハイブリダイズさせる。その後，それぞれの蛍光色素をスキャナで読み取り，患者 DNA と対照者 DNA のコピー数の比を算出する。
B. 蛍光色素のシグナル強度比から計算された CNV の例。横軸はゲノム領域に対応し，縦軸はアレイ CGH のシグナル強度比である。

## 2. SNP アレイ

アレイ CGH と同様，ハイブリダイゼーションに基づいた解析法であるが，いくつかの違いがある。ハイブリダイゼーションは，アレイごとに 1 サンプルずつ行われる。各プローブについて，多数サンプルから得られるシグナル強度のクラスタリングから log-transformed ratio を計算し，CNV を同定する。SNP アレイのプローブは一塩基多型（SNP）に特異的であるという違いもある。アレイ CGH と比べると，SNP アレイのシグナル / ノイズ比（S/N 比）は低く，したがって解像度は相対的に低い。一方，SNP アレイの利点は，SNP のアレル特異的プローブを用いて CNV の同定感度を上げられること，片親性ダイソミーを同定できることが挙げられる。

## 3. 次世代シーケンス

現在ゲノム解析の主流になっている次世代シーケンス技術は，ゲノム DNA を数百 bp に断片化したうえで，その DNA の塩基配列を同時に決定し，レファレンス配列の上にコンピュータで並べることで変異を同定する。CNV を同定する場合は，特定のゲノム領域のレファレンス配列に重なった DNA の分子数を基に，その領域のコピー数変化を検出する。全ゲノムシーケンスでは，レファレンス配列にマッピングした塩基配列が分断されていれば，切断点を容易に決定できる。また DNA 断片の両末端の配列を読む paired end 法によりレファレンスにマッピングされた両端の距離が断片化 DNA の距離から著しく外れた場合，CNV の存在を示唆する。次世代シーケンスは，マイクロアレイでは検出できない小規模 CNV

（10kb 以下）や均衡型の構造異常（逆位や転座など）も同定できるという利点がある。一方，現時点では，次世代シーケンスの主流であるエクソーム解析ではエクソン領域のみの限定された領域をターゲットにしているため，高い精度で CNV を同定することはいまだ難しいのが現状である。

## Ⅲ．CNV の病的意義の評価

同定された CNV が疾患の発症に関与するかを判断するのは必ずしも容易ではない。下記で詳述する精神疾患や神経発達症などの疾患では，非常に多くの CNV が同一疾患の発症に関与し（遺伝的異質性），また発症に関与する CNV を有していても発症しないケースもあり（不完全浸透），さらに同一 CNV が複数の疾患の発症に関与する（多面的発現性）ことが多く，CNV が発症に関与するか否かの判断が困難である。2011 年に American College of Medical Genetics（ACMG）が CNV の病的意義の評価に関するガイドラインを出しており[6]，多くの研究論文で採用されている。CNV が疾患の発症に関与することを支持する証左として，CNV が複数の研究論文（ケース・コントロール解析や *de novo* 解析など）で疾患との関連が支持されている，CNV が *de novo* 変異である，CNV のサイズが非常に大規模（例：3Mb 以上）である，CNV が疾患に関連する遺伝子を含んでいる，健常者での頻度が低い（1％以下），などが挙げられている。上述したとおり，発症に関与する CNV は不完全浸透や多面発現的効果を示すことが多いことには留意する必要がある。

## Ⅳ．精神疾患・神経発達症の発症に関与する CNV

近年の研究から，CNV が多様な精神疾患や神経発達症の発症リスクに関与することが明らかになっており，ここでは統合失調症を中心に述べる。

マイクロアレイ技術が登場する以前から，統合失調症患者の一部に染色体異常が認められるとの報告はあり，特に 22q11.21 欠失は統合失調症との強い関連が知られていた。近年のマイクロアレイを用いた研究でも統合失調症と 22q11.2 欠失の関連は強く支持され，加えて 1q21.1，3q29，15q13.3，17q12 の欠失，7q36.3，16p11.2 の重複〔いずれも NAHR によりゲノム構造（SD）に依拠して生じる recurrent CNV〕が統合失調症の発症に関与することが大規模ケース・コントロール解析で明確になった[7]。いずれも頻度の稀な CNV であり，患者群でも頻度は 1％以下である。しかし，CNV が発症に与える影響の程度はオッズ比で 4 ～ 60 と高く，統合失調症のゲノムワイド関連解析（GWAS）で関連が示された SNP のオッズ比が最大 1.2 程度であるのとは対照的である。上述の CNV のサイズは 1Mb 以上の大規模なものが多く，22q11.2 欠失のように影響を受ける遺伝子の数が 50 以上の場合もある。脳の発達には，遺伝子の発現が適切に制御される必要があるが，CNV による遺伝子発現変化が神経発達の障害（例：シナプスの形成・成熟など）を引き起こし，結果的に精神機能の障害が統合失調症の発症につながると考えられる。実際，シナプス関連遺伝子に患者 CNV が有意に多く集積することが報告されている。筆者らは日本人の統合失調症患者を対象とした CNV 解析を行い，**図❸**に示す多数の病的意義をもつ CNV を同定している[8]。

興味深いことに，統合失調症の発症に関与する CNV の多くは，知的能力障害，自閉スペクトラム症の発症にも関与し，さらに一部は ADHD，てんかん，双極性障害との関連も報告されている。同一 CNV が複数の精神疾患に関わる機序は不明であるが，これらの脳疾患には共通の遺伝的基盤が存在することを示唆している。

## おわりに

ゲノムコピー数変異の形成メカニズム，検出方法について紹介したうえで，疾患との関連では統合失調症を中心に解説した。現在も精神疾患との関連については活発に研究されており，さらに大規模サンプルを用いた研究から発症との関連が確立した CNV の数は増えていくと期待される。一方で，同一 CNV が多様な表現型と関連を示すこ

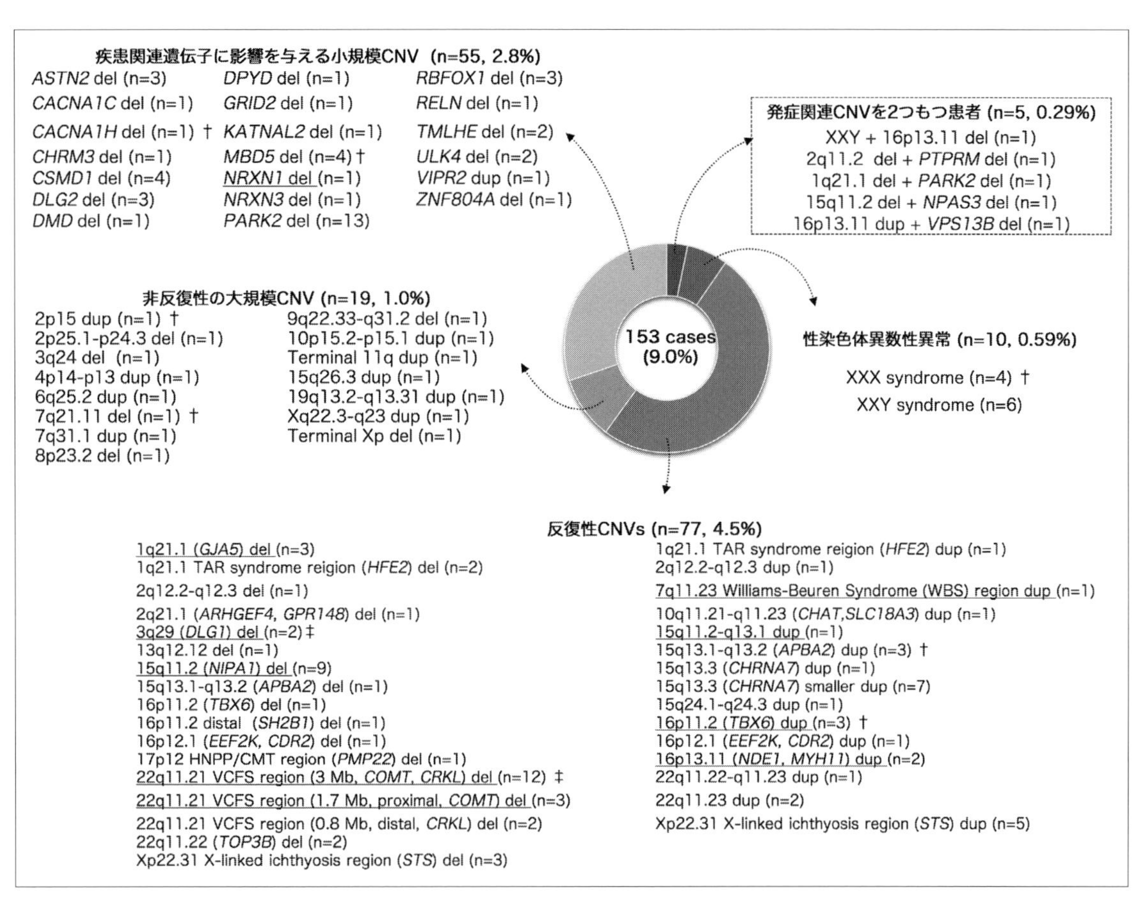


**図❸ 統合失調症で同定した病的意義をもつ CNV**（文献 8 より改変）

統合失調症患者 1699 名をアレイ CGH を用いて解析した結果，153 名（9.0%）に発症に ACMG の基準で病的意義をもつ CNV を同定した。これらの CNV の多くは（非反復性の大規模 CNV 以外），既報で精神疾患や神経発達症との関連が報告されたものである。特に，アンダーラインのある CNV は，既報の大規模ケース・コントロール解析によって統合失調症との関連が確立されたもの。† のある CNV は，本研究で *de novo* 変異であることが確認できた CNV である。

とから，表現型 - 遺伝子型の関係はまだ十分に明らかになっていない点もある。同一 CNV を有する被験者を長期間追跡するコホート研究から新たな知見が得られると期待されている。さらに強いリスクである CNV を出発点として，CNV を有する患者由来疾患 iPS 細胞やゲノム編集により作製されたモデル動物を用いて，発症の分子メカニズムを解明することで，病態に基づく創薬などにつながる可能性が検討されている。



### 参考文献


1) Zarrei M, MacDonald JR, et al : Nat Rev Genet 16, 172-183, 2015.
2) Zhang F, Gu W, et al : Annu Rev Genomics Hum Genet 10, 451-481, 2009.
3) Sebat J, Lakshmi B, et al : Science 305, 525-528, 2004.
4) Iafrate AJ, Feuk L, et al : Nat Genet 36, 949-951, 2004.
5) Carvalho CM, Lupski JR : Nat Rev Genet 17, 224-238, 2016.
6) Kearney HM, Thorland EC, et al : Genet Med 13, 680-685, 2011.
7) Sullivan PF, Daly MJ, et al : Nat Rev Genet 13, 537-551, 2012.
8) Kushima I, Aleksic B, et al : Mol Psychiatry 22, 430-440, 2017.

**久島　周**
2005 年　名古屋大学医学部医学科卒業
2011 年　同大学院医学系研究科精神医学分野博士課程修了
2014 年　同大学院医学系研究科精神医学分野 / 高等研究院特任助教

# 5．HLA・KIR遺伝子の次世代シークエンス解析

細道一善

数多くの疾患と強い関連を示すHLA遺伝子およびHLA分子がリガンドとして働き，ナチュラルキラー（NK）細胞の活性と抑制を制御するKIR遺伝子はいずれもゲノム医科学において重要なゲノム領域の1つである。このHLAおよびKIR遺伝子はゲノム上に高度に重複して位置するため，次世代シークエンサー（NGS）による網羅的な解析が有効である。HLAとKIR遺伝子群の特徴とNGSによる解析の意義を紹介する。

## はじめに

主要組織適合遺伝子複合体（human leukocyte antigen：HLA）遺伝子は免疫応答の入り口として自己と非自己の認識に働き，HLA遺伝子群を含むHLA領域は100種以上もの自己免疫疾患，がん，移植片対宿主病，ウイルス感染症など数多くの疾患と強い関連を示すことから，ゲノム医科学において重要なゲノム領域の1つである[1)]。さらに近年では特定のHLAアレルと薬剤副作用との極めて強い関連も報告され，予防医学としても重要であることが示されている（**表❶**）。一方，ナチュラルキラー（NK）細胞で発現するキラー細胞免疫グロブリン様受容体（killer-cell immunoglobulin-like receptor：KIR）　はHLA分子をリガンドとして認識し，NK細胞の活性と抑制を制御する。このHLA型とKIR型の組み合わせはがんや幹細胞移植におけるリスクと関連し，HLAとKIRを統合的に解析することは診断，治療，予後予測ならびにその予防をめざした予防医療，先制医療実現の1つのモデルとなりうる。次世代シークエンサー（NGS）技術の進歩はその登場からの十数年の間にゲノム解析技術を爆発的に向上させ，個人ゲノムの解析を容易にし，個人ゲノムに基づく個別化医療（precision medicine）へと応用されつつある。HLA遺伝子，KIR遺伝子いずれもゲノム上に遺伝子群としてクラスターを形成し，偽遺伝子も含む高度な遺伝子重複を有することから解析が困難な領域であるため，全ゲノム解析とは別にタイピング精度を担保したキットでの解析法の開発が進められている。特にHLA領域はヒトゲノムの中で最も多型性に富み，HLA遺伝子6座（*HLA-A*，*-B*，*-C*，*-DR*，*-DQ*および*-DP*）には計14,000種類もの膨大なHLAアレルがこれまでに同定され，IMGT/HLA Databaseに登録されている。

## Ⅰ．HLA遺伝子解析

現在のHLAタイピングは蛍光ビーズ法によるPCR-sequence specific oligonucleotide（PCR-SSO）およびダイレクトシークエンスによるPCR-sequencing based typing（PCR-SBT）により行われており，これらの技術は10年以上もの間，置き換わっていない。PCR-SSOは高頻度アレルのみを同定する手法であり，低頻度のものを同定できない。また，塩基配列を直接決定するPCR-

key words

HLA，KIR，NGS

表❶　副作用リスクのある薬剤とHLAアレル

| Drug | Allele | Cohort ethnicity | Patient | Control | p-value | OR | Publication |
|---|---|---|---|---|---|---|---|
| abacavir | B*57:01 | Diverse | 18 / 18 | 2 / 470 | 1.E-04 | 6,934 | Berka N et al, Hum Immunol. 2012 |
| allopurinol | B*58:01 | Han Chinese | 22 / 22 | 80 / 572 | 4.E-24 | 580.07 | Cao ZH et al, Pharmacogenomics. 2012 |
| allopurinol | B*58:01 | Han Chinese | 51 / 51 | 20 / 135 | 5.E-24 | 580.3 | Hung SI et al, Proc Natl Acad Sci USA. 2005 |
| allopurinol | B*58:01 | Japanese | 4 / 20 | 6 / 986 | 1.E-04 | – | Kaniwa N et al, Pharmacogenomics. 2008 |
| allopurinol | B*58:01 | Japanese | 4 / 7 | 0 / 25 | 1.E-03 | 580.3 | Niihara H et al, J Dermatol Sci. 2013 |
| amoxicillin-clavulanate | DRB1*15:01 | Caucasian | 14 / 20 | 27 / 134 | 3.E-06 | 35.54 | O'Donohue J et al, Gut. 2000 |
| antiepileptic drugs | B*15:02 | Han Chinese | 6 / 6 | 7 / 48 | 1.E-04 | 17.6 | Man CB et al, Epilepsia. 2007 |
| antituberculosis drugs | C*04:01 | Korean | 7 / 14 | 62 / 485 | 1.E-02 | 6.9 | Kim SH et al, Tuberculosis. 2013 |
| aspirin | DPB1*03:01 | Korean | 21 / 76 | 4 / 91 | 1.E-03 | 8.3 | Choi JH et al, J Allergy Clin Immunol. 2004 |
| bucillamine | DRB1*08:02 | Japanese | 7 / 25 | 7 / 460 | 2.E-05 | 25.17 | Furukawa H et al, Biomark Insights. 2014 |
| carbamazepine | B*15:02 | Han Chinese | 59 / 60 | 6 / 144 | 2.E-41 | 1357 | Hung SI et al, Pharmacogenet Genomics. 2006 |
| carbamazepine | B*51:01 | Japanese | 6 / 15 | 5 / 33 | 0.031 | 4.9 | Niihara H et al, J Dermatol. 2012 |
| carbamazepine | A*31:01 | Japanese | 37 / 61 | 47 / 376 | 3.64E-15 | 10.8 | Ozeki T et al, Hum Mol Genet. 2011 |
| carbamazepine | B*15:11 | Japanese | 4 / 28 | 5 / 493 | 0.0004 | 16.3 | Kaniwa N et al, Epilepsia. 2010 |
| carbamazepine | A*31:01 | Japanese | 11 / 22 | 53 / 371 | 0.0004 | 4.33 | Kashiwagi M et al, J Dermatol. 2008 |
| dapsone | B*13:01 | Han Chinese | 17 / 37 | 32 / 201 | 5.E-10 | 20.53 | Zhang FR et al, N Engl J Med. 2013 |
| flucloxacillin | B*57:01 | Caucasian | 43 / 51 | 4 / 64 | 9.E-19 | 80.6 | Daly AK et al, Nat Genet. 2009 |
| lapatinib | DRB1*07:01 DQA1*02:01 | Diverse | 29 / 37 | 218 / 1071 | 2.E-13 | 14 | Schaid DJ et al, J Clin Oncol. 2014 |
| lumiracoxib | DRB1*15:01 | Diverse | 97 / 274 | 121 / 1154 | 7.E-25 | 6 | Singer JB et al, Nat Genet. 2010 |
| methazolamide | B*59:01 | Han Chinese | 7 / 8 | 1 / 283 | 2.E-12 | 1974 | Yang F et al, Pharmacogenomics J. 2016 |
| NSAID and 'multi-ingredient cold medication' | A*02:06 | Japanese | 62 / 131 | 57 / 419 | 5.E-15 | 5.6 | Ueta M et al, Sci Rep. 2014 |
| statins | DRB1*11:01 | Black | 7 / 7 | 29 / 263 | 3.E-06 | 26.4 | Mammen AL et al, Arthritis Care Res. 2012 |
| ticlopidine | A*33:03 | Japanese | 12 / 14 | 12 / 85 | 7.E-07 | 36.5 | Hirata K et al, Pharmacogenomics J. 2008 |

SBTは*HLA-A*，*-B*および*-C*それぞれの遺伝子座で8,000，18,000および5,000以上のHLAアレルの組み合わせにおいて相がはっきりしない（phase ambiguity）曖昧なタイピング結果が得られるという問題点がある。さらに，これらの手法はHLAクラスⅠ遺伝子ではエクソン2および3，クラスⅡ遺伝子ではエクソン2のみで判定されており，phase ambiguityの問題と合わせて解決すべき問題である。HLAアレルの解像度はHLA Nomenclatureとして，抗原型としての第1区域，アミノ酸配列としての第2区域，コーディング配列（CDS）としての第3区域，そして遺伝子全長としての第4区域と，HLA遺伝子の情報量に従って高解像度でのタイピング結果となる（**図❶**）。

今後HLAタイピングはNGSによる高精度なタイピング法に置き換わっていくことが予測され，その手法開発が進められてきている[2)]（**表❷**）。これらの手法はいずれも解析対象のゲノム

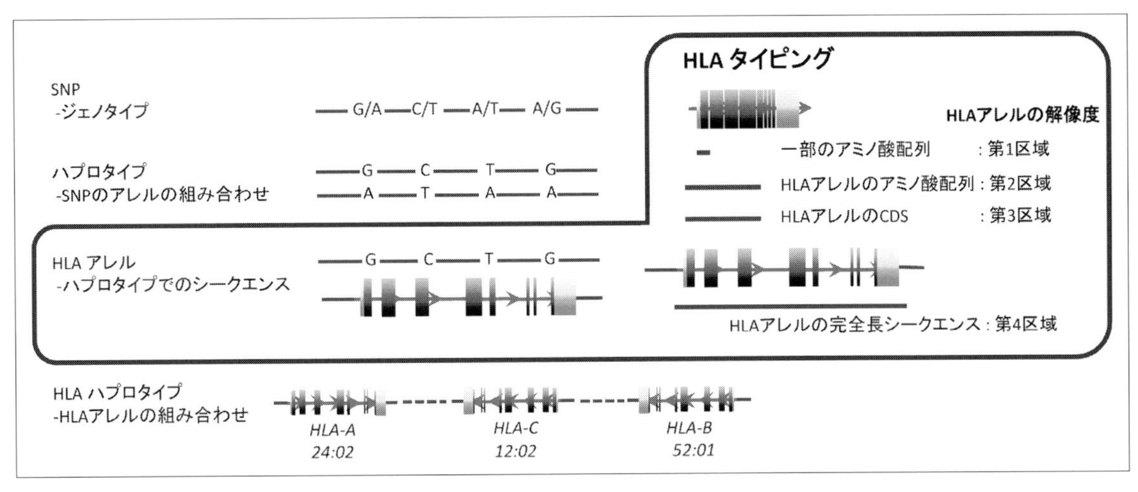


**図❶ HLA 遺伝子のシークエンスとタイピングの解像度**

領域を PCR 増幅し，相として分けられた断片的な配列をデータベースに検索することで高い精度でのタイピング精度を実証している。特にロング PCR によって各遺伝子座の上流数 kb を含む遺伝子領域を単一の PCR で増幅させ，その PCR 増幅産物をライブラリー化することで遺伝子全長をカバーするデータを得ることができ，解像度としては第 4 区域でのタイピングとなる。ロング PCR 増幅は DNA の質の影響，プライマー設計位置による片側アレルの未増幅やアレル間の増幅不均一などの問題も起こりうる。これらの問題を解決する手法として，エクソームシークエンスで知られるシークエンスキャプチャー法も有効である。ターゲットとなるゲノム配列によりデザインされたプローブと解析対象 DNA ライブラリーとのハイブリダイゼーションにより，目的の遺伝子配列をもった DNA ライブラリーのみを濃縮する手法であるが，対象とする HLA 遺伝子でデザインすることで複数の遺伝子を網羅的にロング PCR での問題点を考慮せずに解析が可能である。DNA を切断し両末端にアダプター配列を付加した後，ターゲット配列をもつビオチン標識プローブとハイブリダイゼーションさせ，これをストレプトアビジン磁気ビーズで回収することで，HLA 遺伝子由来の DNA 断片を DNA ライブラリー-ビオチン標識プローブ-ストレプトアビジン磁気ビーズの複合体として回収することができる（**図❷**）。ロング PCR 法およびシークエンスキャプチャー法での高精度な HLA タイピング法によって HLA 遺伝子多型との関連を詳細に解析できるようになることが期待できる。例えば，関節リウマチ（rheumatoid arthritis：RA）と HLA の関連は 1970 年代から知られており，*HLA-DRB1* の shared epitope と呼ばれる特定のアミノ酸モチーフが RA のリスクであることが明らかとなっている。近年でも Okada ら[3] によるゲノムワイド関連解析（GWAS）の SNP から HLA アレルを予測する HLA imputation 法および HLA アレルのアミノ酸に注目した解析により，これまでの shared epitope 仮説を概ね支持する報告がされている。この *HLA-DRB1* のタイピングは 1 つのエクソン配列に基づくものであったため，今後，より高精度な HLA タイピング法により解析することで *HLA-DRB1* の疾患要因の理解が進むことも期待できる。また，**表❷**における特定の HLA アレルと薬剤副作用との関連では日本人集団と多民族での報告には関連の強さや関連する HLA アレルに相違も認められるが，特定の HLA アレルが真に副作用と関連する多型なのか連鎖不平衡にある別の原因のマーカーとして関連が認められるだけなのか，といった疑問にも NGS による HLA 遺伝子解析は有効なツールとなる。

**表❷　NGSによるHLAタイピング法**

| HLA遺伝子 | PCR法 | 解析対象 |
|---|---|---|
| *HLA-A, -B* | PCR for each exon | exons 1, 2, 3, and 4 |
| *HLA-A, -C, -B, -DRB1, -DQA1, -DQB1, DPB1* | PCR for each exon | exons 2, 3, and 4 of *A, B, C*<br>exon 2 of *DRB1, DPB1, DQA1*<br>exons 2 and 3 of *DQB1* |
| *HLA-A, -C, -B, -DRB1, -DQB1* | Long PCR | entire gene of *A, B, C*<br>exons 2 - 3 of *DRB1, DQB1* |
| *HLA-A, -C, -B* | RT-PCR | exons 2, 3, and 4 of *A, B, C* |
| *HLA-A, -C, -B* | PCR | exons 2, 3, and 4 of *A, B, C* |
| *HLA-A, -C, -B, -DPB1, -DQA1, -DQB1, -DRB1, -DRB3/4/5* | PCR for each exon | exons 2, 3, and 4 of *A, B, C*<br>exon 2 of *DRB1, DRB3/4/5, DPB1, DQA1*<br>exons 2 and 3 of *DQB1* |
| *HLA-A, -C, -B, -DRB1* | Long PCR | exons 1 -7 of *A, B, C*<br>exons 2 -5 of *DRB1* |
| *HLA-A, -C, -B, -DRB1, -DQA1, -DQB1, -DPA1, -DPB1* | Long PCR | entire gene（2 amplicons for *DRB1* and *DPB1*） |
| HLA class Ⅰ, all HLA class Ⅱ loci | RT-PCR | exons 1 -7 of HLA class Ⅰ（two amplicons）<br>exons 1 -4 of HLA class Ⅱ |
| *HLA-A, -C, -B, -DRB1, -DRB3/4/5* | PCR | exons 2 and 3 of *A, B, C*<br>exon 2 of *DRB1, DRB3/4/5, DQB1* |
| *HLA-DRB1* | PCR | exon2 |
| *HLA-A, -C, -B, -DRB1, -DRB3/4/5, -DQB1, -DPB1* | PCR for each exon | exons 2, 3, and 4 of *A*<br>exons 1, 2, 3, and 4 of *B*<br>exons 1, 2, 3, 4, and 7 of *C*<br>exon 2 and 3 of *DRB1, DRB3/4/5, DQB1*<br>exon 2 of *DPB1* |
| *HLA-A, -C, -B, -DRB1, -DQB, -DPB1* | Long PCR | entire gene |
| *HLA-A, -C, -B, -DRB1, -DRB3/4/5, -DQA1, -DQB1, -DPB1* | PCR for each exon | exons 2, 3, and 4 of *A, B, C*<br>exon 2 of *DRB1, DRB3/4/5, DPB1, DQA1*<br>exons 2 and 3 of *DQB1* |
| *HLA-DRB1, -DRB3/4/5* | Long PCR | exons 2 - 6 of *DRB1, DRB3/4/5* |
| *HLA-A, -C, -B, -DRB1, -DQB1* | PCR | exons 2 and 3 of *A, B, C*<br>exon 2 of *DRB1*<br>exons 2 and 3 of *DQB1* |
| *HLA-B* | Long PCR | entire gene |
| *HLA-DRB1, -DRB3/4/5, -DQA1, -DQB1, -DPB, -DPA1* | PCR for each exon | exons 2 and 3 of *DQA1, DQB1, DRB1, DRB3/4/5*<br>exon 2 of *DPA1, DPB1* |
| *HLA-A, -C, -B, -DRB1* | Long PCR | entire gene |
| *HLA-A, -C, -B, -DRB1, -DQB1* | PCR | exons 1 - 7 of *A, B, C*（4 amplicons）<br>exon 2 of *DRB1*<br>exons 2 and 3 of *DQB1* |
| *HLA-A, -C, -B, -DRB1, -DQB1* | Long PCR | entire gene（2 amplicons for *DRB1*） |
| *HLA-A, -C, -B, -DRB1, -DRB3/4/5, -DQA1, -DQB1, -DPB1* | Long PCR | entire genes of *A, B, C*<br>exons 2 - 4 of *DRB1, DRB3/4/5, DQA1, DQB1*<br>exons 2 - 6 of *DPB1* |
| *HLA-A, -B, -C, DPA1, -DPB1, -DQA1, -DQB1, -DRB1, -DRB3/4/5* | PCR | exons 1 - 7 of *HLA-A, B, C*<br>exons 1 - 4 of *HLA-DPA1, DPB1, DQA1, DQB1, DRB1, DRB3/4/5* |

| シーケンサー | データ解析 | Publication |
|---|---|---|
| GS FLX（Roche） | AVA（Roche）<br>SBT（Conexio Genomics） | Gabriel C et al, Human Immunology. 2009 |
| GS FLX（Roche） | HLA typing software（Conexio Genomics） | Bentley G et al, Tissue Antigens. 2009 |
| GS FLX（Roche） | Assign MPS software（Conexio Genomics） | Lind C et al, Human Immunology. 2010 |
| GS FLX（Roche） | BLAT | Lank SM et al, Human Immunology. 2010 |
| GS FLX（Roche） | GATK | Erlich et al, BMC Genomics. 2011 |
| GS FLX（Roche） | Assign ATF（Conexio Genomics） | Holcomb CL et al, Tissue Antigens. 2011 |
| GAIIx（Illumina）<br>HiSeq2000（Illumina）<br>MiSeq（Illumina） | BLASTN | Wang C et al, Proc Natl Acad Sci USA. 2012 |
| GS Junior（Roche）<br>ionPGM（Thermo） | BLAT Sequencher（GeneCodes） | Shiina T et al, Tissue Antigens. 2012 |
| GS Junior（Roche） | BLAT | Lank SM et al, BMC Genomics. 2012 |
| GS FLX（Roche） | Assign ATF 454（Conexio Genomics） | Moonsamy PV et al, Tissue Antigens. 2013 |
| GS FLX（Roche） | CAPSeq（Original） | Ringquist S et al, PLoS One. 2013 |
| GS Junior（Roche） | Assign ATF（Conexio Genomics） | Danzer M et al, BMC Genomics. 2013 |
| MiSeq（Illumina） | Phase-defined sequencing（Original） | Hosomichi K et al, BMC Genomics. 2013 |
| GS FLX（Roche） | Assign ATF（Conexio Genomics） | Trachtenberg EA et al, Methods Mol Biol. 2013 |
| GS Junior（Roche） | BLAT Sequencher（GeneCodes） | Ozaki Y et al, Tissue Antigens. 2014 |
| GS FLX（Roche）<br>GS Junior（Roche） | Assign ATF 454（Conexio Genomics） | Hajeer AH et al, Tissue Antigens. 2014 |
| MiSeq（Illumina） | Phase-defined sequencing（Original） | Hosomichi K et al, BMC Genomics. 2014 |
| MiSeq（Illumina） | GeMS（Scisco Genetics） | Smith AG et al, Human Immunology. 2014 |
| MiSeq（Illumina） | Omixon target（Omixon） | Ehrenberg PK et al, BMC Genomics. 2014 |
| HiSeq2000（Illumina） | BGI computing procedure（Original） | Zhou M et al, Tissue Antigens. 2014 |
| MiSeq（Illumina） | NGSengine（Gen Dx） | Lan JH et al, Human Immunology. 2015 |
| ionPGM（Thermo） | SeaBass（Original, In-house） | Ozaki Y et al, BMC Genomics. 2015 |
| MiSeq（Illumina） | GeMS（Scisco Genetics） | Nelson WC et al, Human Immunology. 2015 |

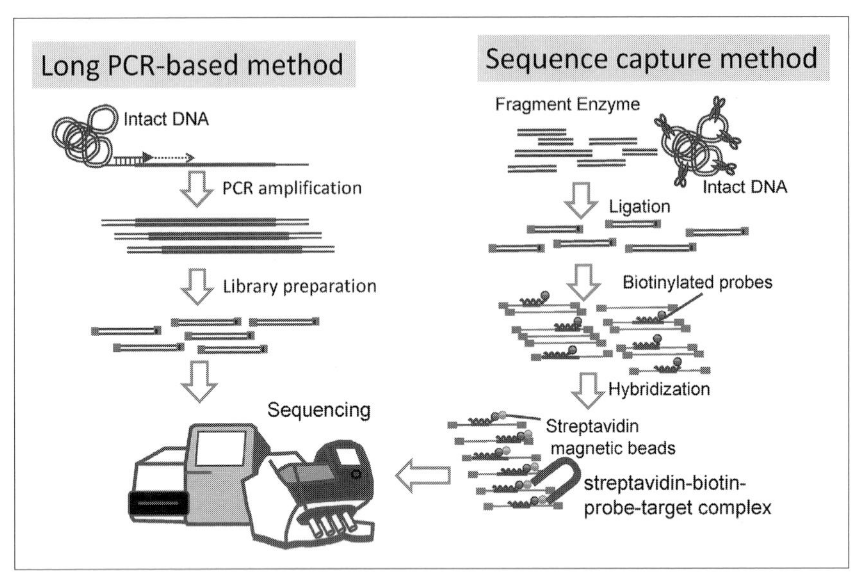


図❷　ロングPCR法に基づく手法とシークエンスキャプチャー法による対象遺伝子のシークエンシング

表❸　KIR遺伝子およびHLA遺伝子との組み合わせと関連する疾患

| Disease | Allele/Gene | Country |
|---|---|---|
| Acute Anterior Uveitis | 3DL1+ / Bw4I80+ | United States |
| Arthritis, Rheumatoid | 2DL2+ | Taiwan |
| Arthritis, Rheumatoid | 3DL1+ / 2DL1+ / 2DL3+ / 2DS4+ / 2DL2+ / 2DL5- / 3DS1- / 2DS1- / 2DS2- / 2DS3- / 2DS5- / 2DL4+ / 3DL2+ / 3DL3+ / 2DP1+ / 3DP1+ | Mexico |
| Arthritis, Rheumatoid / Vasculitis | 2DS2+ | United States |
| Autism | 2DS4+ | United States |
| Celiac Disease | 2DL2+ / C1+ | Italy |
| Cervical Intraepithelial Neoplasia / Papillomavirus Infections | 2DL1+ / 2DL2+ / 2DL3+ / 2DL4+ / 2DL5- / 3DL1+ / 3DL2+ / 3DL3+ / 2DS1- / 2DS2- / 2DS3- / 2DS4+ / 2DS5- / 3DS1- | Sweden |
| Conjunctival Scarring in Trachoma | 2DL2+ / 2DL3+ / C2+ | Gambia |
| Diabetes Mellitus, Type 1 | 2DS5+ / 2DL2+ | Latvia |
| Diabetes Mellitus, Type 1 | 2DL2+ / C1+ | Netherlands |
| Diabetes Mellitus, Type 1 | 2DL1+ / C2- / 2DL2+ / DR3+ / DR4+ | Brazil |
| Hepatitis C | 2DL32 / DRB1*1201+ | United States |
| Hepatitis C | 3DS1+ / Bw4（I80）+ | Spain |
| HIV Infections | 3DL1+ / B*57s+ | Zambia |
| HIV Infections | 3DS1+ / 3DL1+ / Bw4+ | Argentina |
| HTLV-1 associated myelopathy / tropical spastic paraparesis（HAM/TSP） | 2DL2+ | Japan |
| Latent Autoimmune Diabetes in Adults | 2DL2+ / C1- | |
| Lupus Erythematosus, Systemic | 2DL2+ | China |
| Malaria | 2DL1+ | Kenya |
| Malaria | 3DL1+ / 3DS1- | India |
| Psoriasis | 2DS1+ | Brazil |
| Sarcoma, Kaposi / Herpesviridae Infections | 3DS1+ / Bw4（I80）- | Italy |
| Tuberculosis | 2DL3+ / 2DS1+ / 2DS5+ / 3DL1+ | India |
| Tuberculosis, Pulmonary | 2DS1+ | China |

## Ⅱ. KIR 遺伝子解析

NK 細胞に発現し，HLA を認識する受容体であるキラー細胞免疫グロブリン様受容体（KIR）は 19 番染色体上の約 150kb ほどの領域に遺伝子クラスター（15 遺伝子，2 偽遺伝子）を形成している[4]。各 KIR 遺伝子の機能は活性型と抑制型に大別され，各遺伝子はその有無としての多型も存在することから，個人ごとに各ハプロタイプのもつ活性型と抑制型の KIR 遺伝子数は異なり，そのバランスによって各個人の NK 細胞活性が調節される。KIR ハプロタイプはそれを



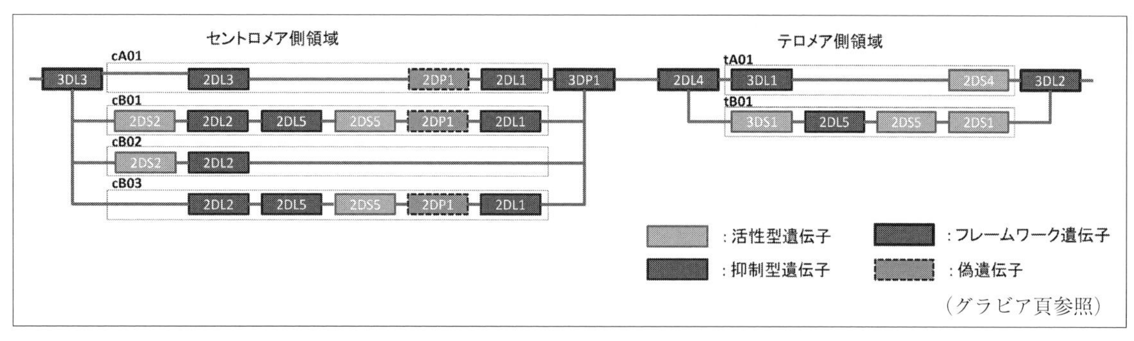


図❸ KIR ハプロタイプの構造

| Ethnicity | Controls | Patients | Odds Ratio | P-Value | Publication |
|---|---|---|---|---|---|
| Caucasian | 0.261 | 0.115 | 9.36 | 0.0014 | Levinson RD et al, Invest Ophthalmol Vis Sci. 2010 |
| Taiwanese | 0.551 | 0.923 | 9.8 | 0.0008 | Yen JH et al, Scand J Rheumatol. 2006 |
|  | 0.01 | 0.09 | 6.887 | 0.03 | Ramirez-De los Santos S et al, Dis Markers. 2012 |
| Caucasian | 0.39 | 0.83 | 7.96 | 0.001 | Yen JH et al, J Exp Med. 2001 |
|  | 0.909 | 0.975 | 5.13 | 0.01 | Torres AR et al, Brain Behav Immun. 2012 |
| Caucasians | 0.377 | 0.769 | 5.52 | 0.0135 | Caggiari L et al, Int J Biol Markers. 2011 |
| Caucasian | 0.02 | 0.12 | 6.7 | 0.004 | Arnheim L et al, Tissue Antigens. 2005 |
| Unknown | – | – | 5.95 | 0.006 | Roberts CH et al, PLoS Negl Trop Dis. 2014 |
| Unknown | 0.32 | 0.827 | 10.1 | <0.0001 | Shastry A et al, Int J Immunogenet. 2008 |
| Unknown | 0.257 | 0.795 | 11.27 | 0.001 | van der Slik AR et al, Tissue Antigens. 2007 |
| Caucasians | 0.091 | 0.909 | 100 | 0.005 | Jobim M et al, Hum Immunol. 2010 |
| Puerto Rican | 0 | 0.8 | 18 | 0.007 | Romero V et al, Mol Immunol. 2008 |
| European | 0 | 0.019 | 24.22 | 0.0003 | López-Vázquez A et al, J Infect Dis. 2005 |
| Unknown | 0.593 | 0.206 | 5.61 | 0.002 | López-Vázquez A et al, Hum Immunol. 2005 |
| Mestizo | – | – | 15.24 | 0.0003 | Habegger de Sorrentino A et al, Immunology. 2013 |
| Asian | – | – | 12 | 0.004 | Seich Al et al, PLoS Pathog. 2011 |
|  | 0.01 | 0.186 | 22.17 | <0.0001 | Shastry A et al, Ann NY Acad Sci. 2008 |
| Han | 0.48 | 0.8 | 6.675 | <0.001 | Hou YF et al, Lupus. 2010 |
| African | 0 | 1 | 15.45 | 0.006 | Omosun YO et al, PLoS One. 2012 |
| Indian | 0 | 0.929 | 11.55 | 0.009 | Lourembam SD et al, Infect Genet Evol. 2011 |
| Caucasian | 0.512 | 0.853 | 5.55 | 1.00E-05 | Jobim M et al, Tissue Antigens. 2008 |
| Caucasian | 0.25 | 0.666 | 6 | 0.006 | Guerini FR et al, Infect Agent Cancer. 2012 |
| Asian | 0.007 | 0.181 | 5.61 | 0.012432 | Pydi SS et al, Hum Immunol. 2013 |
| Asian | 0.265 | 0.645 | 5.04 | <0.05 | Lu C et al, Scand J Immunol. 2012 |

構成するKIR遺伝子の種類からAハプロタイプとBハプロタイプに大別され，このKIRハプロタイプは4から20個のKIR遺伝子で構成されており，そのうち特に多くのハプロタイプは7個のKIR遺伝子をもつとされる。これらKIR遺伝子のうち，*KIR3DL3*，*3DP1*，*2DL4*および*3DL2*はすべてのハプロタイプに共通して存在するフレームワーク遺伝子であり，それ以外の遺伝子はハプロタイプによって有無が認められる。AおよびBハプロタイプはKIR遺伝子の構成が異なるが，機能的にAハプロタイプに含まれるKIR遺伝子の多くが抑制型のKIR遺伝子であり，活性型の*2DS4*のみを含んでいる。一方，Bハプロタイプは複数の活性型のKIR遺伝子を含み，構成する遺伝子の総数もAハプロタイプに比べて多い。このKIRハプロタイプの*3DP1*と*2DL4*の間では組み換えが起こり，セントロメア側（c）とテロメア側（t）のハプロタイプそれぞれのAハプロタイプとBハプロタイプの組み合わせによってKIRハプロタイプはその多様性を有している。セントロメア側は主に4種類（cA01，cB01，cB02およびcB03），テロメア側は2種類（tA01，ctB01）のハプロタイプ構造が知られている[5]（**図❸**）。これらKIR遺伝子のうち*2DL2/3*，*2DL1*，*2DL4*，*3DL1/S1*，*2DS1*，*2DS4*および*3DL2*はそれぞれのリガンドとなるHLAの特異性が知られているが，その他多くの遺伝子についてはいまだ明らかとなっていない。KIR型はⅠ型糖尿病などの自己免疫性疾患やマラリア，C型肝炎ウイルスおよびHIVなどの感染症と強い関連を示すことが報告されている（**表❸**）。これらの報告は特定のKIR遺伝子とリガンドとなる特定のHLA遺伝子およびアレルの有無として関連が認められており，このうちのいくつかは特定のリガンドHLAの存在と組み合わせることによって疾患との関連が有意となることから，HLA遺伝子はNK細胞への正と負のシグナルとして活性化の役目を担っており，そのバランスが疾患の発症機序に影響を与えている可能性も考えられる。

KIRタイピングはHLAタイピングでも用いられるPCR-SSOおよびPCR-sequence specific primer（PCR-SSP）での手法がこれまで用いられてきた。NGSを用いたタイピング法の開発も進んでおり，複数のKIR遺伝子の特定のエクソンを共通して増幅するプライマーでPCR増幅し，SNPとして検出されるいくつかのKIR遺伝子について，それぞれのSNPのアレルをもつリード数の比率からKIRハプロタイプを決定する手法が確立されている[6]。これらのタイピング法はPCRに基づいた手法であるが，KIRタイピングにおいて重要なのはKIRハプロタイプ構造の決定にある。すなわち，各KIR遺伝子の有無とそれによる個体におけるコピー数情報が必要となるが，シークエンスキャプチャー法に基づいたKIRタイピング法によりコピー数情報を含めたタイピングが可能となっている[7]。

## おわりに

これまでのHLAタイピングは特定の一部のエクソンのみに基づいた解析手法であった。NGSが登場し大量にシークエンスデータが算出できるようになり，HLAタイピングもより高解像度な手法へと変わりつつある。すでにNGS用のHLAタイピングキットが市販化され，その精度評価や実用化に向けた導入が検討されている。さらに，HLA遺伝子と相互作用し，疾患や移植成績と関連するKIR遺伝子の解析もこれまでよりも精度よく解析可能となってきた。HLA遺伝子とKIR遺伝子はゲノム医科学において重要な遺伝子領域の1つであるが，その遺伝的多様性は集団間で異なる特徴を示す。また，強い連鎖不平衡により特有のハプロタイプを形成する特徴から，日本人を対象にしたゲノム情報に基づく医療の実現には日本人のHLA遺伝子およびKIR遺伝子のゲノム解析が必要になると考えられる。

## 参考文献

1) Shiina T, et al : J Hum Genet 54, 15-39, 2009.
2) Hosomichi K, et al : J Hum Genet 60, 665-673, 2015.
3) Okada Y, et al : Hum Mol Genet 23, 6916-6926, 2014.
4) Parham P : Nat Rev Immunol 5, 201-214, 2005.
5) Parham P, et al : Nat Rev Immunol 13, 133-144, 2013.
6) Pyo CW, et al : BMC Genomics 14, 89, 2013.
7) Norman PJ, et al : Am J Hum Genet 99, 375-391, 2016.

## 参考ホームページ

- HLA Nomenclature
  http://hla.alleles.org/nomenclature/index.html
- IMGT/HLA Database
  http://www.ebi.ac.uk/ipd/imgt/hla/
- KIR Allele Nomenclature
  http://www.ebi.ac.uk/ipd/kir/alleles.html
- IPD-KIR Database
  http://www.ebi.ac.uk/ipd/kir/
- The Allele Frequency Net Database
  http://www.allelefrequencies.net

**細道一善**
2000 年　東京農業大学農学部卒業
2005 年　同大学院博士後期課程農学研究科修了
東海大学医学部分子生命科学研究員
2010 年　国立遺伝学研究所総合遺伝研究系人類遺伝研究部門助教
2014 年　金沢大学医薬保健研究域医学系革新ゲノム情報学分野准教授

# 6．T細胞受容体レパトア解析

井元清哉・長谷川嵩矩・山口 類

獲得免疫のシステムを理解する鍵は，多様な抗原を認識するT細胞受容体，B細胞受容体にある。本稿では，次世代シークエンス技術により得られたシークエンスデータからTCRレパトアを解析する情報解析技術について紹介する。また，これまでにレパトアの多様性やTCR上のCDR領域の解析から見出されたいくつかの研究結果について紹介する。また，免疫グロブリンレパトアの解析についても紹介する。最後に，がん研究におけるTCRレパトア解析を中心とした解析として，neoantigenとの関連について今後の研究動向を含めて検討する。

## Ⅰ．T細胞受容体

リンパ球の一種であるT細胞やB細胞は，非自己に対する免疫反応において主要な役割を果たす。本稿では，主にT細胞受容体のゲノム解析について述べる。

表面にCD8分子を発現しているT細胞から分化してくるT細胞は，その受容体（T細胞受容体：TCR）によってHLA（human leukocyte antigen）分子が提示する抗原を認識し細胞傷害性を示す。細胞傷害性T細胞は，CTL（cytotoxic T lymphocyte）と呼ばれ，細胞傷害物質であるパーフォリンやグランザイムなどを放出し非自己と認識される細胞を破壊することが知られている。ここでは，14番染色体上にコードされるα鎖と7番染色体上にコードされるβ鎖のヘテロダイマーからなるαβT細胞受容体（T-cell receptor：TCR）を有するαβT細胞の解析について取り上げる（γ鎖とδ鎖の二量体から構成されるγδT細胞も存在するが，αβTCRとγδTCRの両方をもつT細胞は存在しない）。TCRは可変部と定常部からなる。図❶はTCRのα鎖，β鎖の編成についての概念図である[1]。各T細胞においてV-D-Jが再構成されることによりヘテロダイマーとして$10^{15}$を超えるバリエーションを有し，可変部に存在する相補性決定領域（complementarity determining region：CDR）によって抗原を認識する。TCRの解析においては，①どのような組み合わせによって構成されたα鎖，β鎖を有するT細胞が，それぞれどの程度存在するのか（TCRレパトア），②抗原認識部位であるCDRは極めて多様性の高い配列を有するため，CDRにどのような配列があるのか，この2点をまずはシークエンスデータから同定することが重要となる。

## Ⅱ．TCRレパトア解析

近年，次世代シークエンスの技術によりTCRをシークエンスすることで，どのようなTCRを有するT細胞がどのような割合で存在するか，いわゆるTCRレパトアを同定するためのデータ解析技術が開発され，免疫疾患やがんなど様々な疾患において病態や治療効果，予後などの臨

key words
T細胞受容体（TCR），TCRレパトア，相補性決定領域（CDR），多様性指標，
免疫グロブリンレパトア，がんゲノム，免疫療法，アレルギー，HLA，neoantigen

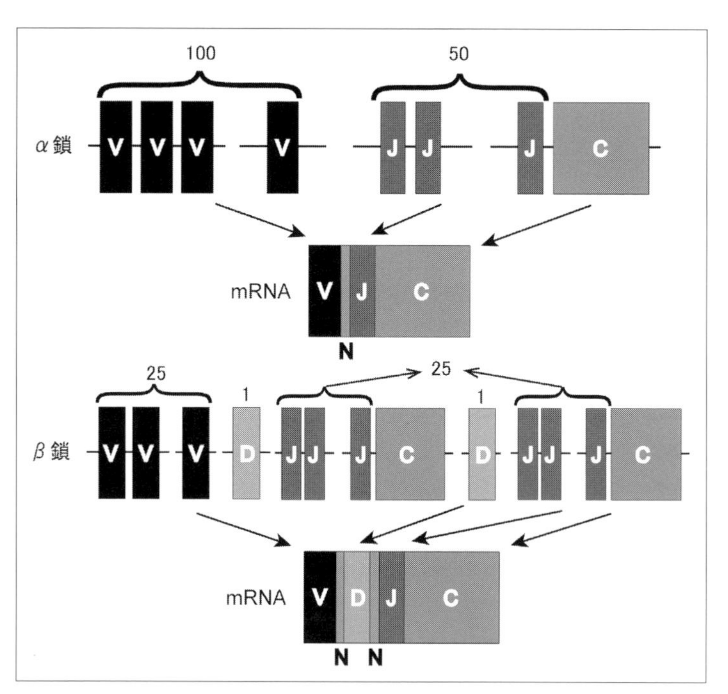


**図❶ ゲノム再編集によるTCR α鎖, β鎖の多様性の獲得**（文献1より）
個数については，今後の研究により変わる可能性がある。

床的な因子との関連が集中的に研究されている。シークエンスデータからTCRレパトアを解析するためのコンピュータプログラムとしては，MiTCR[2]は比較的初期に開発されたものである。同じ研究チーム（MiLaboratory）により2015年にMiXCRという新たなプログラムが公開されている[3]。またMiLaboratoryからは，分子バーコードを用いることで，同じ分子から得られたPCR産物を見分ける技術により，PCRエラーやシークエンスエラーを補正しつつTCRレパトアを解析するパイプラインMIGECが公開されており，その中でもMiXCRが使われている[4]。また最近のものとしては，ImmunoMap[5]が挙げられる。ImmunoMapでは，クラスタリングや進化系統樹のような解析を組み合わせることで，同じ抗原を認識するTCR達は，その配列は相同性が極めて高いという性質を利用している。

## Ⅲ. Tcrip

われわれは，TCRα鎖，β鎖のRNAシークエンスからTCRレパトア解析を行うTcrip（T cell receptor immuno-profiler）と呼ばれる手法を開発している。TcripにおけるTCRレパトア解析について簡単に説明する。解析のステップは，大きくは2つの部分に分けられる。regular analysisと呼ばれる第1パートは，V-D-Jの組み合わせをシークエンスリードから推定し，CDRを同定するための解析である。シークエンスリードから定常部，J領域，V領域の順にその配列を決定し，D領域とそれを挟むランダムと考えられる配列（図❶ではNと表した領域）を同定する（図❷）。その後，相補性決定領域CDR1, 2, 3の同定を行う。第2パートは，新たなエクソンの発見などを狙った解析であり，TCRの参照配列にアライメントされなかったシークエンスリードに対して更に深い解析を行うunmapped part analysisと呼ばれる解析である。このTcripを用い，Fangら[6]は，非小細胞肺がん患者のTCRα鎖，β鎖のcDNAをシークエンスすることにより，V-D-Jのコンビネーションに加え，多様性の高いCDR3の配列を決定できることを示した。また，解析した症例において過去の化学療法によってT細胞の機能障害性のスプライシング異常が起こっていることを見出した。加えて，TCRにおける3つの新規エクソンの候補を見出した。Yewら[7]は，同種造血幹細胞移植（allogeneic hematopoietic stem cell transplantation：Allo-HSCT）の前後でTCRレパトア解析を行い，その結果，TCRα鎖，β鎖ともにその多様性（diversity）がAllo-HSCTの後で統計学的に有意に低くなっていることを発見した。また，GVHDを起こした患者，起こさなかった患者のTCRレパトアやCDR3についても解析を行っている。

## Ⅳ. TCRレパトアの多様性

TCRレパトアは，TCRのパターンごとの存在

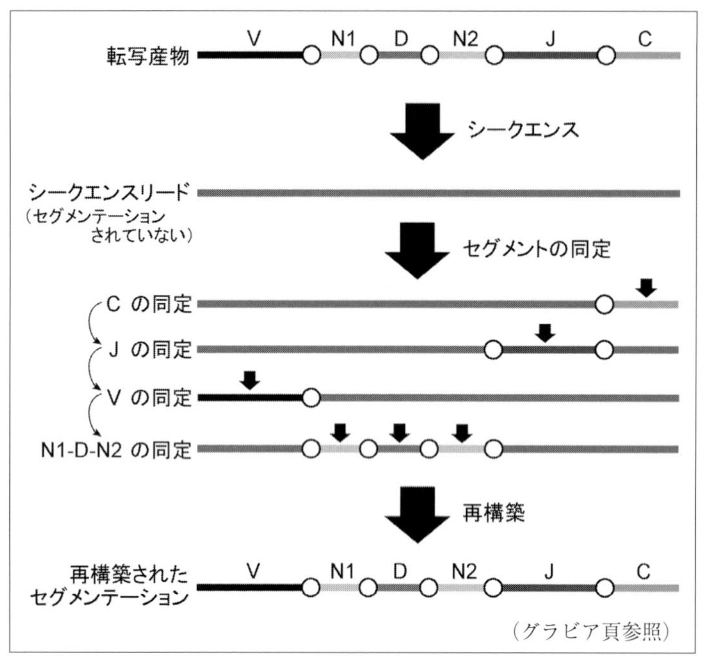


図❷　Tcrip におけるシークエンスデータからの TCR セグメンテーションの再構築（文献 1 より）

割合である。その解釈には，Simpson's diversity index，Gini-Simpson index，inverse Simpson's index，evenness など多様性を定量化するための指標が用いられる。今，TCR$\alpha$ 鎖において，$R$ 種類の V-D-J のコンビネーションが観測され，$i$ 番目のコンビネーションの存在割合を $pi$ と表すことにすると（$p_1+\cdots+p_R=1$），Simpson's diversity index（$\lambda$）は，

$$\lambda = \sum_{i=1}^{R} p_i^2$$

と表される。上述の Yew らの解析[7]では，inverse Simpson's index（$1/\lambda$）が用いられている。このような指標を用いることで，非常に多様な種類の TCR があるのか，それともモノクローナルに近い状態になっているのかを数値として客観的に判断することができるため，多様性の指標としてよく用いられている。

## V．TCR レパトアの大規模解析

他の大規模な TCR レパトア解析としては，Li らの解析[8]が挙げられる。The Cancer Genome Atlas（TCGA）において収集された 29 種類のがん種における約 9000 症例の RNA シークエンスデータを解析することで，腫瘍組織に浸潤している TCR 上に 60 万以上の CDR3 配列を同定している。そのうちの 15％は完全長である。また，TCR レパトアの多様性と腫瘍における変異の蓄積との関連についても解析が行われている。また Yohannes ら[9]は，グルテンに対する免疫反応が引き金になって起こる自己免疫疾患であるセリアック病について解析を行い，グルテンによって誘導される T 細胞クローンを血液および腸管の TCR レパトアを解析することにより同定している。

近年のシークエンス解析技術の進歩に伴い，TCR レパトア解析もシングルセルレベルでの解析が可能となりつつある。これまでに説明した研究では，通常のシークエンス解析としての細胞集団のシークエンスであり，TCR$\alpha$ 鎖，$\beta$ 鎖それぞれで V-D-J のコンビネーションについての相対存在度が解析される。しかしながら，$\alpha$ 鎖と $\beta$ 鎖の組み合わせは直接はわからない。シングルセルで TCR が解析できれば，$\alpha$ 鎖と $\beta$ 鎖の組み合わせまで解析できることになる。シングルセルでの TCR レパトア解析の先駆的な仕事は，Kobayashi らによってなされた[10]。小林らは新たなクローニングシステムを開発し，血中リンパ球から 10 日以内に抗原特異的 T 細胞の TCR を決定し機能解析を行うことに成功した。

TCR レパトアの解析は，シークエンス技術の進歩とそれに対応するデータ解析技術の開発によって可能になった。しかしながら，解析によって得られた TCR レパトアを解釈することは依然として困難である。Shugay ら[11]は，TCR レパトア解析の文献情報から抗原特異的な TCR レパトアのモチーフを探索し TCR レパトアにアノテー

ションをつけることを可能とするデータベースVDJdbを構築している。今後，このようなTCRレパトアを解釈するための研究は重要性が高まってくると考えられる。

## Ⅵ. BCRレパトアの解析

獲得免疫のシステムにおいて，T細胞とともに中心的な役割を果たすのがB細胞である。T細胞がTCRにより抗原を認識することに対してB細胞は細胞表面に免疫グロブリンを発現させ，その型に適合する抗原の出現を感知する。適合する抗原はB細胞に取り込まれ，ヘルパーT細胞に対して抗原提示される。認識したヘルパーT細胞によって形質細胞に分化されることによって抗体（分泌型の免疫グロブリン）を産生することになる。B細胞表面に発現する免疫グロブリンは細胞膜貫通部分をもつB細胞受容体（B-cell receptor：BCR）である。BCRもTCRと同様の多様性を有する。われわれは，免疫グロブリンレパトア（BCRレパトア）を解析するためにTCRレパトアを解析するTcripをBCRレパトア用に改変したBcripを開発し，ピーナッツアレルギー症状に対する経口免疫療法の前後におけるBCRレパトアの発現変化を解析した。Bcripは，TCRレパトア解析と同様にBCRのV-D-Jのコンビネーションを同定するとともにCDR3配列についても同定することができることを示し，経口免疫療法後における免疫グロブリン重鎖$\alpha$，および重鎖$\gamma$における多様性の有意な減少を見出した[12)]。なお，TCRレパトア解析において紹介したMiXCRもBCRレパトア解析に対応しており，Kiyotaniら[12)]の解析においても使用されている。

がん研究においては，がん細胞におけるnonsynonymousなゲノム変異から生じた変異型ペプチドがHLA分子によりT細胞に抗原提示され，がん細胞に対する抑制機構に関する研究が免疫チェックポイント阻害剤の成功もあり大きな注目を集めている。概念図を**図❸**に挙げた。HLA分子によりT細胞に提示される変異型ペプチドはneoantigenと呼ばれ，細胞傷害性T細胞が攻撃する目印となりうる。しかしながら，どのようなneoantigenがどのようなTCRクローンを誘導するかについては，まだ十分な研究が行われていないのが現状である。

## Ⅶ. がん研究におけるTCRレパトア解析と関連する情報解析

腫瘍組織における体細胞変異は，腫瘍組織から生成したシークエンスデータと対照正常細胞から生成したシークエンスデータを統計学的な比較を行い見出すことができる。遺伝子コード領域上の体細胞変異の中からアミノ酸変化を伴うnonsynonymousな変異を抽出し，変異型のペプチドを構成する。この変異型ペプチドが個々人のHLAによって提示されるかどうかは，HLAの型にも依存する。HLA型については現在，シークエンスデータから同定することができる情報解析技術が開発されている。HLA領域のターゲットシークエンスからは高精度にHLA型を同定することが可能であるが，RNAシークエンスや全エ

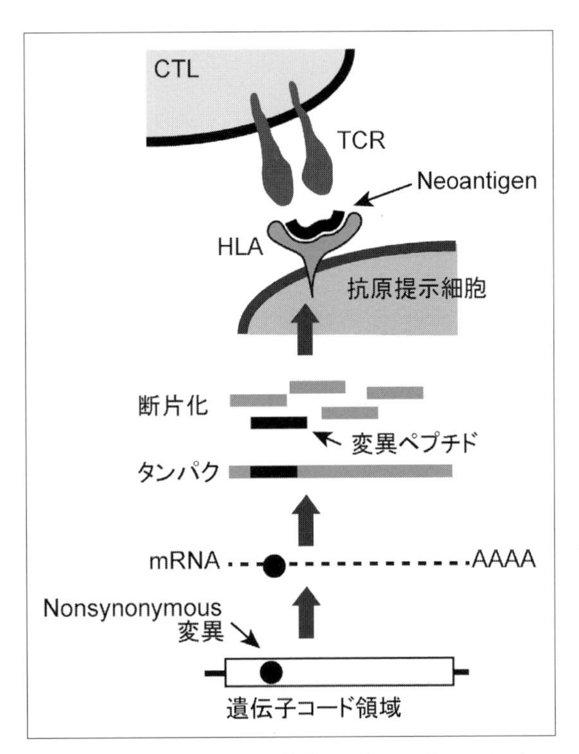


**図❸** 体細胞変異からの変異ペプチドがHLAによって抗原提示され，細胞障害性T細胞により認識される獲得免疫システムの概念図

クソームシークエンスからも 90％後半の高い精度で HLA 型の同定が可能であるし，depth がそれらよりも浅く HLA 型の同定が不利な状況にある全ゲノムシークエンスデータからも HLA 型の同定ができるようになりつつある。

neoantigen の候補となる変異は，がん種にもよるが数千以上になることも多い。これらをすべて実験的に検証することは極めて困難であろう。そこで，HLA の型を指定しペプチドのアミノ酸配列を入力データとして，HLA 分子とペプチドとの結合強度をニューラルネットワークなどのデータ解析の方法を用いて予測する情報解析技術が開発されている。われわれは，がんゲノムシークエンスデータから同定された nonsynonymous 変異から変異ペプチドを自動生成し，Immune Epitope Database（IEDB）[13] において公開されているプログラム（NetMHCpan）を用い HLA との結合強度を推定することで，neoantigen の候補を絞り込むことのできる解析パイプラインを構築し GitHub にて公開している。この解析パイプラインは，統計解析ソフトウェア R から利用することが可能となっており，点変異だけではなく，挿入欠失や構造変異など様々な体細胞変異から生成される変異ペプチド，および野生型ペプチドも自動生成し，それらを比較することで neoantigen の予測が可能なように拡張を行っている。

## おわりに

このように，腫瘍組織からゲノム情報を取得し neoantigen の解析を行い，同時に RNA シークエンスや TCR のシークエンスを行い，TCR レパトアの解析を行うことで T 細胞誘導能の高い neoantigen の同定やそれらから誘導される特異的な TCR クローンの解析が可能となると思われる。しかしながら，がんゲノムに生じる体細胞変異は極めて多様であり，数百から場合によっては数千という neoantigen の候補が提示されることもある。そのような場合，非常に多くのサンプル数が解析には必要になると考えられ，TCGA や国際がんゲノムコンソーシアム（International Cancer Genome Consortium：ICGC）にて蓄積されているデータやそれらをより拡張したデータが必要となるであろう。また，免疫チェックポイント阻害剤や免疫療法を行った場合にはその有効性についてのデータも整理しゲノム情報と統合する必要がある。これらのデータをフル活用することにより，免疫システムをゲノム情報によって理解する基盤が構築できると考えている。

### 参考文献


1）Yamaguchi R, Imoto S, et al : Immunopharmacogenomics (Nakamura Y, Ed), Springer Japan, 27-43, 2015.
2）Bolotin DA, Shugay M, et al : Nat Methods 10, 813-814, 2013.
3）Bolotin DA, et al : Nat Methods 12, 380-381, 2015.
4）Shugay M, et al : Nat Methods 11, 653-655, 2014.
5）Sidhom J-W, et al : Cancer Immunol Res, 2017. doi: 10.1158/2326-6066.CIR-17-0114
6）Fang H, Yamaguchi R, et al : Oncoimmunology 3, e968467, 2014.
7）Yew PY, Alachkar H, et al : Bone Marrow Transplant 50, 1227-1234, 2015.
8）Li B, Li T, et al : Nat Genet 48, 725-732, 2016.
9）Yohannes DA, Freitag TL, et al : Sci Rep 7, 17977, 2017.
10）Kobayashi E, Mizukoshi E, et al : Nat Med 19, 1542-1546, 2013.
11）Shugay M, Bagaev DV, et al : Nucleic Acids Res 46, D419-D427, 2018.
12）Kiyotani K, et al : J Hum Genet 63, 239-248, 2018.
13）Vita R, Overton JA, et al : Nucleic Acids Res 43, D405-D412, 2015.


### 参考ホームページ


・MiLaboratory の MiXCR
https://milaboratory.com/software/mixcr/

・GitHub
https://github.com/hase62/Neoantimon

**井元清哉**
1996 年　九州大学理学部数学科卒業
1998 年　同大学院数理学研究科修士課程修了
1999 年　日本学術振興会特別研究員（統計科学）
2001 年　九州大学大学院数理学研究科博士課程修了，博士（数理学）
東京大学医科学研究所ヒトゲノム解析センター博士研究員
同助手
2007 年　同准教授
2015 年　東京大学医科学研究所ヘルスインテリジェンスセンター健康医療データサイエンス分野教授
2016 年　厚生労働省医療統計参与
2017 年　東京大学医科学研究所ヘルスインテリジェンスセンター長

# 7．RNA シークエンス

石垣和慶

“定量”は生物学において常に重要な要素であり，様々な観測事象に対して可能なかぎり定量化する試みが行われている。遺伝子発現量の定量はその簡便性から精力的に実施され，生物学の発展に貢献してきた。近年，次世代シークエンサー（next generation sequencing：NGS）の普及，運用コストの低下と相まって遺伝子発現量の定量の主流は RNA シークエンスに移行しつつある。RNA シークエンスでは量的評価に加えてスプライシングなどの質的評価も可能であり，遺伝子発現状態を多面的に評価することができる。本稿では，RNA シークエンスの基本的要素，本技術を応用した解析例を紹介する。

## はじめに

全遺伝子を対象とした網羅的な遺伝子発現解析をトランスクリプトーム解析と呼ぶ。本稿では遺伝子発現量 = messenger RNA（mRNA）の量とさせていただく。遺伝子発現量の定量は歴史的に quantitative PCR 法（qPCR 法）が主流であった。高い精度が得られる半面，解析可能な遺伝子数が限定的であり，トランスクリプトーム解析は不可能であるという欠点があった。複雑な生体機能を理解するためには多くの遺伝子の発現量の変動を評価することが必要である。パスウェイやネットワークなどに関する知見が急速に拡大するのに合わせて，トランスクリプトーム解析に対するニーズも高まってきている。トランスクリプトームの評価は“量的”な要素と“質的”な要素に分けて考えることができる。トランスクリプトーム解析の主要な手法は RNA シークエンスとマイクロアレイであるが，質的評価ができるのは RNA シークエンスの特権である。

## Ⅰ．トランスクリプトームの量的評価

トランスクリプトーム解析の基本は遺伝子発現“量”の評価である。これはマイクロアレイでも評価可能であるが，精度，感度，測定可能な濃度範囲などの評価項目において RNA シークエンスのほうが優れた手法であることが複数の実験で確認されている [1) 2)]。マイクロアレイはプレート上の DNA プローブとサンプルをハイブリダイゼーションさせ，反応シグナルの強度で遺伝子発現量を間接的に推定している。一方，RNA シークエンスではライブラリー中に含まれる分子を次世代シークエンサー（NGS）で直接的に測定しているため，様々な指標で RNA シークエンスの有意性が示されたことは妥当だと思われる。ただし，RNA シークエンスでは PCR 法により増幅されたサンプルを測定対象とするため，PCR 法で増幅されにくい遺伝子は発現量が低く見積もられるバイアス（PCR バイアス）が存在する。近年，molecular barcoding などの技術の応用により

key words

RNA シークエンス，次世代シークエンサー，トランスクリプトーム，スプライシング，expression quantitative trait loci 解析，アレル特異的発現解析

PCR バイアスの問題は解決できるようになっている[3]。

## Ⅱ. トランスクリプトームの質的評価

### 1. スプライシング

トランスクリプトームの質的評価のうち最も重要なのはスプライシングの評価である。RNA シークエンスではゲノム上にマップしたリードの分布から mRNA の構造，つまりスプライシングを網羅的に評価することができる。一方，マイクロアレイはスプライシングを評価することはできない。1 つの遺伝子は平均 4 個の splice isoform を有する。複数の splice isoform のうちどれが重要なのかを評価することで，遺伝子領域の中で特に重要な領域を明らかにすることができる。具体的事例は「Ⅳ. 解析の具体例」で紹介する。

### 2. 新規遺伝子の検出

RNA シークエンスでは，新規遺伝子由来のリードも他のリードと同様にゲノムにマッピングさせることができる。リードがマッピングされたゲノム上の位置と既知の遺伝子の位置を比較することで，新規遺伝子であることが確認できる。一方，マイクロアレイの原理は，プレート上の既知の遺伝子配列から作成されたプローブと測定サンプルの DNA をハイブリダイゼーションさせることである。そのため，新規遺伝子の検出はできない。

### 3. アレル特異的発現解析の評価

ヘテロ多型（1 つの遺伝子座に 2 つの異なる対立遺伝子が存在）を有する転写領域を想定する。RNA シークエンスでは多型を含むリードがどちらの対立遺伝子（アレル）から転写されたかを評価することができる。これはアレル特異的発現解析（allele specific expression）と呼ばれる手法である。機能遺伝学の分野において，遺伝子発現量が近傍の制御領域にどのように影響されるかを評価する解析〔expression quantitative trait loci（eQTL）解析〕は重要な研究テーマである。各対立遺伝子の発現量は同一ゲノム DNA 分子上の発現制御領域の活性を反映している（図❶）。そのため，アレル特異的発現解析は eQTL 解析において有用な手法の 1 つであり，RNA シークエンスの長所の 1 つである[4]。

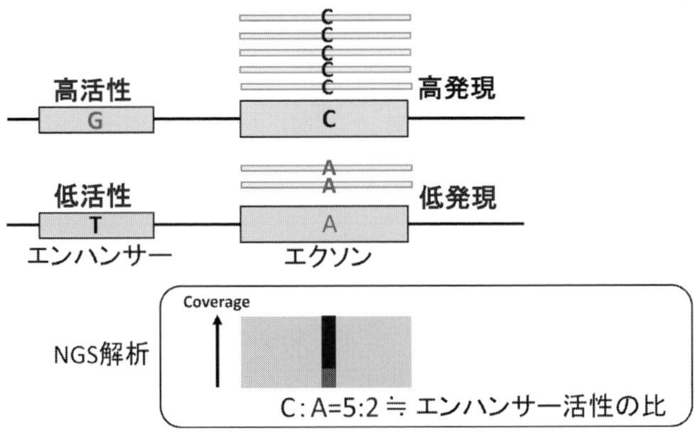

（グラビア頁参照）

**図❶ アレル特異的発現解析**

エクソン上に C/A のヘテロ多型が存在する。RNA シークエンスでは C アレル由来のリード，A アレル由来のリードを区別しながら発現量を定量することができる。これはアレル特異的発現解析と呼ばれる手法である。アレル特異的発現の比（図では 5:2）は同一ゲノム DNA 分子上のエンハンサーなどの発現制御領域の活性比を反映していると考えられる。

## Ⅲ. RNA シークエンス解析の実際

RNA シークエンス解析の流れは，① quality control（QC），②マッピング，③定量に分けられる。

### 1. QC

QC に関しては DNA シークエンスなどの他の NGS 解析と同じ流れで行われる。シークエンスアダプターの除去，low quality の塩基の除去などのトリミングが中心である。

### 2. マッピング

RNA シークエンスのマッピングは DNA シークエンスとは本質的に異なる要素がある。それはスプライシングへの対応である。各リードを reference 配列に貼り付けるという意味では同じである。しかし，RNA シークエンスではスプライシングのためリードが

reference 配列上に飛び飛びに張り付いていく。RNA シークエンスのマッピングソフトはスプライシングに効率的に対処できるように工夫されている。Tophat2 は RNA シークエンスの代表的なマッピングソフトであり，多くの研究で使用されている [5) 6)]。Tophat2 では transcriptome alignment を用いることができる。これは既知の gene model と reference 配列からスプライシング後の mRNA 配列をあらかじめ用意し，それに対してマッピングを行うものである。ヒトやマウスのように splice isoform に関する事前情報が充実している生物の解析には有効な手段であり，複雑なスプライシングを有する mRNA 由来のリードであっても 1 塩基もずれない正確なマッピングが可能である。一方，transcriptome alignment は gene model に反映されていない新規のスプライシングを検出することはできない。Tophat2 は新規スプライシングに対応できるように transcriptome alignment に依存しないマッピングアルゴリズムも実装されているが，新規スプライシングのマッピング精度・検出効率はまだ低いのが実情である。Tophat2 以外のマッピングソフトも同様の問題を抱えている。将来的には，マッピングソフトの改良により新規スプライシングに関する正確な議論が可能になることが期待される。

### 3. 定量

RNA シークエンスでは複数の定量対象が存在するが，ここでは RNA シークエンスの特徴を理解するため splice isoform の発現量の定量について述べる。ヒト mRNA の平均長が約 1500 塩基であるのに対して，現行の RNA シークエンスの大半は 1 ペアのリードに 150 ～ 250 塩基しか含まない。つまり，RNA シークエンスの各リードと splice isoform は 1 対 1 の関係ではない。マップしたリードの分布から splice isoform の量を“推定”することが必要である。Cufflinks は splice isoform の発現量を推定する代表的なソフトである [7)]。Cufflinks はリードの密度分布から各 splice isoform のコピー数の割合を線形モデルで推定している。一方，エクソン同士をつなぐリード数に注目する解析法も存在する [8)9)]。この場合，“推定”の要素が少ないため正確な定量ができるという長所があるが，解析対象が局所的であり splice isoform 全体の定量はできないのが欠点である。近年，シークエンス技術の改良により Nanopore などの長いリードの NGS が実施可能になっている。この実験系を RNA シークエンスに応用することにより将来的には上述の“推定”に伴う諸問題は解決しうると期待される [10)]。

## Ⅳ．解析の具体例

近年，著者らは 105 人の健常人から複数の免疫細胞を分取し，合計 600 サンプルを超える大規模 RNA シークエンス解析を実施した [11)]。本研究は

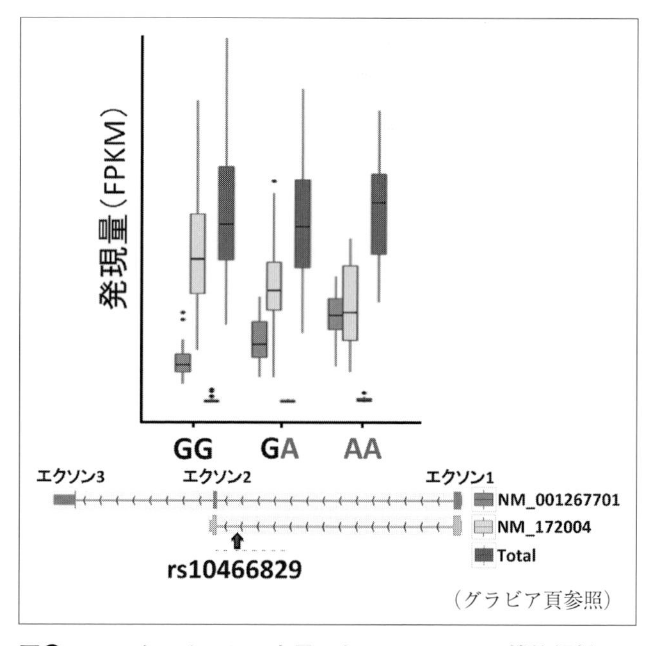


**図❷　RNA シークエンスを用いた rs10466829 の機能解析**

*CLECL1* には主に NM_001267701（赤）と NM_172004（緑）の 2 つの splice isoform が存在する。rs10466829 の多発性硬化症リスクアレル（A アレル）は NM_001267701 を増やす作用があるが，NM_172004 を減らす作用があり，遺伝子全体の発現量（青）には影響しないことがわかる。FPKM は fragments per kilobase million の略であり，遺伝子長，リード数により補正された発現量の単位である。

遺伝子発現量が近傍の制御領域にどのように影響されるかを網羅的に評価する eQTL 解析（上述）の研究である。本研究において RNA シークエンスの長所を活用した解析例を紹介する。

*CLECL1* は B 細胞に多く発現する 2 型膜タンパクであり，T 細胞への共刺激分子として作用し Th2 応答を誘導するといわれている[12)]。*CLECL1* のイントロンに存在する rs10466829 は多発性硬化症のリスク多型の 1 つである[13)]。この多型がどのようなメカニズムで発症に関与するかは不明であったが，*CLECL1* の coding region 外に存在することから遺伝子発現量，もしくは splice isoform の割合を修飾することで疾患のリスクになっていると推測されていた。われわれは rs10466829 のリスクアレルの個数と *CLECL1* の各 splice isoform の発現量の関連を B 細胞において評価した。*CLECL1* には主に 2 つの splice isoform が存在する（NM_001267701 と NM_172004）。興味深いことに，rs10466829 のリスクアレルは NM_001267701 を増やす作用があるが，NM_172004 を減らす作用があり，遺伝子全体の発現量には影響しない（**図❷**）。この結果は，NM_001267701 と NM_172004 の機能的な違いが多発性硬化症のリスクを説明しうることを意味する。NM_001267701 と NM_172004 は 5 アミノ酸だけ異なる配列を有する。現時点ではこのアミノ酸配列の違いの意義はまだ明らかにされておらず，今後の機能解析が期待される。このように RNA シークエンスの活用によって，遺伝子全体から特定の領域（5 アミノ酸）まで機能解析の候補領域を大幅に限定することができた。

## おわりに

RNA シークエンスの解析技術の進歩により遺伝子発現状態を多面的に評価することが可能になった。スプライシングなどの質的評価は量的評価よりも解析の難易度が高い。しかし，量的評価単独では発見しえない新規知見が得られることがあり，積極的に活用していくことが望ましい。



**参考文献**


1）Wang Z, Gerstein M, et al : Nat Rev Genet 10, 57-63, 2009.
2）Zhao S, et al : PLoS One 9, e78644, 2014.
3）Shiroguchi K, Jia TZ, et al : Proc Natl Acad Sci USA 109, 1347-1352, 2012.
4）Kumasaka N, Knights A, et al : bioRxiv 48, 18788, 2015.
5）The GTEx Consortium, et al : Science 348, 648-660, 2015.
6）Langmead B, et al : Genome Biol 10, R25, 2009.
7）Trapnell C, et al : Nat Biotechnol 28, 511-515, 2010.
8）Katz Y, Wang ET, et al : Nat Methods 7, 1009-1015, 2010.
9）Li YI, et al : Science 352, 600-604, 2016.
10）Byrne A, et al : Nat Commun 8, 16027, 2017.
11）Ishigaki K, et al : Nat Genet 49, 1120-1125, 2017.
12）Ryan EJ, et al : J Immunol 169, 5638-5648, 2002.
13）George MF, et al : Neurol Genet 2, e87, 2016.



**石垣和慶**
2005 年　東京大学医学部医学科卒業
　　　　　国保旭中央病院内科
2008 年　都立駒込病院内科
2010 年　東京大学大学院医学系研究科博士課程（内科学）
2014 年　同医学部付属病院アレルギー・リウマチ内科
2016 年　理化学研究所統合生命医科学研究センター特別研究員

# 8．エピゲノムシークエンス解析

早野崇英

次世代シークエンサーによりゲノムのみならずエピゲノムのシークエンス解析も可能になった。エピゲノムシークエンスの中でもDNAメチル化シークエンスやヒストン修飾シークエンスは，国際コンソーシアムによる標準的な実験・解析手法の確立が進められている。染色体3次元構造を解析する手法の発展により，クロマチン3次元ドメイン構造が組織特異的な遺伝子発現を調節していることも示唆されてきている。これらエピゲノムシークエンス解析について概観する。

## はじめに

ヒトのゲノム配列が解読された後も，ゲノム情報がいかにして空間・時間特異的に遺伝子発現を調節しているかは不明であった[1]。これまでの研究成果により，エピゲノムがその遺伝子発現を調節していることが示唆されている[2]。次世代シークエンサーの登場により，ゲノムのみならずエピゲノムシークエンス解析も可能になった。

## Ⅰ．エピゲノム

ゲノム配列の違いに依存せずに細胞内の遺伝子発現パターンを調節する過程の総体を「エピゲノム」という[2,3]。エピゲノムには，DNAメチル化やヒストン修飾といった「エピジェネティクス」の情報が含まれている。エピゲノムにより，ゲノム上に活性化ドメインや不活性化ドメインが形成される（図❶）。エピゲノムの異常は様々な疾患の原因となることが報告されている[4,5]。

## Ⅱ．レファレンスエピゲノム

DNAメチル化シークエンス解析やヒストン修飾シークエンス解析は，国際コンソーシアム（International Human Epigeome Cosortium：IHEC）による標準解析手法の確立やレファレンスエピゲノムの作成およびデータベースでの公開が進められている[6,7]。

### 1．DNAメチル化シークエンス解析

DNAメチル化シークエンス解析には，バイサルファイト（bisulfite）処理したゲノムDNAを次世代シークエンサーで読み取る手法（bisulfite sequencing：BS-seq）が広く用いられている。ゲノムDNAをバイサルファイト処理すると，メチル化されていないシトシンはウラシルに変換されるが，メチル化されたシトシンはウラシルには変換されない。この性質を利用することでゲノム上のメチル化シトシンを1塩基レベルで同定することができる[8,9]（図❷）。

### 2．ヒストン修飾シークエンス解析

ヒストン修飾シークエンス解析には，ヒストン

key words

エピゲノム，DNAメチル化，ヒストン修飾，エピジェネティクス，オープンクロマチン，バイサルファイト，クロマチン免疫沈降シークエンス，DHSs，3C，TAD

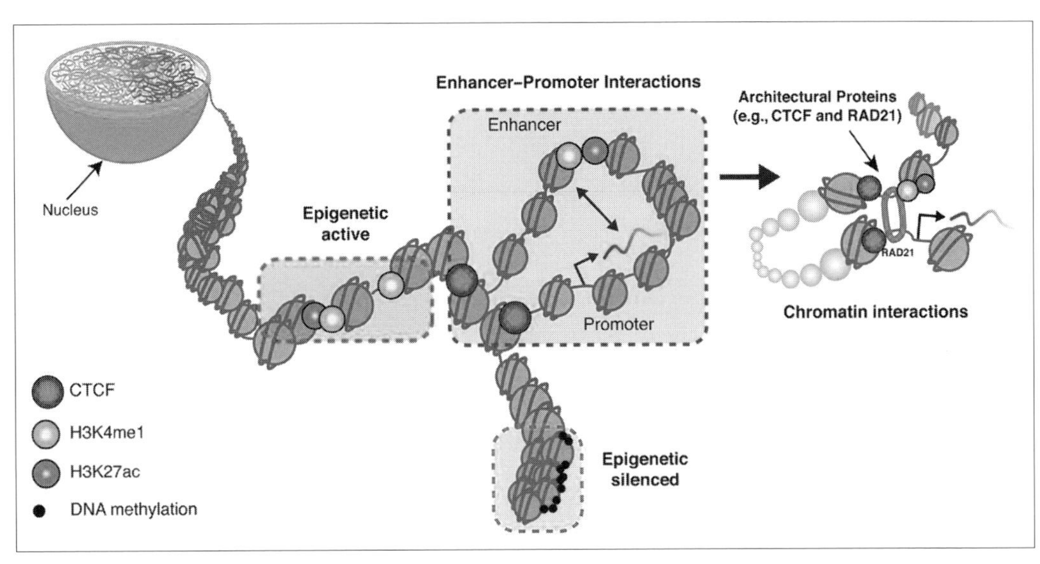


**図❶ エピゲノムによるゲノムの活性化ドメインと不活性化ドメインの形成**（文献4より）

活性化ドメイン（Epigenetic active）の指標として，オープンクロマチンや活性化ヒストン修飾（H3K4me1やH3K27ac）が見られる。不活性化ドメイン（Epigenetic silenced）の指標として，DNAのメチル化（DNA methylation）が見られる。転写の際にはエンハンサー（Enhancer）とプロモーター（Promoter）が近接し，ループ構造（Enhancer-Promoter Interactions）を形成する。このループ構造の形成にはCTCFなどの構造タンパク質（Architectural Protein）が関係している。



抗体で免疫沈降したDNAを次世代シークエンサーで読み取るクロマチン免疫沈降シークエンス（chromatin immunoprecipitation followed by sequencing：ChIP-seq）が用いられている。現在IHECでは6種類のヒストンH3のリシン残基の修飾パターン（K4me1，K4me3，K9me3，K27ac，K27me3，K36me3）が基準のヒストン修飾データになっている。ヒストン修飾により得られるピークのパターンが異なるため，それぞれのヒストン修飾に合わせて解析パラメータなどを調整する必要がある[10]（**図❸**）。

## Ⅲ．クロマチン構造解析

### 1．DNase-seq解析

ゲノムの活性化ドメインの指標の1つであるオープンクロマチンは，ヌクレオソームの間が緩んだ状態で転写因子が近づきやすくなっている。そのためDNase Ⅰで切断されやすい領域（DNAase Ⅰ hypersensitive sites：DHSs）となっており，DNase Ⅰで処理したゲノムを次世代シークエンサーで読む（DNase-seq）ことでDHSsを検出することができる[11]。このDHSsの情報と疾患関連の1塩基多型（single nucleotide polymorphism：SNP）の情報を統合することにより，疾患関連SNPの絞り込みを行うことができる[12]（**図❹**）。

### 2．染色体3次元構造解析

染色体の構造をとらえる実験手法（chromosome conformation capture：3C）および3Cを発展させた手法（4C，5C，Hi-C，ChIA-PETなど）の開発により，染色体の3次元構造について多くの知見が得られるようになった[13]。3Cおよびそれを基礎とした手法では細胞や組織をホルムアルデヒド処理することにより，転写因子などのタンパク質を介したDNA-DNA間の結合（エンハンサーとプロモーターの結合など）を固定する（crosslinking）。続いて制限酵素によるDNAの断片化（digestion）およびライゲーション（ligation）により，近接したDNA同士を融合させた人工的なDNA断片を作成する（**図❺**）。この融合DNA

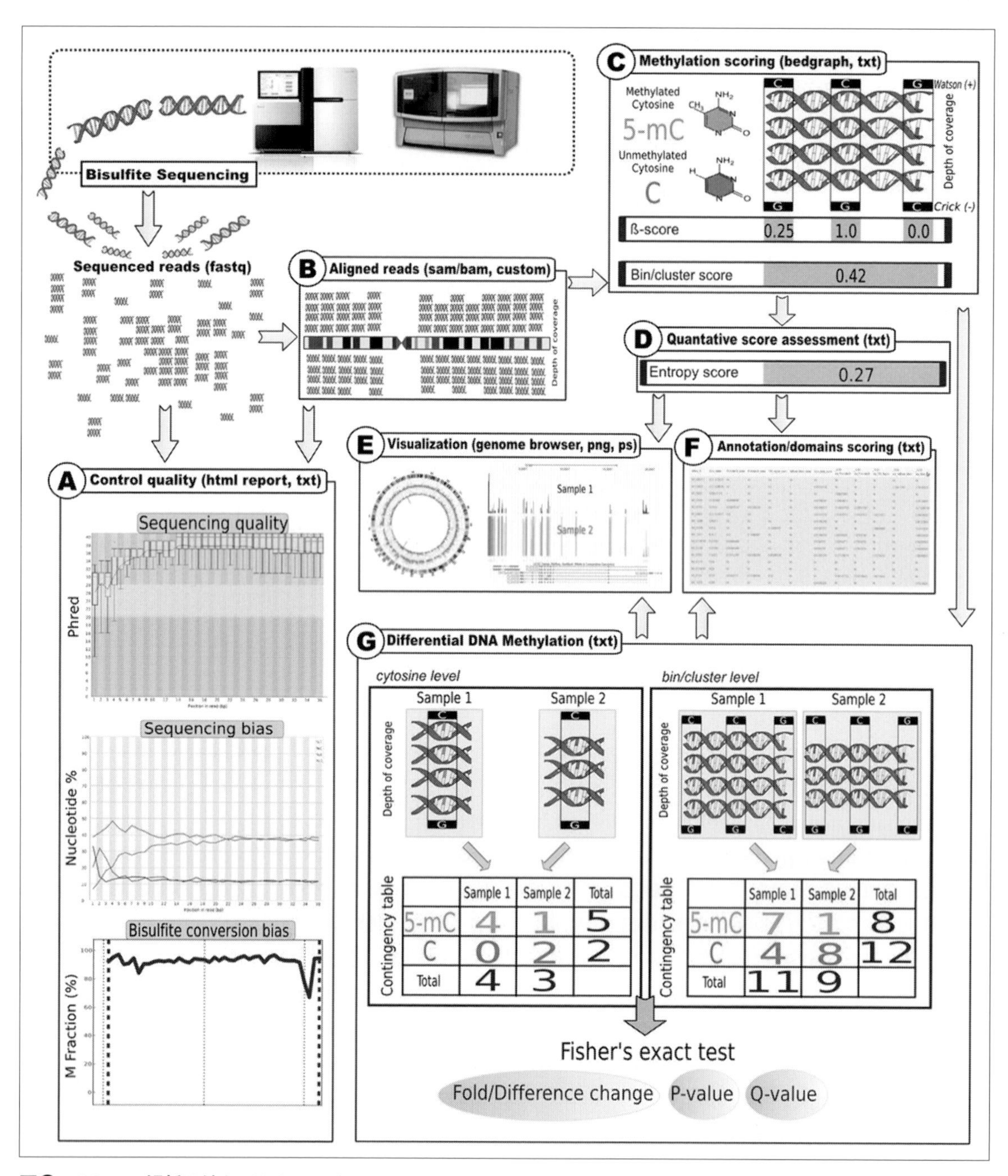


**図❷　BS-seq 解析の流れ**（文献９より）

A．シークエンスデータのクオリティチェック，B．シークエンスリードのアライメント，C．メチル化状態のスコア化，D．メチル化状態の定量化，E．メチル化状態の視覚化，F．ゲノム上のメチル化位置のアノテーション，G，メチル化に差のある領域の同定。

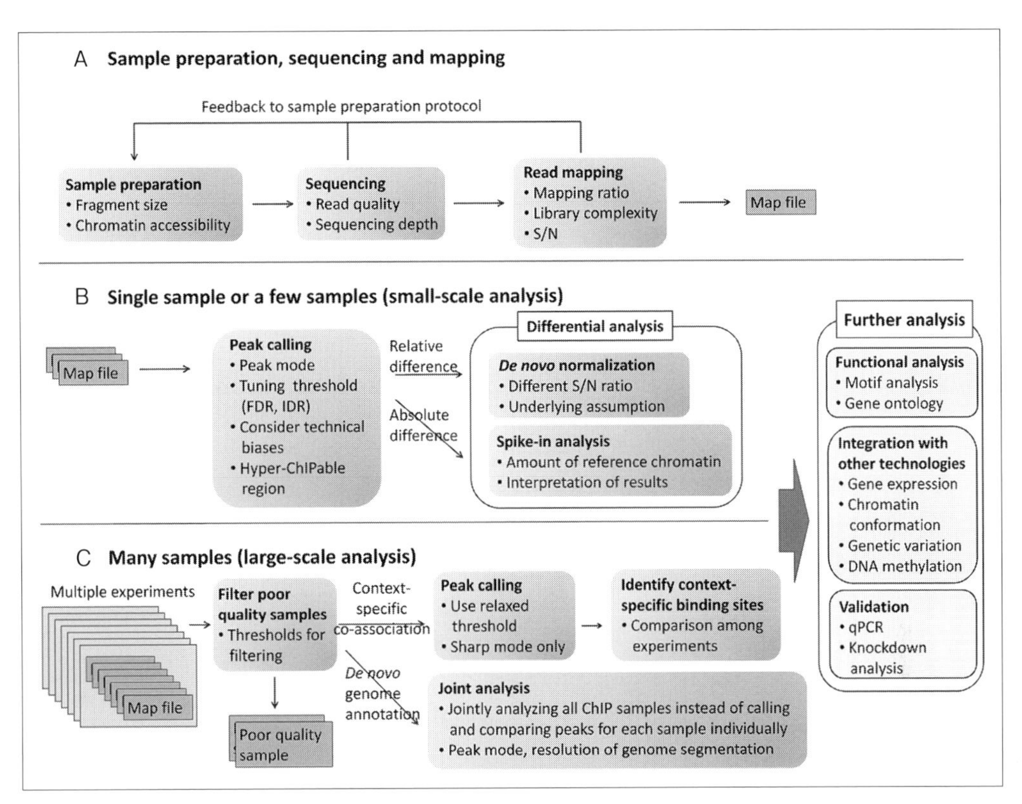


**図❸ ChIP-seq 解析の流れ**（文献 10 より）

A. サンプル調整からシークエンシングおよびマッピングまで
B. 小スケールサンプルの場合の解析手順
C. 大スケールサンプルの場合の解析手順

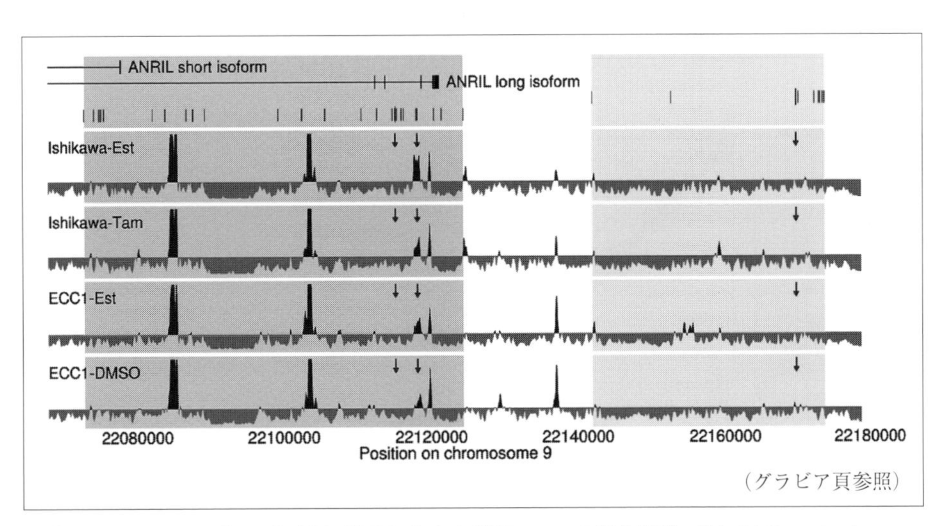


（グラビア頁参照）

**図❹ DNase-seq データ解析を利用した疾患関連 SNP の優先順位づけ**（文献 12 より）

子宮内膜がん細胞（Ishikawa-EST, Ishikawa-Tam, ECC1-Est, ECC-DMSO）の 9 番染色体の DHSs が濃い青色のピークとして示されている。GWAS で見つかった子宮内膜症関連 SNP が赤や青の矢印で示されている。DHSs と重なっている赤い矢印の SNP が優先順位の高い候補 SNP となる。

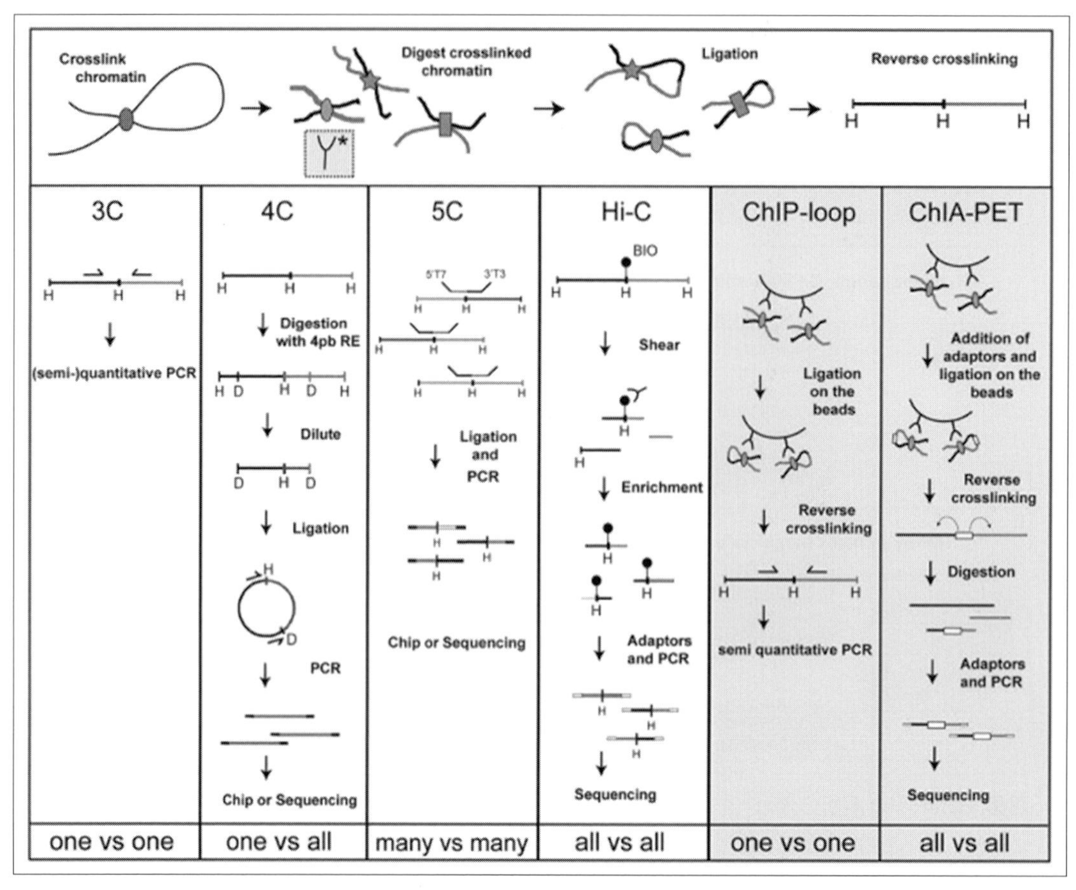


**図❺　3C と 3C を基にした手法の概要**（文献 13 より）

（上部）3C 関連手法の共通部分。（下部）それぞれの 3C 関連手法の特徴。灰色で示された手法（ChIP-loop と ChIA-PET）は，免疫沈降法が使われている（上部の灰色で囲まれた部分）。

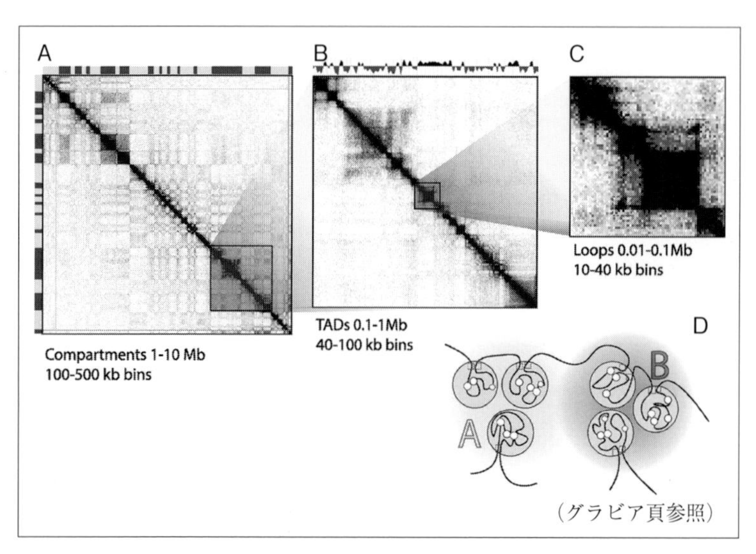


**図❻　Hi-C 法のデータ解析により得られた染色体 3 次元構造**（文献 14 より）

A. 2 種類の compartment 構造が黄色と紫色で区別されている。

B. compartment 構造の中には，topologically associating domain（TAD）が存在している。TAD の場所は灰色のピークで示されている。

C. TAD の中には，エンハンサーとプロモーターの近接によるループ構造などがある。ループ構造は点で示されている。

D. 染色体 3 次元構造の階層。黄色と紫色の円は compartment を示している。灰色の円は TAD を示している。それぞれの TAD は CTCF 同士の結合（四角）で区切られている。赤い円（エンハンサー）と青い円（プロモーター）がループ構造を形成している。

断片を次世代シークエンサーで読み取ることで，染色体3次元構造の情報が得られる[14]（**図❻**）。Hi-C法の解析で見つかった3次元ドメインの1つ topologically associating domain（TAD）は，組織による保存性が高く，組織特異的な遺伝子発現に関係していることが示唆されている[15]。

## おわりに

次世代シークエンサーの登場に伴うエピゲノム解析手法の発展により，ゲノムの3次元構造をより詳細に解析できるようになった。エピゲノムシークエンス解析結果にゲノムシークエンス解析結果や遺伝子発現解析結果などを統合することで，新たな疾患関連異常が見つかり治療法の開発につながると期待される。



### 参考文献


1）Lander ES : Nature 470, 187-197, 2011.
2）Rivera CM, Ren B : Cell 155, 39-55, 2013.
3）金井弥栄 編 : 実験医学増刊 34(10), 羊土社, 2016.
4）Achinger-Kawecka J, Taberlay PC, et al : Cold Spring Harb Symp Quant Biol 81, 41-51, 2016.
5）Barrès R, Zierath JR : Nat Rev Endocrinol 12, 441-451, 2016.
6）Stunnenberg HG, International Human Epigenome Consortium, et al : Cell 167, 1145-1149, 2016.
7）Bujold D, Morais DA, et al : Cell Syst 3, 496-499.e2, 2016.
8）Krueger F, Kreck B, et al : Nat Methods 9, 145-151, 2012.
9）Adusumalli S, Mohd Omar MF, et al : Brief Bioinform 16, 369-379, 2015.
10）Nakato R, Shirahige K : Brief Bioinform 18, 279-290, 2017.
11）Thurman RE, Rynes E, et al : Nature 489, 75-82, 2012.
12）Nakaoka H, Gurumurthy A, et al : PLoS Genet 12, e1005893, 2016.
13）de Laat W, Dekker J : Methods 58, 189-191, 2012.
14）Belaghzal H, Dekker J, et al : Methods 123, 56-65, 2017.
15）Schmitt AD, Hu M, et al : Cell Rep 17, 2042-2059, 2016.


### 参考ホームページ


・IHEC
http://ihec-epigenomes.org/



**早野崇英**
2003年　東京理科大学理工学部応用生物科学科卒業
2005年　同大学院理工学研究科応用生物科学専攻修士課程修了
2010年　同博士後期過程修了（理学博士）
シンガポール国立大学がん科学研究所リサーチフェロー
2012年　国立遺伝学研究所総合遺伝研究科人類遺伝研究部門特任研究員
2017年　山口大学大学院医学系研究科システムバイオインフォマティクス講座講師

# 9．メタゲノムシークエンス解析

中村昇太

微生物集団を網羅的に解析するメタゲノムシークエンスがあらゆる分野で用いられるようになった。主に細菌集団を解析する16S rRNA遺伝子の部分配列を標的としたディープシークエンス解析が多用されているが，その実験デザインには多くの落とし穴がある。これまで数多くの共同研究で経験してきた実験プロトコルや患者背景，動物実験環境などがメタゲノムデータに与える深刻な影響を解説し，微生物集団を解析するための研究計画と手法論を実際の研究例とともに紹介する。

## はじめに

微生物集団を網羅的に解析するメタゲノム解析が一般的になり，研究分野だけでなく一般社会においても腸内細菌叢と健康との関心が高まりつつある。細菌や古細菌集団を対象とする16S rRNA遺伝子ベースのメタゲノム解析の簡便さから，ありとあらゆる分野においてメタゲノムデータが論文の一図表となることが増加している。しかし，この簡便さに隠れて多くの落とし穴が実験デザインに存在することが，メタゲノム解析業界で話題になっている[1]。深刻な問題としてはコンタミネーションの問題があるが，他にも実験デザインの上で数多くの問題を経験している。こうした経験から特に本稿ではメタゲノム解析実験で注意すべき点や起こりやすい落とし穴の回避方法について説明する。この業界の時間の進み方はすさまじく速く，去年の常識が今年通じないことが多い。したがって，本稿がどれだけ読者にとって役に立つのかわからないが，できるだけ風化しない情報，今流行りの装置やツールの使い方以外の情報について紹介したい。

## Ⅰ．微生物集団を解析するための研究計画

### 1．微生物集団の質と量

微生物集団を解析することを目的としてメタゲノム解析の研究計画を立てる際に，その集団のイメージが明確であるかどうかを意識する必要がある。もしかすると，そこには微生物だけでなくホストの遺伝情報も多く存在し，そもそも微生物集団の遺伝子を捕まえるには困難な状況になっているかもしれない。メタゲノムという定義は何も細菌集団に限ったことではなく，ウイルス，真核生物も含まれる。微生物集団＝細菌集団というイメージが落とし穴になるケースが多い。また，どれだけの微生物量（microbial biomass）がそこに存在するかも意識する必要がある。存在する微生物量に対して，圧倒的にホストゲノムの混入が多かった場合は16S rRNAのPCRがうまくいかな

key words

メタゲノム解析，腸内細菌叢，16S rRNA，microbial biomass，コンタミネーション，アンプリコンディープシークエンス，細菌叢解析，真菌叢解析，次世代シークエンス，メタゲノムショットガンシークエンス

いことがある。また解析対象とする微生物量が極微量だった場合，サンプリング環境や実験環境から混入するコンタミナントの影響が大きくなってしまう。常に解析対象とそれ以外の遺伝子存在比率を把握することが求められる。

### 2. ホストゲノムのサブトラクションもしくは微生物集団のエンリッチ

解析対象の遺伝子存在比率を上げるために，実験操作によってホストの細胞レベルやDNAレベルでのサブトラクションが行われることがある。ここで考慮する必要があるのは，実験プロトコル中に厳しすぎる遠心操作やフィルターをかけると，ある微生物集団を落としてしまう可能性があることである。細菌は1μm程度の大きさといわれているが，実際には集団でフィラメント状の構造体やバイオフィルムを形成している。ヒト細胞と細菌の教科書どおりの大きさのイメージで，無意識に遠心操作や粗いフィルターを採用するのは避けたほうがよい。その時に集団で構造体を作りやすい集団や，フィルターの化学特性に親和性をもつ集団を落とす可能性も考慮する必要がある。こうした場合に有効であるのは，ホストDNAと何らかのターゲット集団のマーカー遺伝子の定量PCRによって，その存在比をあらかじめ知っておくことをお薦めする。ある過程において，本当にホストゲノムがサブトラクトされ，微生物集団がエンリッチされているかどうか，操作前後でモニタリングする必要がある。基本的には実験過程は，できるだけシンプルかつ工程数を減らすことが望ましい。使用する試薬，操作が増えるごとに，コンタミネーションや微生物集団に変化が起きるリスクがあることに注意したい。

### 3. コンタミネーションの問題

われわれは市販キットの試薬の中にDNAの混入があり，そのDNAをメタゲノム解析で検出してしまうという経験を多くしている。キット中の酵素は，大腸菌などの大量発現系で作られていることが多い。その精製度が甘かった場合は，それは単なる大腸菌抽出物である。16S rRNAのPCR後のバンド泳動像が異常な場合や，解析データ後に大腸菌が異様に多い場合は要注意である。こうしたキットに含まれる微生物集団のことを“Kitome”と揶揄されている。解析対象の微生物量が低い場合は，こうした試薬キットや環境からの微量の混入DNAの影響が無視できなくなることを想定しなければならない。なかでも大きな話題となったのは，病原体検出において，核酸抽出キット由来のウイルスを原因不明肝炎のウイルスとして報告された例である[2)3)]。メタゲノム解析の際は，ターゲットとする微生物集団の質や量をまず明確にイメージし，それと明らかに異なるデータが得られた場合は実験過程を見直す必要がある。またメタゲノム解析だけでなく，異なる方法による確認が必須である。一度確定した実験過程や使用キットを安易に変えるべきではない。問題の切り分けと原因究明が困難になるためである。使用試薬やキットが安定に供給されるかも重要な検討事項である。

### 4. 患者背景や検体保存までの過程

腸内細菌が様々な疾患に関連していることが次々に明らかになっている。こうした研究，主にヒトマイクロバイオーム研究でいえば，患者背景や検体保存の過程がメタゲノム解析に非常に重要な要因になる。基本的なカルテ情報や薬歴，特に抗生物質は腸内細菌に多大な影響を及ぼすため，投薬履歴を把握するべきである。通院している病院以外に歯科治療などでも抗生物質が処方される場合があるので，慎重に聞き取り調査を行う必要がある。また抗生物質だけでなくプロトンポンプ阻害剤のような胃酸を抑える薬が，腸内細菌叢に影響を与えることも報告されている[4)]。治療のための投薬はやむを得ないが，投与する薬剤の種類や量・期間・手順などができるだけ一致する患者群を集めて解析すべきである。対象患者が決まった後は，検体のサンプリング過程を慎重に検討する必要がある。われわれは便検体や様々な組織検体について保存方法を検討してきたが，基本的に薦めているのは迅速凍結である。迅速凍結が不可能な場合は固定液を使用する。固定液を使用してしまうと化学的な分析やメタボローム解析が不可能になるため，後続の解析手法が限定されてしまうのが欠点である。また固定液も永遠に有効であるわけではないため，できるだけ早くDNA抽出まで行い，DNAとして保存するべきである。これらの過程において，起こりやすい落とし穴の1つが素手で扱う操作である。どこかで意識せず，素手で検体に近いところに接触すると皮膚常在菌が混入してしまうおそれがある。極端に*Propionibacterium acnes*がメタゲノムデータ中に多く検出された場合は皮膚の接触が疑われる。実験中手袋はされていることと思うが，ふとチューブを締める際や輸送手続きに移る際など，瞬間的に検体近くの汚染を引き起こすことがあることに配慮する必要がある。

### 5. 動物実験の環境

マウスなどのモデル動物を用いた腸内細菌叢解析も盛んに行われているが，動物実験にも留意すべき点が多々ある。まずよく質問を受けるのは採便方法である。いつ排便されたかわからない放置された便を採取すべきではない。マウスの腹部を刺激すると排便が起こりやすいので，その際に便を採取しドライアイスか液体窒素で迅速凍結するべきである。また動物実験の環境，ケージなどが腸内細菌叢に大きな影響を与える。マウスは食糞をしてしまうために，同じケージ内で飼育されているマウスたちの腸内フローラは似通ってくる[5)]。このケージの影響は個体差を上回ると言われており[6)]，ケージのデザインで実験結果が台無しになるおそれがある。よくされている飼育環境ではWTとKOマウスを別のケージで飼育されているが，これではケージ間の差異を見ていることになってしまう。動物実験環境スペースの制限もあるので個別は難しいかもしれないが，ケージ間の違いが出ていないことを確認できる実験デザインが必要である。またマウスの週齢にも気を配る必要がある。われわれが経験した大阪大学医学系研究科免疫制御学講座との共同研究では，盲腸を切除したマウスの腸内フローラ解析において，IgAの産生状況の変化に伴って4週齢ではみられた差異が8週齢ではみられなくなった[7)]。動物実験で明らかにしたい生命現象に伴う腸内フローラの変化が，いつの週齢で顕著になるかを調べるために週齢ごとのサンプルリングを行い，経時変化を追うべきである。週齢だけでなく，腸内フローラに性差が出る場合もある。抗精神病薬を投与されたラットではメスのラットのみに体重増加がみられ，腸内フローラの変化にも性差があったという報告もある[8)]。週齢1点のみ，オスメスのどちらかのみの動物実験デザインは避けるべきである。

## Ⅱ. 微生物集団を解析するための手法論

### 1. アンプリコンディープシークエンス

これまで主に実験デザインについて記述してきたが，ここからサンプル入手後の解析手法論について解説する。

#### (1) 細菌叢解析

細菌叢解析については上述してきたように16S rRNAを標的としたディープシークエンスが多用されている。次世代シークエンス技術の安定化と普及，QIIMEといった解析パイプラインの開発やRDPやSilva，GreenGeneといったデータベースの充実によって，ほぼルーチンベースの解析手段となっている。しかし，いまだに問題となるのは16S rRNAのどのバリアント領域を用いるかという問題である。16S rRNAにはV1～V9までの保存性が低いバリアント領域が存在するが，この多様性を用いて細菌集団の網羅的解析が行われる。どの領域のアンプリコンを使うかによって，PCR効率やデータが異なってくる。主には454パイロシークエンス時代から多用されてきたV1-V2領域や，イルミナ社のプロトコルに採用されているV3-V4領域が用いられることが多い。どちらが正しく細菌集団の相対割合を評価できるかという問題が多く議論されてきたが，1遺伝子の限られた領域ではどちらかが圧倒的な優位性をもつことがないために結論が出ない。結局のところ，近い分野でどちらが使われているか，または過去に保有しているデータ量などの実用的な理由で決めざるを得ない。間違っても異なった領域で解析されたデータを混ぜてはいけないので，受託解析などを利用される場合は解析対象領域の確認が必要である。

(2) 真菌叢解析

微生物というと細菌に注目が集まりがちであるが，真菌も生活環境や感染症，免疫機能に密接に関係している。腸内細菌叢に比べ，腸内真菌叢の絶対数は腸内全微生物の0.1％程度といわれているが，アレルギー性疾患や自己免疫疾患に関与することが明らかになりつつあり，関心が高まっている。しかし，解析手法やデータベースが細菌叢のものに比べて未発達な部分が多い。真菌叢解析では，主にリボソーム遺伝子のinternal transcribed spacers（ITS）領域の一部であるITS1領域が用いられているが，細菌叢解析に用いられる16S rRNA遺伝子とは異なり，ITS1は種によって様々な長さで存在する。したがって，短い配列が解読されやすいシークエンス技術では各真菌の相対割合を見誤る可能性がある。そこでわれわれは，どのシークエンス技術が真菌叢解析に最適か，15属26種の擬似真菌集団を用いて評価を行い，PacBioを用いたCircular Consensus Sequence解析が正しく相対割合を評価できることを明らかにした（図❶）[9]。この論文は今年発表したものであるが，行った検討は2年前の結果である。シークエンス技術の進歩はすさまじく，もう内容が古くなっており，MiSeqのシークエンス長の改善や，ナノポアシークエンスなどの新たな技術の登場で，現在も新たな検討が必要になっている。この業界ではシークエンス技術やキットのアップデートによって，メタゲノムデータが変わることがしばしば起きるため，常に標品やデータクオリティを確かめる実験デザインが重要である。

## 2. メタゲノミックショットガンシークエンス

1遺伝子由来のアンプリコンを解析するディープシークエンスに比べて，あらゆる遺伝子領域のランダムショットガンとなるメタゲノムショットガンシークエンスのデータが複雑になることは容易に想像できる。16S rRNAをベースとした解析では属レベルまでの情報しか得られないが，ショットガンベースであれば，種や種内の多様

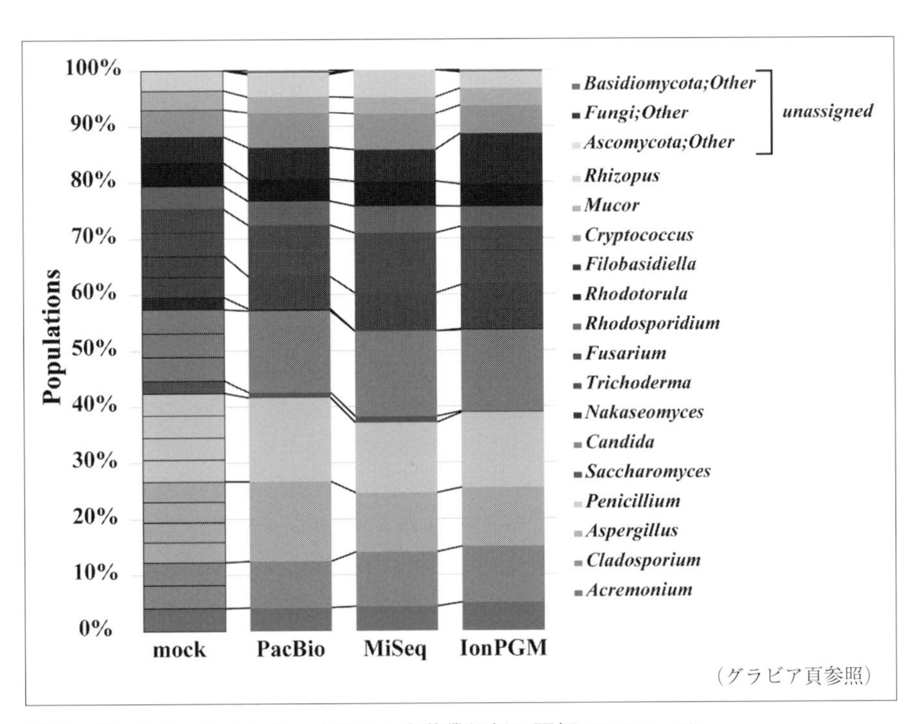


**図❶ 様々なシークエンサーを用いた真菌叢解析の評価**（文献9より）

Reprinted from Frontiers in Microbiology Vol 8, Motooka D, Fujimoto K, et al, Fungal ITS1 deep-sequencing strategies to reconstruct the composition of a 26-species community and evaluation of the gut mycobiota of healthy Japanese individuals, Article 238, Frontiers, 2017.

第2章 大規模ゲノムデータ解析の最先端

性，また機能性遺伝子などの解析が可能となる。そこに大いなる可能性があることに間違いはないが，問題は解析手段が確立されていないことと，莫大な計算機能力が必要なことである。この数年でシークエンス技術は1年で10倍規模の能力向上を続けている。これは計算機の世界で有名なムーアの法則を超えており，計算機能力がシークエンサーの生み出すデータ産生能力に追いついていない。今，最先端機種を使えば数十億リードを生み出すことはたやすいが，それらのデータベースへの照合の計算は，もはや研究室レベルで保有できる計算機では不可能である。これまでと全く異なったアプローチや，GPUやXeon Phiなどに代表される新しい演算装置などを活用していく必要があると思われる。われわれが所属する大阪大学微生物病研究所附属遺伝情報実験センターでは，352コア，12TBを有する共有メモリ型の大型サーバーや2.4PBの実効容量をもつストレージサーバーを運用しているが，現在保有しているシークエンサーがフル稼働した場合は，明らかに計算機側の能力が劣っている状況である。今後，16S rRNAのディープシークエンスのようにメタゲノムショットガンシークエンスの普及を考えるためには，計算機環境のインフラ整備が必須であると予想される。

## おわりに

今回紹介した様々なメタゲノムシークエンス解析の落とし穴は，これまで数々行ってきた共同研究で培ってきた経験によって得られた貴重な糧である。落とし穴を回避できたこともあるし，時にはデータを無駄にしたこともあった。このような文章を書けたことは，共に貴重な経験と苦難を蓄積してきた数多くの共同研究者のおかげである。この場を借りて感謝の意を表したい。メタゲノム解析を計画する際は，シークエンスだけの外注ではなく，できるだけ初期の実験デザインから共同研究者と相談することを要望したい。もう何人も落ちた使い古された落とし穴が，実験デザイン中に点在していることにくれぐれもご留意いただきたい。

### 参考文献

1）Kim D, Hofstaedter CE, et al : Microbiome 5, 52, 2017.
2）Xu B, Zhi N, et al : Proc Natl Acad Sci USA 110, 10264-10269, 2013.
3）Naccache SN, Greninger AL, et al : J Virol 87, 11966-11977, 2013.
4）Imhann F, Vich Vila A, et al : Gut Microbes 8, 351-358, 2017.
5）Campbell JH, Foster CM, et al : ISME J 6, 2033-2044, 2012.
6）Hildebrand F, Nguyen TL, et al : Genome Biol 14, R4, 2013.
7）Masahata K, Umemoto E, et al : Nat Commun 5, 3704, 2014.
8）Davey KJ, O'Mahony SM, et al : Psychopharmacology（Berl）221, 155-169, 2012.
9）Motooka D, Fujimoto K, et al : Front Microbiol 8, 238, 2017.

**中村昇太**
2001年　広島大学理学部化学科卒業
2006年　大阪大学大学院薬学研究科博士後期課程修了
大阪大学微生物病研究所タイ感染症共同研究センター特任助手
2010年　同研究所附属遺伝情報実験センター感染症メタゲノム研究分野助教
2016年　同研究所附属感染症国際研究センター病原体同定部門特任准教授（感染症メタゲノム研究分野兼任）

# 10．GWASをトランスオミクスで読み解く

柚木克之・角田達彦・黒田真也



トランスオミクスとは，同一条件下で調製した培養細胞や臓器・組織サンプルから測定したマルチオミクスデータを用いてメカニスティックな多階層ネットワークを階層縦断的に再構築する方法論である。本稿では，GWASによって見出された遺伝マーカーと疾患表現型との統計的関連を，トランスオミクスによって分子メカニズムとして読み解く相補的融合アプローチを展望する。さらにその波及効果として，遺伝因子間の相互作用検出やmissing heritabilityの解消，遺伝マーカーのメカニズム別層別化などを検討し，個別医療・精密医療につながる技術としての可能性を議論する。

## はじめに：GWASの概要と課題

### 1．SNPの大規模同定がGWASを可能にした

世界初のゲノムワイド関連解析（GWAS：genome-wide association study）は，2002年の尾崎らによる心筋梗塞の遺伝マーカーのゲノムワイド探索にさかのぼる[1)]。当該研究では本稿の著者の一人である角田も統計・ハプロタイプ解析を担当し，*LTA*遺伝子（サイトカインの一種であるリンフォトキシン$\alpha$をコード）の領域に統計的に有意な心筋梗塞マーカーを発見した。このときに利用した配列はヒトゲノムの5%程度であり，対象としたSNPは約9万ヵ所であった。

そのGWASが可能となった背景には，ヒトゲノム計画の一環として決定されたヒト完全長cDNAデータに基づく日本人20万人分のSNPデータがある[2)]。相前後して，国際SNPマッピングワークグループはヒトSNPの数を142万ヵ所以上と報告した[3)]。これに続いて2002年秋には国際HapMapプロジェクトが開始され，3年後の2005年にはSNPの可能性があるサイトが920万ヵ所以上あることが報告された[4)]。さらに2007年には，このうちの310万ヵ所のSNPについて，270人に対するハプロタイプマップが公開された[5)]。その後，いわゆる次世代シーケンサーによる核酸配列読み取りの高速化により可能となった「1000人ゲノムプロジェクト」が2008年から開始され，ヒトのSNPの総数がおよそ1500万ヵ所であることがこれまでに明らかとなっている[6)]。

### 2．SNPから疾患マーカーを見つける

これらの網羅的なSNP情報を基盤として，いまやGWASはヒトゲノム上の全SNPを対象に疾患マーカーを探索する遺伝統計学的手法として広く浸透している。疾患と有意に関連するSNPをGWASによって同定するまでの手順はおおよそ以下のとおりである。

①疾患患者群と一般集団群のSNP遺伝子型情報を収集する[*1]

②SNPの1つ1つについて，当該SNPと対

key words

トランスオミクス，GWAS，分子メカニズム，missing heritability，
遺伝因子の相互作用（epistasis），層別化，個別医療，精密医療

象疾患の有無との間に有意な関連があるか，Cochran-Armitage 検定などで判定する [*2]
③検定の p 値が有意水準（$p<5\times10^{-8}$）を満たす SNP を「対象疾患と統計的に有意に関連する SNP」と同定する [*3]

GWAS のエッセンスは上記のとおりである。これに加えて，SNP 間の連鎖不平衡を用いて遺伝マーカーの数を縮約するなどの操作が行われる。例としては，HapMap プロジェクトで明らかとなった連鎖不平衡を用いることで，当時の 920 万ヵ所の SNP を 55 万ヵ所の遺伝マーカーに縮約し，マーカーセットを 1 つのチップに集積することが可能となった。

### 3. GWAS の課題

ゲノムワイドに遺伝マーカーを探す手法として定着した GWAS ではあるが，現在の手法には主に 2 つの課題がある [7]。
①疾患の分子メカニズムまではわからない
②遺伝因子による寄与をすべて説明できているわけではない（いわゆる missing heritability）

①の分子メカニズムの解明に関しては，ゲノムに他のオミクス階層やパスウェイ情報を組み合わせることで，より正しく理解する方法が複数提案されている [8)-11)]。②に関しては，出現頻度が低い遺伝マーカーを考慮に入れるなど様々な手法が検討されているが，その 1 つとして，複数の遺伝因子の相互作用（epistasis）による寄与を考慮することで missing heritability を減らせる可能性が指摘されている [12]。実際，Crohn 病では missing heritability の 80％が複数の遺伝因子の相互作用を考慮することで解消できる可能性があるとされている [13]。

上記①②の両方に関連する近年の動向として，「トランスオミクス」[用解1] と呼ばれる方法論の発展がある [14)-19)]。トランスオミクスとは，複数のオミクス階層について網羅的データを測定し，代謝マップなどの事前知識を組み合わせて，複数のオミクス階層にまたがるネットワークをメカニスティックに再構築する方法論である。本稿では，GWAS で同定した遺伝マーカーを起点に，分子メカニズム解明への道を開きうるアプローチとしてトランスオミクスを遺伝統計学コミュニティに紹介する。さらに，GWAS とトランスオミクスを相補的に融合した新規な方法論の可能性を議論する。トランスオミクスがメカニズム解明以外の GWAS の諸課題に対しても貢献できる可能性も併せて考察する。

## Ⅰ．トランスオミクスとは

### 1. 階層間をつなぐ手法

トランスオミクスとは，同一条件下で調製した培養細胞や臓器・組織サンプルから複数階層にまたがるマルチオミクスデータを測定し，KEGG（Kyoto Encyclopedia of Genes and Genomes）などのパスウェイデータベースを併せて用いることでメカニスティックな多階層ネットワークを再構築する方法論である [14) 15)]。GWAS が統計的関連で遺伝型と表現型をつないでいたのに対して，トランスオミクスは生化学反応系の時間動態と整合するよう反応速度論を念頭に置いて化学反応の連鎖として階層間をつなぐ。扱う生物種に関しては，GWAS がヒト疾患へのかかりやすさと遺伝子型との関係を個人差で論じるのに対して，トランスオミクスではマウスなど様々な動物の組織や培養細胞を用いる。

現行のトランスオミクスでは，刺激に応答して有意に変動した代謝物質を起点として，その変動を起こした調節因子へと因果関係をさかのぼることで多階層ネットワークを再構築している（**図❶**）。反応速度論的に考えると，代謝物質が変動するのは当該代謝物質を合成・分解する代謝酵素の反応速度のバランスが変化したことがその理由

[*1] 出現頻度 5％以下の遺伝マーカーは，検出力やコストを考慮して解析対象としないことも多かった。現在では，これらについても探索されるようになっている。
[*2] 身長など量的形質の場合は当該量的形質を被説明変数として，SNP を説明変数として線形回帰する。
[*3] 有意水準が $p<5\times10^{-8}$ となる理由は，おおまかには，有意水準 $p<0.05$ をクリアするために $10^6$ 個の SNP について多重検定を行う場合の Bonferroni 補正 $p=0.05\div10^6=5\times10^{-8}$ によるが，実際にはシミュレーションにより得られた結果による。

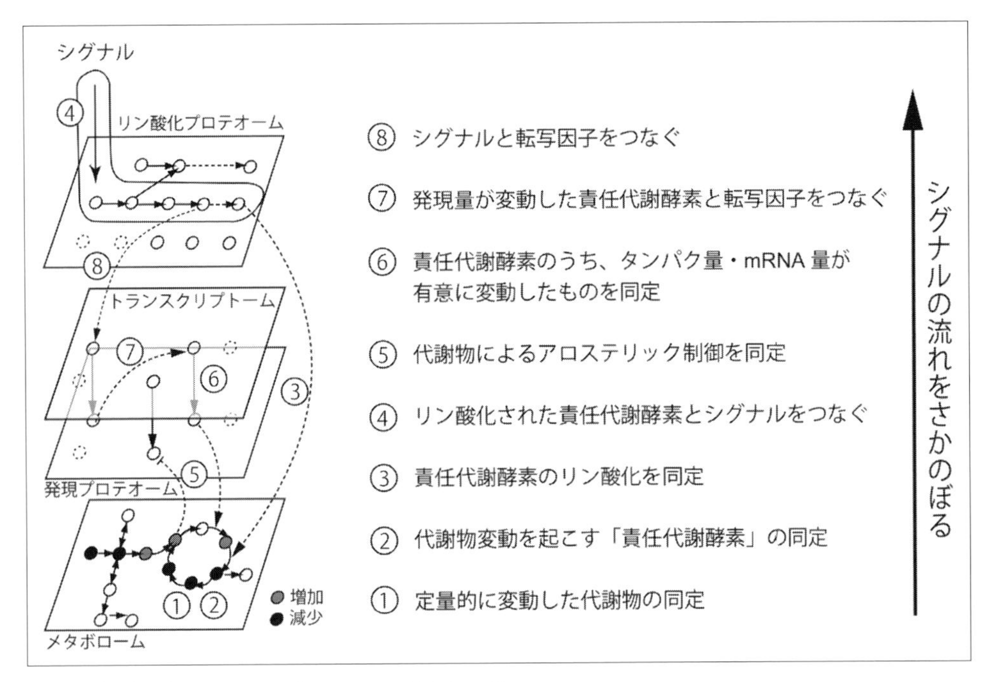


**図❶ 多階層代謝制御ネットワークの再構築手法**

代謝物質の変動からスタートし，変動を引き起こしたシグナル（外因性の刺激）へと因果関係を順次さかのぼる。

である。よって，変動代謝物質とそれに隣接する代謝酵素（以下「責任代謝酵素」）をつなぐ。責任代謝酵素の反応速度の調節因子として考えられるのは，当該酵素の発現量や翻訳後修飾，アロステリック制御などである。発現量や翻訳後修飾の変動は，転写制御ネットワークやシグナル伝達など上位の調節ネットワークにそれぞれつなぐことができる。標準的には，以下の8ステップを経てこれらを階層縦断的につなぐ。

①濃度が有意に変動した代謝物質をメタボロームデータから同定する

②濃度が変動した代謝物質を基質または産物とする酵素を「責任代謝酵素」と定義し，これをKEGGなどのパスウェイデータベースを用いて同定する

③責任代謝酵素のうち，リン酸化レベルが有意に変動するものをリン酸化プロテオームデータから同定する。さらにNetPhorest[20]などのアミノ酸配列モチーフ解析ソフトウェアを用いてリン酸化の責任キナーゼを推定する

④③で推定した責任キナーゼからシグナル伝達経路（パスウェイデータベースに依拠）をさかのぼり，刺激因子に至るまでの経路を取得する

⑤代謝物質から酵素へのフィードバック制御経路（アロステリック調節）を酵素データベースBRENDAなど所収のactivator/inhibitorの情報を抽出して同定する

⑥ mRNA（またはタンパク質）の発現量が変動した責任代謝酵素をトランスクリプトーム（または発現プロテオーム）から同定する

⑦発現量が変動した責任代謝酵素の転写因子（群）を推定する。時系列発現パターンをクラスタリングし，クラスタ内の遺伝子に共通する転写因子結合配列を同定する。得られた転写因子-ターゲット遺伝子関係をネットワークとしてつなぐ

⑧選ばれた転写因子のうち，刺激に応答して発現量が変動した転写因子をトランスクリプトーム（または発現プロテオーム）から，リン酸化された転写因子をリン酸化プロテオームから同定

する。これらの転写因子を起点にシグナル伝達経路をさかのぼり，刺激因子に至る経路を取得する

### 2. 各階層の分子種の数および同定済みの分子種の数

トランスオミクスは生化学反応の場であるプロテオームやメタボロームなどの階層を出発点にすることが多い。これらの階層とゲノム，トランスクリプトームとの最大の違いは測定対象分子を増幅できないことであろう。そのため，サンプル量と前処理，計測機器の感度がそのまま同定分子数に直結する。プロテオームおよびメタボローム計測の現状については，核酸のオミクス計測ほどには遺伝統計学コミュニティにおいて知られていないのではないかと思われるので，ここで一度概観しよう。

メタボロームやプロテオームの網羅的測定手法として現在主流となっているのは質量分析である*4。このうち，プロテオームはヒトなど高等生物の培養細胞においてほぼ全タンパク質を同定できるレベルの網羅性に到達している[21]。しかし現状の技術では，網羅性を高めると定量性やスループットが低下するため，これらを同時に達成することが技術上の課題となっている。リン酸化プロテオームに関しては，石濱らによればヒトタンパク質のリン酸化修飾は2014年時点でタンパク質14627個，約10万部位に及ぶと報告されており，従来の生化学的手法で見つかっていた範囲を超えて，プロテオーム主導で新規リン酸化の同定が進んでいる[22]。

ヒトのメタボロームは3000種類の代謝物質からなると推定されている[23]。メタボローム分野の著名なデータベースの1つであるHuman Metabolome Databaseを例にとると，現在収録されているヒトエントリは1000を少し上回る程度である。植物ではこれまでに約10万種類の代謝物質が同定されているが，その総数は20万～100万種類にも及ぶと推定されており，これらを網羅的に同定することが技術開発の目標となっている[24]。以上のような測定技術の限界はトランスオミクスで再構築するネットワークの限界でもあるので，現状のトランスオミクスはこのような測定バイアスを内在している。

### 3. トランスオミクスの課題

現在のトランスオミクスの主な課題は，以下の2つである。

①再構築できるネットワークの規模が，各オミクス階層の計測技術，KEGGなどパスウェイデータベース所収の事前知識に制約される

②ゲノム階層とつながっていないため，個体の遺伝情報と分子メカニズムの紐付けが不十分

①の計測技術に関しては，ゲノムなどの階層とは異なり，プロテオームおよびメタボロームは必ずしもすべての階層内分子がハイスループットに測定可能ではないため，トランスオミクスの手法上の上限を規定する。パスウェイの事前知識については，例えばシグナル伝達ネットワークについては，過去のリン酸化プロテオームデータを基にパスウェイを生成する方法も出てきているなど[25]，大規模データ由来の知識による事前知識の置き換えも一部で起こりつつあるが，その上限は当該オミクス階層の計測限界であることに変わりはない。よって，①で示した対象とするネットワークの規模に関する制約の解消は計測技術の進歩に依存する。一方，②のゲノム階層とのつながりについては，トランスオミクスとGWASの手法を融合する新規方法論について次節で詳述する。

## Ⅱ．GWASとトランスオミクスの相補的融合

### 1. 分子メカニズムを解明する

GWASで見つかった遺伝マーカーと疾患の統計的関連を分子メカニズムの解明へと進めるには，大きく分けて以下の2つの課題がある。

① SNPが暗示する真の原因遺伝子を特定する必要がある（SNPの近くの遺伝子が必ずしも当該疾患の原因とは限らない）

*4 質量分析以外の測定手法としては，プロテオームでは二次元電気泳動，メタボロームでは核磁気共鳴（NMR）も用いられている。

②当該原因遺伝子から表現型に至るまでの分子間相互作用ネットワークを明らかにする必要がある

まず1つ目の課題についてはfine mappingやeQTL（遺伝子発現の量的形質遺伝子座）解析などの方法がある[26]。一方，2つ目の課題については，これまで具体的な方法がなかったが，本稿ではトランスオミクスを応用する可能性について論じたい。

トランスオミクスでは，関連組織の生検および得られた検体のマルチオミクス計測が必要となる。しかし，手術により取り除かれたがんなどの一部組織やcell lineを除けば，生活習慣病一般についてヒトの全身組織を広く生検することは容易ではない*5。

したがって，体内組織を用いたトランスオミクス解析によるメカニズム解明は，マウスなどのモデル動物を用いるのが現実的である。モデル動物を用いてトランスオミクス解析により解明した病態メカニズムをヒトに還元するには，分子のオーソログ情報があれば類推が可能である。また，パスウェイごとオーソログ情報で対応づける手法も十分有望となろう。

われわれは上記の現状を踏まえて，**表❶**のような研究ビジョンによりGWASとトランスオミクスの相補的融合による疾患メカニズム解明戦略を提案する（**図❷**）。

動物組織の細胞が新たに必要となるが，GWASをより立体的・稠密に解釈可能な方法といえる。

### 2. 遺伝因子間の相互作用を解明する

遺伝因子間の相互作用を検出する難しさは，多重検定にある[12]。例えば100万ヵ所の遺伝マーカーがあるとする。このうち，ある疾患で2ヵ所のマーカーが有意に共起することを示すためには，$_{1,000,000}C_2$ = 約 $5 \times 10^{11}$ 回の多重検定を行う必要がある。Weiらはこの多重検定に対処する既出の方法を大きく「仮説なし（hypothesis free）」と「仮説依存（hypothesis driven）」の2つに分類している[12]。仮説なしの方法とは，すべての遺伝マーカーのペアを網羅的に検定するものを指す。この方法の利点は遺伝マーカー同士のすべての組み合わせを漏れなく評価できるところにある。しかし，複数の遺伝マーカーの有意な共起を多重検定で検出するために，従来よりもはるかに大きなサンプルサイズを必要とするところが難点である。一方，仮説依存の方法は，パスウェイ

**表❶ 研究ビジョン**

| |
|---|
| ヒト：GWASで統計的関連を見つける |
| ↓ |
| マーカーと遺伝子をつなぐ |
| ↓ |
| オーソログ関係をたどって当該遺伝子をマウスなどに写像する |
| ↓ |
| マウス：生検サンプルを用いてトランスオミクスで再構築した多階層ネットワークの構成要素に前記の遺伝子をつなぐ |
| ↓ |
| マウス：代謝と表現型をつなぐ |
| ↓ |
| オーソログ関係をたどって，マウスのメカニズムをヒトに逆写像する |
| ↓ |
| ヒト：病気の原因，治療法，予防 |

*5 ヒト全身組織の網羅的測定例としては，これまでにプロテオーム[27)-29)]やトランスクリプトーム[30]が報告されている。また必ずしも疾患対象ではないが，臓器提供によるGTExプロジェクト[31]もあり，今後発展しうる領域である。これらはいずれも多個体から採取したサンプルに基づいている。ヒト1個体のパーソナル多階層オミクスはスタンフォード大のMichael Snyderが自身を被験者として実施している。しかし採取できるのは血液のように低侵襲だがパスウェイマップに紐付かないサンプルか，できたとしても血球系細胞が現在の限界である[32]。

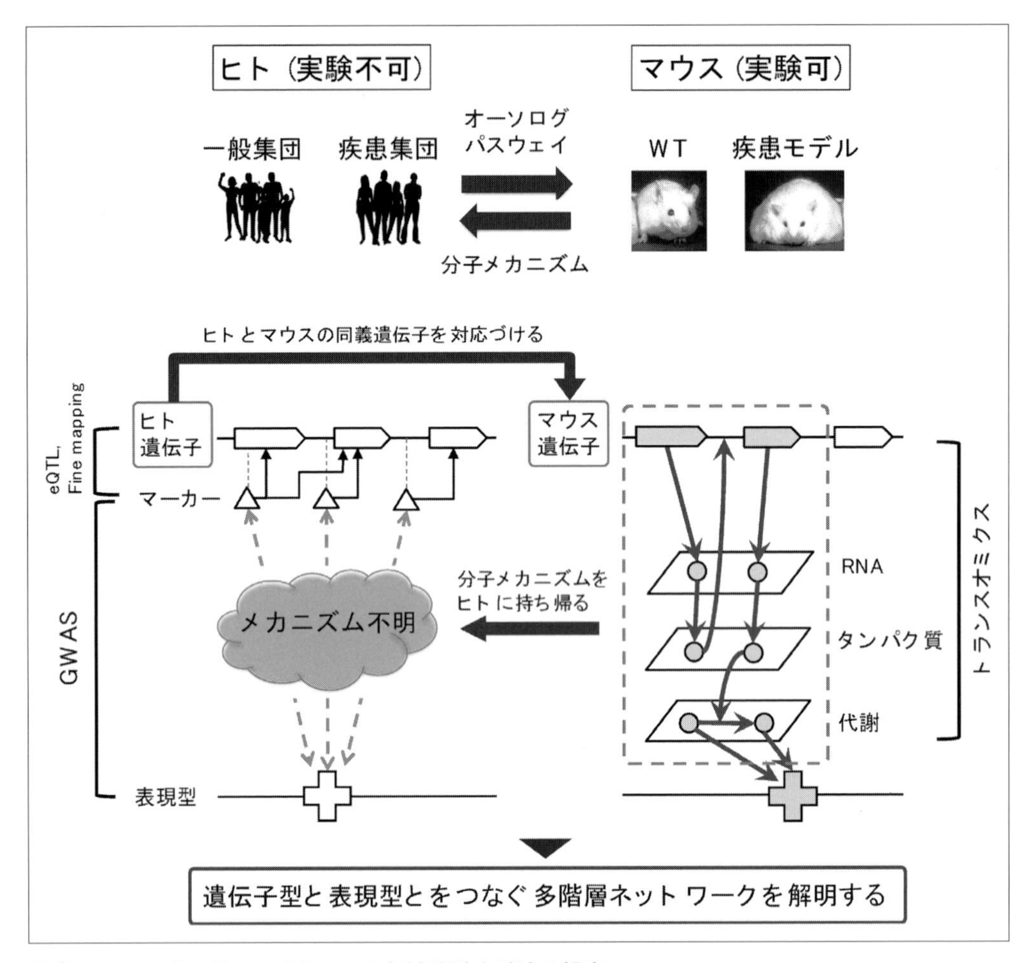


**図❷　GWASとトランスオミクスの相補的融合手法の提案**

①ヒトGWASで同定した遺伝マーカーをeQTLやfine mappingにより当該マーカーが指し示す真の原因ヒト遺伝子と紐付ける。②オーソログ情報などを用いて当該ヒト遺伝子に対応するマウスの同義遺伝子を同定する。③トランスオミクス解析により，代謝変動に関与すると考えられる多階層ネットワークを再構築する。④ヒトの遺伝マーカーのうち，多階層ネットワークに含まれるマウス遺伝子に紐付くものを絞り込む。⑤マウスの多階層ネットワークをヒトに持ち帰り，ヒト遺伝マーカーの背後にある分子メカニズムを解釈する。

情報など事前知識を使ってあらかじめ絞り込んだ特定の遺伝マーカーのみを対象にして遺伝因子間の相互作用を検出する。検討対象とする遺伝マーカーを減らすことにより，多重検定の検出力を高められることが利点である。仮に100マーカーまで絞り込めたとすると，2因子の共起であればp値が$1\times10^{-5}$を下回ればよいことになる（∵100因子から2つを選ぶ組合せは$_{100}C_2$＝約5000通りなので，有意水準$p<0.05$をクリアするにはBonferroni補正の場合$p=0.05\div5000=1\times10^{-5}$）。

ここでは，後者の仮説依存の方法について，絞り込みにトランスオミクス解析により再構築した多階層ネットワークを利用する場合を検討する。以下のようなGWASとトランスオミクスを相補的に用いる方法を提案する。

①遺伝マーカーに対応するヒト遺伝子をfine mappingなどにより同定し，オーソログなどを用いてマウス遺伝子に対応づける
②疾患モデルマウスの多階層ネットワークを再構築する
③多階層ネットワークを構成する分子に紐付けられる遺伝マーカーを絞り込む

④③で得た遺伝マーカーを対象に，統計的に有意な確率で共起する遺伝マーカーの組み合わせを同定する
⑤統計的に有意な遺伝マーカーの組み合わせを多階層ネットワークに持ち帰ってメカニズムを解釈する

疾患モデルマウスにおいて特異的に発現・欠失しているネットワークを構成する分子に対応づけられたSNPのみに絞り込むことにより，新規の「組み合わせ遺伝マーカー」を同定できる可能性がある。さらに，これらの組み合わせ遺伝マーカーを多階層ネットワークの文脈で解釈することにより，疾患の分子メカニズム解明を同時に実現できる可能性がある。組み合わせ遺伝マーカーは，疾患発症に多因子が関与していることを示唆するので，多因子のシナジー効果を同定することにより，missing heritabilityがどの程度解消されうるかも重要な検討課題となろう。特に，GWASで有力な候補因子が見つからず，かつmissing heritabilityが多いとされている多因子疾患の分子メカニズム解明は優先度の高い応用先といえる。

## おわりに：メカニズム解明から病因解明，治療・予防へ

### 1. GWASをトランスオミクスで読み解く

本稿では，それぞれ独自に進歩してきたGWASとトランスオミクスを取り上げて，その特徴を比較した。GWASとトランスオミクスはそれぞれオミクス時代の遺伝学と生化学といえるだろう。手法面では，GWASでは遺伝マーカーと疾患を統計的な関連としてつなぎ，途中の分子メカニズムについては直接言及しない。一方，トランスオミクスでは反応速度論をよすがに，階層間を化学反応の連鎖としてメカニスティックにつなぐ。

こうした特徴をもつ両者の融合を念頭に，遺伝マーカーと疾患との統計的関連を，分子システムとしてメカニスティックに読み解く相補的アプローチの可能性を論じた。さらに，多階層ネットワークを用いた仮説依存的な遺伝マーカーの絞り込みによる遺伝因子間の相互作用検出およびmissing heritability解消の可能性について検討した。

### 2. 相補的アプローチの第一歩としてやるべきこと

EBI（European Bioinformatics Institute）GWAS catalogなどのデータベースを参照すると，尾崎らによる世界初のGWAS以来，これまでに数十から数百程度の統計的に有意なSNPsが各疾患について同定されていることがわかる。これらの遺伝マーカーについてはeffect sizeやodds ratioなどの指標を用いた重要度の評価が進んでいるが，背後の分子メカニズムが解明されていない遺伝マーカーは依然として多数を占めている。

これら同定済みの遺伝マーカーをトランスオミクスの視点から読み解くための出発点の1つは，そもそも何個の遺伝マーカーが既存の多階層ネットワークに紐付くかを評価することであろう。多階層ネットワークを用いて遺伝マーカー数を十分絞り込めるようであれば，前節で述べた「組み合わせ遺伝マーカー」の検出およびmissing heritability解消の解析も視野に入ってくる。また紐付いた個々の遺伝マーカーについては，多階層ネットワーク上で近隣にいる分子から影響を与える機能を解釈することでメカニズム別に分類できる。大まかに言えば，一般集団特異的に発現しているネットワーク（すなわち疾患集団では欠失しているネットワーク）に紐付く遺伝マーカーはloss of functionにより発症する経路を示唆し，疾患集団特異的に発現しているネットワークに紐付く遺伝マーカーはgain of functionにより発症する経路を示唆すると考えられよう（**図❸**）。この分類をさらに細かく分け，一般集団vs疾患集団のほか，どのオミクス階層に紐付く遺伝マーカーかについても分類することにより，高血圧や精神疾患など疾患内の症候群のヘテロ性が大きくGWASによる扱いが難しいとされる疾患について，層別化への展開が期待できる。

別の切り口として，多階層ネットワークにこだわらずデータベース所収のパスウェイをすべて用いた遺伝マーカー絞り込みについても試みる価値があるだろう。多階層ネットワークはパスウェイデータベースなどの既存知見に基づいており，か

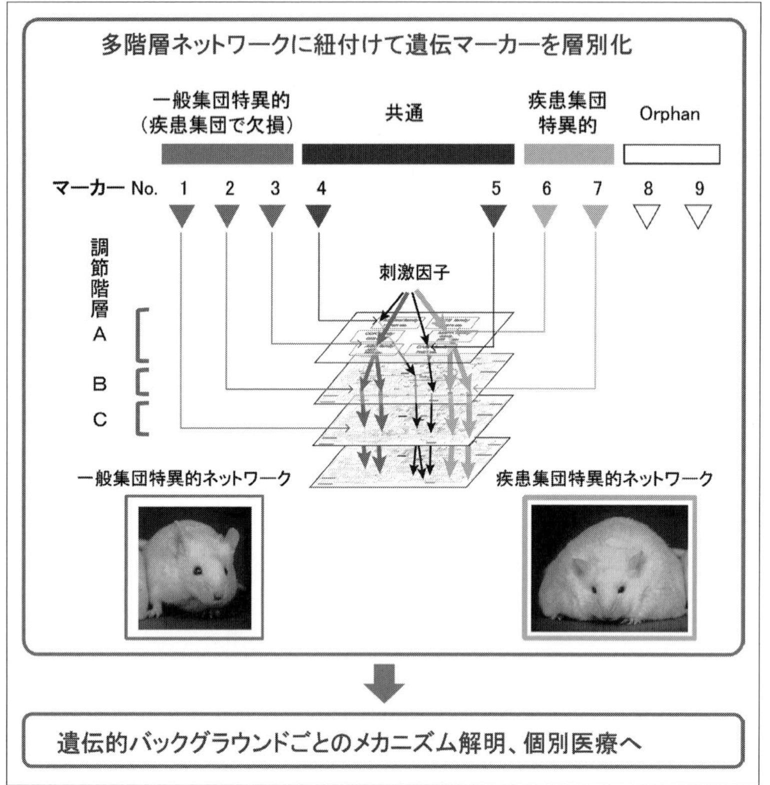


**図❸　トランスオミクスで再構築した多階層ネットワークによる遺伝マーカーの層別化**

遺伝マーカーを多階層ネットワークに紐付け，紐付いた先によって分類する。例えばマーカー1～3は一般集団特異的（＝疾患集団特異的に欠失)ネットワークに紐付けられるが，図示したとおりそれぞれ異なる調節階層（オミクス階層）の分子に対応していることから，階層縦断的にloss of functionを起こすグループと解釈できる。マーカー2と7は一般集団特異的と疾患集団特異的ネットワークにそれぞれ紐付けられるが，同じ調節階層に作用している。よって2と7はそれぞれ同じ階層のloss of functionとgain of functionを介して発症に関与していると解釈できる。共通ネットワークに紐付く遺伝マーカーは分子の量やタイミングなどの定量的影響により発症に関与する可能性が考えられる。多階層ネットワークに紐付かない「orphanマーカー」は，ヒトにあってモデル動物にない遺伝子や未計測の分子が関与する可能性を示唆する。このように遺伝マーカーを分類することは患者の層別化につながり，最適薬の選択や予後予測など，分子メカニズムの裏づけのある個別医療・精密医療を支える技術の1つとなることも期待できる。

つオミクスデータの測定バイアスを内在するため，対象となる遺伝マーカーは限定的であり，現時点では機能的に関連のあるすべての遺伝マーカーを網羅できていないと予想される。データベース所収のパスウェイをすべて使うことで少なくとも測定バイアスを回避し，メタボロームやプロテオームの測定限界を超えてGWAS経由で分子メカニズムを解釈できる可能性が生まれる。

### 3. トランスオミクスは表現型とつながるか？

これまでトランスオミクスはゲノム情報や疾患フェノタイプと十分につながっていなかった。ゲノム情報と他の階層をつなぐ方法に関しては，本稿で示したようなGWASとの融合手法が有用と考えられる。一方，疾患フェノタイプと他の階層とのつながりに関して利用可能なデータは，各階層のバイオマーカー分子と疾患との現象論的な（一部はメカニスティックな）関連程度である[33)-35)]。多階層ネットワークと表現型を直接または間接的につなぐ手法の開発は，多階層ネットワークの構成分子に基づく合理的なバイオマーカーの同定ともつながる課題として依然残されている。

### 4. その他のGWASの課題とトランスオミクス

GWASにより見出された統計的関連の分子メカニズム解明にトランスオミクスを用いると，メカニズム以外にも波及効果が考えられる。例えば，マウスで多階層ネットワークの構成要素となっている分子に対応する遺伝子の近傍領域は，疾患と強い相関をもつレアバリアントを探索するためのre-sequenceの対象として有望である。このようにして見つかったレアバリアントが指し示す遺伝子およびパスウェイ上の近傍にいる遺伝子に治療ターゲットを広げることも考えられる。さらに，その結果をGWASにフィードバックして，有意水準を下げるなどの運用も可能であろう。

また，遺伝因子・環境因子間の相互作用と疾患との関連づけにも波及効果が期待できる。GWASでは年齢補正のような形で環境因子を組み込んでおり，例えば2型糖尿病は年齢や性別などを一種の環境因子として考慮に入れて解析されている[36]。これに対しトランスオミクスでは，環境因子は細胞や動物の刺激条件・飼育条件などネットワークに入力される外因性刺激として組み入れる。モデルマウス（遺伝型G）を特殊な食事やストレス（環境条件E）の下で飼育した際に応答するネットワークをトランスオミクスにより再構築すると，「マウスの種類（G）×飼い方（E）」の数だけネットワークをつくることができる。遺伝マーカーをこれらのネットワークに紐付けて分類することにより，環境条件Eに感受性をもつ遺伝マーカーを見つけることができる。

## 5. 未来予想図：メカニズム解明から治療・予防へ

多階層ネットワークに遺伝マーカーを紐付けると，なぜ遺伝的バックグラウンドGをもつ人に生活環境Eが危険か，その説明や予防に応用できる。従来，このような遺伝因子・環境因子間の相互作用に基づく予防は「遺伝マーカーG1をもつヒトは脂肪肝に注意」のように関連を示すくらいが精一杯であった。しかし，GWASとトランスオミクスとの融合アプローチにより，例えば「遺伝マーカーG1，G2の組み合わせをもっており，かつ高脂肪食を多く取る人は，肝臓においてSREBPを活性化するシグナル伝達経路が活性化した結果，肝脂質合成経路が常人よりも盛んに動くことがマウスで示されているので脂肪肝に注意」のような遺伝マーカーの相互作用や背景のメカニズムにまで踏み込んだ説明や予防が考えられる。また分子メカニズムがわかるので，「未病」段階にあたる中間表現型の同定やそれを抑える創薬標的候補の予測，既存薬のリポジショニングや，保持するマーカーによる最適薬の選択と予後予測など，分子メカニズムの裏づけのある個別医療・精密医療を実現する中心的技術の1つとなることも期待できる。

**謝辞**

本研究はJSPS科研費JP17H06300（黒田・角田），JP15H05582（柚木），科学技術振興機構CREST「生命動態の理解と制御のための基盤技術の創出」（黒田），CREST「科学的発見・社会的課題解決に向けた各分野のビッグデータ利活用推進のための次世代アプリケーション技術の創出・高度化」（角田），さきがけ「疾患における代謝産物の解析および代謝制御に基づく革新的医療基盤技術の創出」（柚木）の助成を受けた。

第2章 大規模ゲノムデータ解析の最先端

### 用語解説

1. **トランスオミクス**：同一条件でサンプル調製・測定した多階層オミクスデータを用いて，間接的な相関関係ではなく，直接的な分子間相互作用の連鎖としてオミクス階層内のみならず階層間を縦断するネットワークをメカニスティックに再構築する方法論[19]。

### 参考文献

1) Ozaki K, et al : Nat Genet 32, 650-654, 2002.
2) Haga H, et al : J Hum Genet 47, 605-610, 2002.
3) Sachidanandam R, et al : Nature 409, 928-933, 2001.
4) The International HapMap Consortium : Nature 437, 1299-1320, 2005.
5) Frazer KA, et al : Nature 449, 851-861, 2007.
6) Durbin RM, et al : Nature 467, 1061-1073, 2010.
7) Callaway E : Nature 546, 463, 2017.
8) Wang K, et al : Nat Rev Genet 11, 843-854, 2010.
9) Mooney MA, et al : Trends Genet 30, 390-400, 2014.
10) Hasin Y, et al : Genome Biol 18, 83, 2017.
11) Tak YG, Farnham PJ : Epigenetics Chromatin 8, 57, 2015.
12) Wei W-H, et al : Nat Rev Genet 15, 722-733, 2014.
13) Zuk O, et al : Proc Natl Acad Sci USA 109, 1193-1198, 2012.
14) Yugi K, et al : Trends Biotechnol 34, 276-290, 2016.
15) Yugi K, Kuroda S : Cell Syst 4, 19-20, 2017.
16) Ishii N, et al : Science 316, 593-597, 2007.
17) Buescher JM, et al : Science 335, 1099-1103, 2012.
18) Yugi K, et al : Cell Rep 8, 1171-1183, 2014.
19) 柚木克之, 他 : 実験医学 35, 352-358, 2017.
20) Horn H, et al : Nat Methods 11, 603-604, 2014.
21) 松本雅記 : Proteome Lett 1, 101-106, 2016.
22) 石濱　泰, 今見考志 : Yakugaku Zasshi 134, 521-527, 2014.
23) Kell DB : Drug Discov Today 11, 1085-1092, 2006.
24) 草野　都, 斉藤和季 : 化学と生物 43, 101-108, 2005.
25) Türei D, et al : Nat Methods 13, 966-967, 2016.
26) Edwards SL, et al : Am J Hum Genet 93, 779-797, 2013.

27）Kim M-S, et al : Nature 509, 575-581, 2014.
28）Wilhelm M, et al : Nature 509, 582-587, 2014.
29）Uhlen M, et al : Science 347, 1260419, 2015.
30）Mele M, et al : Science 348, 660-665, 2015.
31）Ward MC, Gilad Y : Nature 550, 190-191, 2017.
32）Chen R, et al : Cell 148, 1293-1307, 2012.
33）Xia J, et al : Metabolomics 9, 280-299, 2013.
34）Boja ES, et al : J Proteome Res 13, 5325-5332, 2014.
35）Sethi S, Brietzke E : Int J Neuropsychopharmacol 19, pyv096, 2016.
36）Almgren P, et al : Diabetologia 54, 2811-2819, 2011.

**参考ホームページ**

・トランスオミクス解析により再構築した多階層ネットワークの動画ガイド
http://www.cell.com/cms/attachment/2020935146/2041143667/mmc7.mp4

**柚木克之**

1999 年　慶應義塾大学環境情報学部卒業
2001 年　同大学院政策・メディア研究科修士課程修了
2004 年　同博士課程単位取得満期退学
2005 年　博士（学術）取得（慶應義塾大学大学院政策・メディア研究科博士課程）
2006 年　慶應義塾大学理工学部生命情報学科助手
2007 年　同助教
2010 年　東京大学大学院理学系研究科生物化学専攻特任助教
2013 年　同助教
2015 年　科学技術振興機構さきがけ「疾患代謝」領域研究者（兼任）
2017 年　理化学研究所統合生命医科学研究センタートランスオミクス研究 YCI ラボ Young Chief Investigator
東京大学大学院理学系研究科生物科学専攻客員共同研究員
慶應義塾大学大学院政策・メディア研究科 / 先端生命科学研究所特任准教授（非常勤）

## 第３章

# ゲノム情報の社会実装に向けて

# 1．ライフデータの統合解析によるヒト・バイオロジーの包括的理解のための地域コホート研究

田原康玄

ヒト集団を長期にわたって追跡し，リスク因子とアウトカムとの関連を解明することをめざすコホート研究は，従来は健康診断を基盤に行われ，マクロなリスク因子についての研究が主流であった。現在では，多様な臨床情報を収集し，ゲノムやオミックスなど生体試料の網羅的分析を行って，病因分子を解明し，その病態や病勢への影響を明らかにする研究が主流となりつつある。臨床情報の評価とそれに基づく病態理解，生体分子の網羅的解析，ならびにそれらの統合解析のいずれのステップにおいても更なる技術開発が必要であるが，ヒトのバイオロジーを包括的に理解し，様々な疾患の病因を解明するうえで，このような次世代コホート研究は必要不可欠な学術基盤である。

## はじめに

地域住民を対象としたコホート研究は，生活習慣病をはじめとする疾患のリスク因子の解明やその閾値の設定などを通じて，臨床・予防医学の発展に大きく貢献してきた。その成果を基盤に，現在のコホート研究は，多様な臨床情報と生体試料の詳細な分析結果との統合解析を基軸とする新たなステージへと発展しつつある。本稿では，筆者らが先導する「ながはまコホート」を例に，次世代コホート研究についてその背景も踏まえて概説する。

## I．コホート研究とは

コホート研究とは，ヒト集団を長期にわたって追跡し，追跡開始時（ベースライン）の臨床情報と追跡期間中に発症した調査対象イベント（アウトカム）との関連解析から，アウトカムに影響しうる臨床的特徴を描出する研究をいう。コホートとは，もとは古代ローマの歩兵隊の一単位を意味する言葉である。歩兵隊が侵攻するにつれ徐々に兵士が減っていく様子を現代でのイベント発症になぞらえ，ヒト集団における疾患発症を追跡する研究をコホート研究というようになった。したがって，ある一時点で集めた臨床情報のみを解析に用いる断面解析や症例対照解析はコホート研究とはいわない。

コホート研究には時間軸があるため，病因分子とアウトカムとの因果関係を明示できることが大きな特徴である。反面，まれな疾患には不向きであること，長期間追跡するためコストと時間がかかることが主な欠点である。一般的な前向きコホート研究とは反対に，アウトカムが定まった集団を対象に，過去の臨床情報やリスク曝露を遡って調査する手法として後向きコホート研究がある。通常の前向きコホートに比して研究期間を短

key words

コホート，ゲノム，オミックス，ライフデータ

縮できる反面，過去に受けた曝露情報の把握精度，対象者の選択バイアスなどの問題から，適応可能な集団と疾患は限られる。

### 1. コホート研究の潮流

従来のコホート研究は，地域住民や職域を対象として，通常の特定健診（住民健診）や職域健診に上乗せする形式で実施されるものがほとんどであった。したがって，得られる臨床情報は健診の結果が主となり，研究対象はこういった集団で観察可能な多因子疾患に限られた。具体的には，循環器疾患やがんをハードエンドポイントとし，リスク因子としての高血圧や高血糖，脂質代謝異常，動脈硬化，血液マーカーなどの中間形質との関連が主に検討されてきた。一連の成果は，例えば高血圧の基準やその重症度分類など，生活習慣病の診断基準の決定や臨床ガイドラインの策定，厚生労働行政の立案，国民への予防啓発活動などにおいて大きく貢献した。反面，病態生理学的には，従来型のコホート研究から解明されたリスク因子のみでは病因や病勢を十分に説明できないことも明らかとなった。

### 2. コホート研究におけるゲノム解析

経験的に循環器疾患や生活習慣病などの多因子疾患の発症には家族歴が関連することに加え，遺伝子解析技術，特に機械的に選別したヒトゲノムに散在する一塩基多型（single nucleotide polymorphism：SNP）を多数タイピングできるSNPアレイが実用化されたことで，コホート研究におけるゲノム解析が盛んに行われるようになった。従来の候補遺伝子解析とは異なり，研究者の知識や事前仮説に依らないゲノム網羅的なSNP解析（genome-wide association analysis：GWAS）が可能となったことで，これまで予想すらされなかった遺伝子と様々な多因子疾患との関連が明らかになり，病因解明に大きな手がかりを与えた。反面，ほとんどの多因子疾患で，同定されたSNPだけでは疾患の遺伝素因の数%しか説明できていないことも明らかとなった。次世代シークエンサーが実用化されたことで低頻度の変異解析も進み，例えば遺伝性に低血圧をきたすバーター症候群やジテルマン症候群の原因遺伝子には，健常な一般地域住民においても血圧と極めて強く関連する低頻度変異が存在することが報告された。しかし，こういった変異は低頻度であるため，本態性高血圧のようなありふれた疾患の“見つからない遺伝素因”（missing heritability）を解明するには至っていない。このような経緯から，ゲノムの多様性と疾患とを直線的に結びつけて解析するのではなく，その間に介在する様々な因子を統合的に理解することで病因解明をめざすアプローチが，コホート研究の新たな潮流となりつつある。

### 3. ヒト・バイオロジーの包括的理解のための地域コホート研究

上述の背景を踏まえ，これまで先人が培ってきたコホート研究の技術を踏襲しつつ，ゲノム情報のみならず経時的に変化する生体分子の詳細な分析結果や，多岐にわたる臨床情報を融合した生命科学研究としての次世代型コホート研究が，世界的にも盛んに行われるようになってきた。具体的には，罹患情報・臨床情報などの医療情報や環境・生活習慣情報，ゲノム情報などの個人の健康に関わる多様な情報と，生体試料のオミックス解析（生体分子の網羅的解析）結果とをバイオバンクとして蓄積し，それらの統合解析からヒト生命情報の包括的理解と病因解明とをめざすスタイルである。

このような生命情報の包括的理解をめざす次世代コホート研究は，究極の「ヒト生物学」として医科学分野のみならず生命科学全般の発展に大きく貢献することが期待される。また次世代コホート研究は，高精度の生体試料分析技術，膨大な情報を扱う計算科学，多様な情報を統合解析するための数理統計解析など，多くの関連領域において技術革新を必要とするため，わが国の科学研究全般にイノベーションをもたらす原動力になることも期待されている。

## Ⅱ．ながはまコホート

わが国の次世代型コホート研究としては，筆者らが先導するながはまコホートや東北メディカルメガバンクが挙げられる。そのうち具体例として，以下にながはまコホートの事例を紹介する。

ながはまコホートは，滋賀県長浜市民1万人を対象としたコホート研究である。平成19（2007）年からの第1期事業において1万人をリクルートし，平成24（2012）年からの第2期事業では，極めて高い追跡率（88.8%）を維持してフォローアップ調査を行った。転出や死亡を含む脱落例（約1500人）を追加でリクルートしたうえで，平成29（2017）年度からは2回目のフォローアップ調査を実施している。従来のコホート研究では，ベースライン調査の後はアウトカム情報を把握するのみであり，その間に起こる生活習慣や医療・治療情報の変化，生体情報の変化は考慮されてこなかった。当然ながら，長期にわたって繰り返し収集した生体試料・情報は，病因と病態との関連を理解するうえで不可欠であるが，それを精度よく集めることは極めて難しい。なかでも，基本的ではあるが追跡率は最も重要な因子であり，追跡率が低い場合，母集団に比して健康意識や健康度の高い優等生の集団に偏ることが知られている。経験上，地域住民を対象としたコホートで繰り返し調査を行った場合，追跡率は30～50%程度に止まることが多く，ながはまコホートのように極めて高い追跡率を維持しているコホートは，世界的にも稀である。

ながはまコホートで収集しているライフデータは，大きく生体試料とその分析情報，コホート調査で収集する臨床情報・アウトカム情報に分類される。以下に，それぞれについて概説する。

### 1. ながはまコホートの生体試料とその分析情報

フィールド調査で42mLの末梢血を採血し，DNAの抽出や血液成分の分析にあてる他，将来新たに確立されるであろう分析法に対応するために大部分を冷凍保存している。分析にあたっては，血糖やインスリン，中性脂肪といった確立されたリスクマーカーを網羅するとともに，例えばLDLコレステロールであればより臓器障害能の高いsmall dense LDLや，HDLコレステロールであればHDL2やHDL3のように亜分画まで測定することで，情報の質を高めている。なお分析結果のうち，特定健診などの一般健診や人間ドックなどで分析されるような医学的意義が明確な項目については，対象者に結果を回付することで健康づくりに貢献している。

その一方で，質量分析計を用いて血液成分の詳細な分析を行うことで，新たな病因分子の探索を進めている。島津製作所と共同で開設したオミックスラボには，ガスクロマトグラム質量分析計，液体クロマトグラム質量分析計，オービトラップ質量分析計を複数台設置し，それぞれ低分子化合物，脂質，ペプチドの分析を進めている。このうち，低分子化合物については1万人の2期分の測定（計2万検体）を終えた。まずは化合物との対応がついている溶出ピークについて定量し，臨床情報との関連解析を進めている（ターゲット解析）。ただし，化合物と対応づけがなされていないピークも5000以上残されている。それらについてはクロマトグラムの画像を変形補正し，個人ごとに異なる溶出位置を調整したうえでピークの定量化を進め（アンターゲット解析），未知の病因分子の探索をめざした関連解析を進めている。

液体クロマトグラム質量分析計では，脂質成分について炭素数や不飽和結合の数ごとに定量している。例えば，中性脂肪であれば脂肪酸の炭素数48から58，不飽和結合0から8の組み合わせで42の分子種を定量している。臨床情報との関連解析についてシンプルな例を紹介すると，中性脂肪は肥満度（BMI）とよく相関することが知られているが，両者の関連は脂肪酸の炭素数と不飽和結合の数に反比例した。また，アンケート調査で把握した週あたりの魚類摂取量とは，不飽和結合が多い脂肪酸を含む中性脂肪が強く関連した。これらの成績は，従来，十把一絡げで測定していた血液中の中性脂肪量を細分化して定量すれば，疾患との関連や生活習慣の改善効果などをより明確に把握できることを示している。

なおゲノム解析については，SNPアレイを用いた網羅的解析を進めるとともに，約2000例分の全ゲノムシークエンスを終えた。現在，他の集団でのシークエンス結果と合わせて日本人を代表するパネルを設計することで，日本人に特化したSNPアレイの構築を進めている。

### 2. ながはまコホートで収集している臨床情報

ながはまコホートは，京都大学医学研究科の臨床医学系 12 講座，基礎医学系 5 講座，社会医学系 3 講座，人間健康科学系 3 講座が総力を結集して取り組んでいる。そのため，**表❶**に収集している臨床情報の一部を示すが，従来のコホート研究とは比較にならないほどの多様な臨床情報を得ており，かつ頭部 MRI 約 3000 例，睡眠時無呼吸（酸素飽和度）約 6500 例などに代表されるように，データ数も極めて多い。

診療科の枠を超えて専門家が参画しているメリットは，収集する情報量が多いことはもちろん，専門領域を超えた検討が行えることが大きい。例えば，筆者は以前から眼科所見に興味をもっていたが，ながはまコホートではじめて眼科と共同で研究を行う機会に恵まれた。その結果，眼底のある形質が認知機能と関連するなど，極めて興味深い成績が得られている。

反面，地域コホート研究では評価が難しい項目もある。例えば，内臓脂肪の蓄積は，代謝性疾患をはじめ様々な疾患のリスク因子となることが知られているが，最近では心臓や腎臓周囲の脂肪など，いわゆる異所性脂肪のほうがより危険性が高いことが指摘されている。また，筋肉の減少（サルコペニア），脊柱や膝関節の障害は高齢者の予後に極めて悪影響を及ぼすため，高齢化が進むわが国ではこういった因子の意義についてもコホート研究から明らかにする必要がある。しかし，その評価に必要な臨床情報を地域コホートで収集することは比較的難しい。低線量で撮影可能なマルチスライス CT を用い，様々な臓器の器質的・機能的障害を包括的に評価するようなコホート研究が将来的には一般化するかもしれない。

## Ⅲ．包括的ライフデータの意義と課題

1 つの集団で包括的にライフデータを収集する意義は極めて大きい。シンプルな例として，いまや糖尿病が認知症のリスク因子であることに疑う余地はないが，この成果も糖尿病と認知症という異なる臨床形質を別々のコホートで検討していては得られなかった。臨床形質の領域横断的解析に，分析技術の発達によって得られるようになった網羅的ゲノム解析や血液の微細な成分分析の結果を上乗せしたヒト生命情報の包括的解析からは，多くの新しい知見が得られることは疑う余地はない。

ただし，膨大な臨床情報と生体試料とを統合して解析する技術は開発途上であり，さらなる技術革新が必要である。また，得られる情報が詳細になるほど，その解析に耐えうる規模（対象者数）が必要になり，その数を長期的に維持するためには多くのコストと人的リソースが必要となる。

コホート研究は社会のインフラであり，電車やバスのように常に維持していかなければ社会の要請に応えることはできない。しかし，コホートを学術的なインフラと捉えるような大局的視点をもった人は医学研究者においても少なく，わが国が世界に誇りうる秀逸なコホートであっても，その維持発展は個々の研究者の双肩に委ねられている。

**表❶　ながはまコホートで収集している臨床情報の例**

| 分類 | 検査項目 |
|---|---|
| 身体計測 | 身長・体重・腹囲・体脂肪 |
| 呼吸器 | スパイロメトリー |
| 循環器 | CAVI・心電図・血圧・頸動脈エコー・終末糖化産物 |
| 視聴覚 | 眼底・眼軸長・屈折率・眼圧・光干渉断層撮影 |
| 歯科 | 歯科検診 |
| 運動機能 | 骨密度・バランス・筋力・SPPB・アップ＆ゴーテスト・歩行速度・段差昇降・姿勢アライメント・膝可動域など |
| 認知機能 | 軽度認知機能障害・認知症 |
| 画像検査 | 膝関節（X 線）・頭部（MRI・MRA） |
| 持ち帰り | 睡眠時無呼吸・活動度・家庭血圧 |

既に遅きに失した感はあるが，欧米あるいは中国のように国策としてコホートを維持していくような政策・システムが，わが国のコホート研究から最大限の成果を引き出すうえで必要であろう。

**田原康玄**
2002 年　愛媛大学大学院医学系研究科博士課程修了
　　　　同医学部助手
2005 年　同大学院医学系研究科講師
2012 年　京都大学大学院医学研究科准教授

# 2．機械学習によるゲノムデータの解釈と予測

小井土　大

機械学習とは，人間が設計したアルゴリズムに基づき，データ駆動的に学習を進め，予測やデータマイニングを行うものである。ゲノム解析においても，データのクオリティコントロール（QC）や可視化，そしてゲノムの機能予測にまで幅広く機械学習が用いられてきた。一方で，機械学習の最大の特徴の1つである変数間の非線形的関係性の取り込みについては，ゲノムデータ解析にはまだ活用の余地が残されている。そこで本稿では，ゲノムデータにおけるこれまでの機械学習の活用例を紹介しつつ，それらの中で非線形的関係性がどのようにゲノム解析を進展させられるのか議論する。



## はじめに

機械学習は，教師なし学習と教師あり学習に大きく分類される。教師なし学習とは，指定したアルゴリズムの下で，与えられたデータの特徴をデータ駆動的に見出すための手法である。教師なし学習では，サンプルや変数間に潜在的に存在する構造・関係性が低次元空間で表現されるため，データの可視化や，サンプルや変数の異常値検出に用いられる。こうした用途から教師なし学習は，あらゆる分野のデータ前処理で必須とする解析である。一方，教師あり学習は，入力データと教師データを比較し，そこから両者の関連性を導き出して主に予測を行うための手法である。教師あり学習と数理モデルに基づく頻度主義的アプローチとの大きな違いは，前者では人間が設計したアルゴリズムを基にデータ駆動的に学習を進めるのに対して，後者では人間が設計した数理モデルへのデータの当てはまりを見る点にある。したがって，機械学習でアルゴリズムを考える最大のメリットは，数理モデルでは設計の難しい非線形性の考慮にあると筆者は考える。

本稿では教師なし学習と教師あり学習の両観点から，ゲノムデータへの機械学習の活用事例を非線形性に着目しつつ紹介する。教師あり学習の中でSupport Vector Machine（SVM）や深層学習，Random Forestなどの機械学習手法が登場するが，それらについては優れた解説書がウェブから入手可能なため（参考ホームページの欄），本稿での解説は省略する。

## Ⅰ．教師なし機械学習

遺伝統計学で最も用いられる教師なし学習は，主成分分析（principal component analysis：PCA）であろう。PCAは，サンプル間の分散が最大となる新たな変数（主成分）を元の変数の線形和から構築するアルゴリズムである。ゲノムワイド関連解析（genome-wide association study：GWAS）では，サンプルのQCや関連解析における集団構造化補正に主成分が用いられる[1]。しかしながら，PCAの定義から明らかなように，PCAでは変数間の非線形的関係性が主成分に加味されな

key words
機械学習，データ駆動，データマイニング，非線形次元圧縮，アノテーション，非相加効果

い。こうした線形次元圧縮では，分析対象とする高次元データが潜在的に低次元（～3次元）の多様体（manifold）で表現されうる場合に必要とされる「局所的な関係性を非常に近い値で示すこと」ができない[2) 3)]（非線形多様体については，文献2 Fig.3 の Swiss roll をイメージされたい）。したがって，次元圧縮をするうえで非線形を加味したほうが解釈性に優れるケースが，データ依存的ではあるが存在する。

kernel PCA は PCA を拡張し，非線形性を主成分に加味できるようにした次元圧縮法である。kernel PCA は，入力データが非線形射影された高次元空間で PCA を行う手法であるが，サンプル間の距離を定義するカーネル関数を用いたカーネルトリックにより計算量は実際上少ない[4)]。反面，カーネル関数とそのパラメータに対して自由度が非常に高く，真のデータ特性が読めない状況では使いこなすことが困難である。また，サンプル間の局所的な関係（近さ）を正確に表現しようとすればするほど，遠いサンプルが過度に離れてしまう crowding problem も問題となる[3)]。そこで近年注目を集めているのが t-stochastic neighbour embedding（t-SNE，てぃーすにーと発音）による非線形次元圧縮である[3)]。t-SNE ではまず，サンプル間の距離を条件付き確率と捉え，その確率値が正規分布すると仮定する。すなわち，近いサンプルは条件付き確率値が高く，遠いサンプル間はそれが非常に小さい。同様に，次元圧縮後のサンプル間の距離についても同様に条件付き確率を考えるのだが，こちらでは自由度1での t 分布を仮定する。次元圧縮前後でサンプル間の距離が一定であるとの束縛条件から，次元圧縮前後の条件付き確率分布を揃えるために Kullback- Leibler divergence の和をコスト関数とし，その最小化問題を解くことで次元圧縮値を得る。なお，次元圧縮後に t 分布を用いているのは，計算コストの低減に加えて，裾が厚いという t 分布の特徴から crowding problem を緩和するためである[3)]。こうした学習上の特徴から，t-SNE から得た低次元圧縮データでは，大きな「島」として大局的なデータ構造が表現され，その島の中で局所的構造が同時に表現される（図❶）[5)]。このような実験的解釈との比較容易性が高い特徴もあって，トランスクリプトーム解析，特に近年急速に普及してきた大量サンプル・少数変数を特徴とする single cell RNA sequence（scRNA-seq）[用解1]では t-SNE がよく用いられる[5)]。ただし，t-SNE は必ずしも万能ではなく，連続性がデータの最大の特徴ならば，データのトポロジー（幾何学的特徴）を元にした非線形次元圧縮のほうが良いことも提唱されている[6)]。

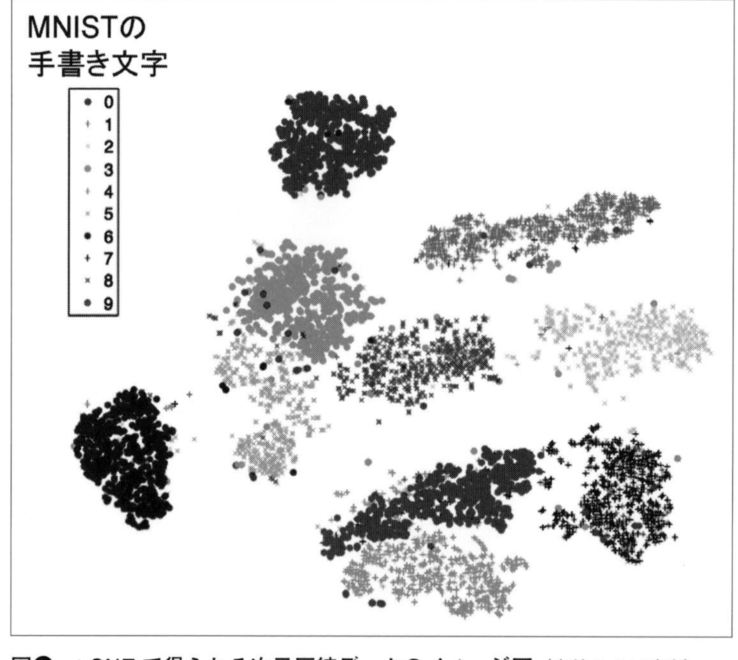


**図❶　t-SNE で得られる次元圧縮データのイメージ図**（文献3より改変）

MNIST データベースから手書き文字を教師なし学習し，t-SNE により次元圧縮したうえで，正解（0～9の数値）ごとにラベルを付けたもの。3，5，8のように部分的に形状の似た数値については，他の数値とは大きく「島」が分かれつつも（大局的構造），3，5，8それぞれの「小島」もしっかり形成している（局所的構造）。

一方，SNPデータを非線形に次元圧縮する試みはほとんど見かけられない。これは，ヒトの人種・祖先の違いがPCAの上位主成分のみで十分解釈可能なレベルで表現されるためと思われる[7]。実際，人種・祖先を分けるうえではむしろt-SNEよりもPCAのほうが良いことも示唆されている[7]。関連するところでは，ビッグデータである電子診療記録を非線形に次元圧縮し，2型糖尿病の疾患サブ集団を明確に得つつ，それらサブ集団に関連するSNPのパスウェイ解析を実施した報告がある。興味深いことに，疾患サブ集団を規定する形質と遺伝的背景とがマッチしたことから[8]，裏返しではあるが，疾患患者のSNPデータから，複数SNPのパターンで疾患サブ集団を分類することも可能なはずである。すなわち，これまでに検討されてきた人種・祖先を指標とした次元圧縮の評価では線形次元圧縮が台頭してきたが，新たな仮説をSNPデータ駆動的に創出する際には非線形次元圧縮にも期待が持たれる。

## Ⅱ．教師あり機械学習

### 1．ゲノムへのアノテーション付与

塩基配列の機能・結合予測では，連続したDNA配列パターンを入力データとし，既知の少数の教師に対して学習させることで，現時点では機能未知の配列にもアノテーションを予測する。例えば，miRNAの結合サイトを予測するためには，実験的に決定された配列パターンをSVMで学習する[9]。配列パターンのみならず，SNPやIndelといったデータ上は点である入力データに対しても，機械学習によって，Combined Annotation-Dependent Depletion（CADD）という機能スコアが付与されている[10]。CADDの学習時には，転写・翻訳開始点からの距離や，PhastCons[11]などの進化上の保存性を示す指標，ヒストンのアセチル化・メチル化などの細胞株から得られた実験データ，既知の転写因子の結合モチーフ配列など，実に949種類が説明変数として採用されている。学習は線形カーネルを用いたSVMが用いられ，0ベクトルを目的変数とした学習を経て，Cスコアが定義された[10]。実際，Cスコアが高いほど，説明変数に含まれない既知の疾患感受性多型が確かに上位ランキングされる[10]。そこでCスコアは，GWASから得た感受性多型の考察や[12]，遺伝性疾患の全エクソン解析での候補変異から原因遺伝子を絞り込むために用いられている[13]。

以上のように，スコアリングの内訳がブラックボックスでも許容される配列や多型の機能予測には，SVMが比較的よく用いられてきた。しかしながら，その役割は近年の人工知能ブームで予測能の高さなどから着目を集めている深層学習に置き換わる日も近いかもしれない。2015年には，SNP周辺の1000bpの塩基配列を入力データとし，その領域に含まれるENCODE[14]やRoadmap[15]などから得た転写因子結合，DNaseI感受性，ヒストン修飾情報を，Deep convolutional network[16]でマルチタスク学習[17][用解2]させ，配列パターンから各種クロマチン情報を同時に919個，reference/alternative配列ごとに同時に予測できるようにした（Deep learning-based sequence analyzer：DeepSEA）[18]。さらに，入力塩基配列の中央のSNPに関する既報情報を教師とし，DeepSEAから得られる919のクロマチン情報とPhastConsなどの進化関連指標を入力データとした正則化ロジスティック回帰モデルから単一の指標を構成すると，前述したCADDのCスコアを凌駕する予測精度が得られている[18]。またDeepSEAを用いることで，SNPを事前に重み付けし，GWASの検出力を上げる試み，すなわちエピゲノム情報を活用した重み付きGWASもプレプリントではあるが報告されている[19]。しかしながら，学習済のDeepSEAに1.7M個のSNP周辺の塩基配列を入力し，結果が出力されるまで，NVIDIA社のGeForce GTX TITAN X GPU（3000コア，GigaTexels/s）を用いて約10時間要したとのことで[19]，仮にCPUでDeepSEAを実行したとすると，計算機を相当時間専有することになるため注意が必要である。

現在，シーケンス技術の進歩やシーケンスコストの低下により，トランスクリプトームやエピゲノムなどの実験データが日進月歩で取得され，公

開が進んでいる。こうした情報をなるべく早く，使いやすい形で還元するためにも，機械学習を用いたスコア化が今後も必要になるだろう。

## 2. 量的形質や疾患リスク予測

GWASでは，相加効果を仮定した数理モデルに基づいて，量的形質や疾患発症に関連する座位をこれまでに数多く見つけてきた。この数理モデルでは，PCAを用いて集団構造化を補正したり[1]，線形混合モデルを用いてわずかな近縁関係をも補正したりすることで[20]，感受性多型の偽陽性を厳密に制御してきた。こうした頻度論主義の下では，SNPの形質への非線形性，特に遺伝統計学における相加効果に対しての非相加効果を検出する場合もやはり，その仮説を数理モデルで表現し，帰無仮説に対して検定する。しかしながら，*p*値は帰無仮説の基で一様分布に従うことから，全ゲノムから非相加効果を発見するためには，多重検定の問題から非常に厳しい有意水準を満たす必要がある。真に非相加効果が存在する場合，これは*p*値によるカットオフが偽陰性を引き起こすことを意味する。さらに，3個以上のSNPの交互作用（高次エピスタシス効果）を数理モデルで検討する場合，爆発的に増加するSNPの組み合わせ数により生じる計算量も決して無視できない。その1つの解決手法は，効率よく非相加効果を取り込み，検出するアルゴリズムを考案し，機械学習させることである。

非相加効果を検出できる期待から，GWASで比較的よく用いられる機械学習法がRandom Forestである[21) 22)]。Random Forestは，Decision Treeをベースとしたアンサンブル機械学習であり，非線形な作用も自ずと学習に取り込み予測モデルを構築する（**図❷**）[23)]。さらに，予測への寄与度から変数の重要度を得ることや，さらには変数間相互作用を抽出するアルゴリズムも実装可能である[24)]。このような非線形学習ができながらも解釈性に優れるという特徴は，SVMや深層学習には存在しない，Decision Treeベースの機械学習ならではのものである。しかしながら，SNPを想定したシミュレーションに基づく検討の結果，高次元データに対するRandom Forestでは確かに非相加効果を加味した学習がされているが，

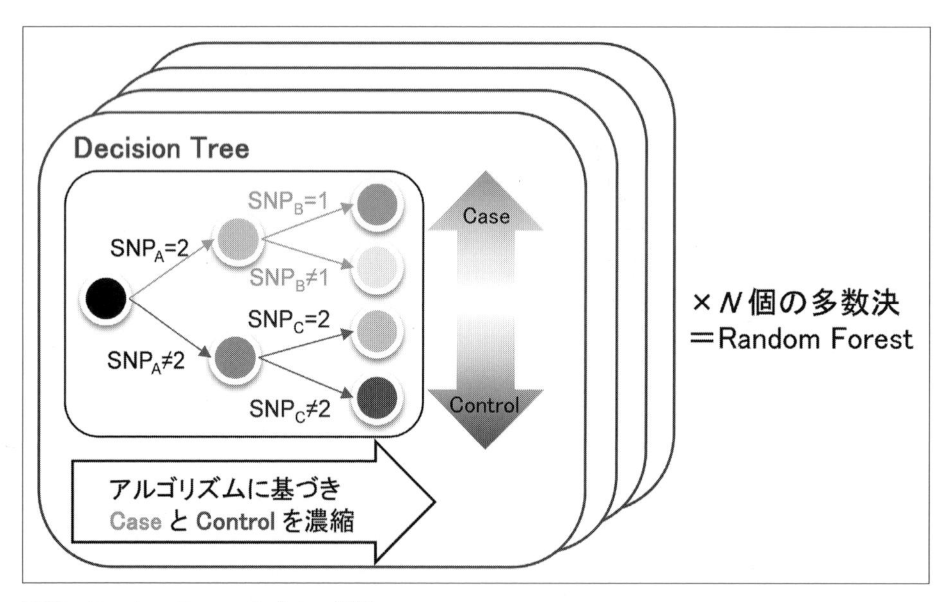


**図❷　Random Forestのイメージ図**

サンプルも変数もランダムサンプリングしたサブデータ（N個）に対して，データ駆動的にDecision Treeを大量に構築する。最終的な予測値は全Decision Treeの予測値の平均となる（アンサンブル機械学習）。学習後に枝分かれ構造を振り返ることで，予測に寄与した変数やその組み合わせ情報を得ることができる。

現在の相互作用抽出アルゴリズムではmarginal effectとの区別がつかないために，相互作用を具体的抽出するには至らないとの報告もあり，結果の解釈には注意が必要である[24) 25)]。

GWASでRandom Forestが用いられる理由には，予測能と解釈性の両者を併せもつことに加えて，アルゴリズムへの遺伝統計学的知見の外挿が容易であることが挙げられる。例えば，SNP間には連鎖不平衡による相関関係があるので，Random Forestで変数をランダムに選択するのは学習効率が悪く，同時に変数重要度が相対的に薄まってしまう課題があった。そこで，連鎖不平衡構造（LDブロック）の概念をRandom Forestに織り込むT-Treeが提案され，Random Forestよりも既知の関連領域を効率的に学習できたと示されている[26)]。また機械学習全般の課題ではあるが，サンプルのQCや事前のSNP選択が十分ではないと集団構造化や近縁関係そのものを学習してしまい，独立データに対しては汎化性能の低い予測モデルになってしまう。そこで，GWASで用いられる線形混合モデルの概念をRandom Forestに取り入れたMixed Random Forestが提案された[27)]。非近交マウスモデルのQTL解析から，L1正則化した線形混合モデルよりも予測精度が高く，集団構造化とエピスタシス効果を区別しながら学習できたとされている[27)]。実データから非相加効果の存在証明を行うためには，必要な検体数や計算量の観点からも決して容易ではないため[28) 29)]，遺伝統計学を加味したRandom Forestや他のDecision Treeベースのアプローチ[30)]による効率的な非相加効果の解明に今後期待が持たれる。

## おわりに

機械学習は，ゲノム解析を進めるうえで必須のものであるが，非線形という機械学習の最大の特徴はまだ活かす余地が残されている。一方で，非線形の過度な学習は，GWASでは集団構造化や近縁関係を意図せず学習してしまう。したがって，ゲノム解析に潜在的に存在しうる非線形性・非相加性をデータ駆動的に見出していくためには，機械学習と遺伝統計学の専門家が手を携えて新たなアルゴリズムの開発を進めていくことが重要となるだろう。



### 用語解説

1. **single cell RNA sequence（scRNA-seq）**：1細胞レベルの網羅的遺伝子発現解析（RNA sequence）を行い，組織中の個々の細胞の役割などを明らかにしようとするもの。粒度が高い反面，低発現の遺伝子の検出が難しい。
2. **マルチタスク学習**：複数教師データを単一の入力データに対して同時に学習し，共通素因を加味しながら学習を進めること[17)]。

### 参考文献

1）Price AL, et al : Nat Genet 38, 904-909, 2006.
2）Tenenbaum JB, de Silva V, et al : Science 290, 2319-2323, 2000.
3）van der Maaten L, Hinton G : J Mach Learn Res 9, 2579-2605, 2008.
4）Schölkopf B, Smola A, et al : Neural Comput 10, 1299-1319, 1998.
5）Saeys Y, van Gassen S, et al : Nat Rev Immunol 16, 449-462, 2016.
6）Rizvi AH, et al : Nat Biotechnol 35, 551-560, 2017.
7）Platzer A, Hall M, et al : PLoS One 8, e56883, 2013.
8）Li L, et al : Sci Transl Med 7, 311ra174, 2015.
9）Wang X, El Naqa IM : Bioinformatics 24, 325-332, 2008.
10）Kircher M, et al : Nat Genet 46, 310-315, 2014.
11）Siepel A, et al : Genome Res 15, 1034-1050, 2005.
12）de Lange KM, et al : Nat Genet 49, 256-261, 2017.
13）Nomura A, et al : J Cardiol 67, 133-139, 2016.
14）Dunham I, et al : Nature 489, 57-74, 2012.
15）Bernstein BE, et al : Nat Biotechnol 28, 1045-1048, 2010.
16）Krizhevsky A, Sutskever I, et al : Advances in Neural Information Proceeding Systems 25, 1097-1105, 2012.
17）Dahl GE, Jaitly N, et al : arXiv 1406.1231, 2014.
18）Zhou J, Troyanskaya OG : Nat Methods 12, 931-934, 2015.
19）Eraslan G. et al : bioRxiv, 2016. doi: 10.1101/069096
20）Lippert C, et al : Nat Methods 8, 833-835, 2011.
21）Chuang L-C, Kuo P-H : Sci Rep 7, 39943, 2017.
22）Roshan U, Chikkagoudar S, et al : Nucleic Acids Res 39, e62, 2011.
23）Breiman L : Mach Learn 45, 5-32, 2001.

24) Wright MN, Ziegler A, et al : BMC Bioinformatics 17, 145, 2016.
25) Winham SJ, et al : BMC Bioinformatics 13, 164, 2012.
26) Botta V, Louppe G, et al : PLoS One 9, e93379, 2014.
27) Stephan J, Stegle O, et al : Nat Commun 6, 7432, 2015.
28) Joshi PK, et al : Nature 523, 459-462, 2015.
29) Hemani G, et al : Nature 508, 249-253, 2014.
30) Zeevi D, et al : Cell 163, 1079-1094, 2015.

### 参考ホームページ

・The Elements of Statistical Learning（Stanford University）
https://web.stanford.edu/~hastie/Papers/ESLII.pdf
（公式に公開されている PDF。統計解析・機械学習の両者をカバーする良書である）

**小井土　大**
2013年　東京大学大学院新領域創成科学研究科メディカルゲノム専攻修士課程修了
株式会社浜銀総合研究所情報戦略コンサルティング部研究員
2016年　横浜市立大学大学院医学研究科臓器再生医学特任助手
理化学研究所統合生命医科学研究センター統計解析研究チーム客員研究員など

金融からゲノム，トランスクリプトームまで，幅広い分野での統計解析や機械学習の活用に従事してきた。

# 3．機械学習によるメンデル遺伝病 Variant of Unknown Significance の解釈

伊藤　薫



メンデル遺伝病の診断では非同義置換や機能喪失を引き起こすものを疾患原因遺伝子変異の候補として認識する。しかし，これらの中で RNA スプライシング異常をきたす変異群に関しては，その不完全な理解のため VUS（variant of unknown significance，重要度不明変異）に分類されることが多かった。そこで私たちは遺伝子変異による病的 RNA スプライシング変化を検出するために，コンピュータ（ドライ系）と細胞実験系（ウェット系）の方法を組み合わせた２ステップシステムを開発した。しかしながらウェット系の方法は正確であるが即効性に欠けるため，ドライ系のみでより良い診断をできるように機械学習の手法を取り入れて性能向上をめざした。

## はじめに

次世代シークエンサーの普及によりメンデル遺伝病患者の全エキソムまたは全ゲノムシークエンスが盛んに行われるようになってきた。そこでは絞り込みを行ってもなお数百～数千の疾患原因遺伝子変異候補が残り，（疾患を限定しない場合）エキソムシークエンスで約3割，全ゲノムシークエンスで約4割の原因遺伝子決定率にとどまっている。この要因にはサンプル数に起因するパワー不足の問題以外にも，私たちの遺伝子変異の解釈が未熟であることが挙げられる。本稿では1つの心筋症家系解析を通じて，あるカテゴリの VUS（variant of unknown significance，重要度不明変異）の重要度判定を，初期には決定木を用いた比較的単純なアルゴリズムを用いるところから始め，最終的には深層学習を用いて性能向上を果たした話を紹介する。

## Ⅰ．原因不明の心筋症家系

1973年という非常に古い時代の話であるが，有名な臨床系雑誌に進行性の房室ブロック（心臓の脈が途切れる症状）と心臓突然死をきたす大規模な家系が報告された[1]。その家系は心筋症研究で有名なハーバード大学のサイドマン研究室で追跡され続けていたが，長らく原因遺伝子変異は突き止められないままでいた。遺伝形式は常染色体優性，初期症状は軽度の心電図異常（Ⅰ度房室ブロック）のみであるが，年齢を経るとともに進行性の房室ブロックを示し最後には心臓ペースメーカーが必要となった。特に男性では若年発症の拡張型心筋症を示すことがあり，心臓突然死に至る者も何人かいた。ここで心筋症の研究に従事している人であれば，これらの症状は核膜の裏打ちタンパク質をコードするラミン遺伝子異常，いわゆるラミノパチーのそれに非常に類似しているこ

key words

メンデル遺伝病，variant of unknown significance，RNA スプライシング，機械学習，決定木，ランダムフォレスト，深層学習

とに気づくであろう。SNPジェノタイピングアレイを用いた連鎖解析とエキソムシークエンスによる遺伝子変異の絞り込みで，予想どおりラミン遺伝子上の一塩基変異のみが唯一の原因遺伝子候補として残った（*LMNA* c.768G>A　Val->Val）。しかしながら，それはアミノ酸を置換しない同義変異であり一般に良性の変異と知られていたため，ラボ全体に落胆の気分が広がった。

メンデル遺伝病の原因遺伝子検索では，その効果が比較的明確に予想できることからタンパク質コード領域の変異に重点が置かれる。①ストップ変異（RNAからタンパク質翻訳時のストップコドンの消失または異常出現），② INDEL（数塩基の挿入欠失）によるフレームシフト（アミノ酸読み枠のズレ），③スプライスサイト変異（ほぼ完全に保存されているイントロン開始または終了点から２塩基の変異）は機能喪失変異として明確にdamagingであると分類される。アミノ酸を置換する非同義変異の解釈は難しく良性から悪性まで様々であり，種を超えた保存の状態や分子機能に与える影響などを考慮しスコア化する様々なアルゴリズムが発表されている[2-5]。一方，アミノ酸を変化させない同義置換はRNAからタンパク質への転写速度に影響するとの報告もあるが，一般には良性と分類され，それ以降の解析では考慮されないことが多い。実際この分類が有効であることは過去に報告された様々な論文で実証済である。一例として先天性心疾患の*de novo*変異に関する論文ですべての種類の変異数をケースとコントロールで比較した場合には有意差は認められなかったが，機能喪失変異に限った場合は有意にケースのほうが多く，これら変異が疾患発症に関与している可能性を示唆した[6]。つまり，この論文では遺伝子変異がアミノ酸-タンパク質に与える影響が疾患発症に直結していることを明示している。

## Ⅱ．現在の次世代シークエンサーのパイプラインでは検出できないメカニズムが隠されていた

この同義変異に関して疾患原因遺伝子変異の観点から重要性が低いことは前述のとおりであるが，アミノ酸置換以外からの視点で見てみると先ほどの常識は必ずしも当てはまらない。2003年のNatureでErikssonらはラミン遺伝子上の同義置換によりエキソン内に異常スプライシング開始点が作られた結果，正常よりも短いラミンタンパク質ができ，それが早老症を引き起こすと報告した[7]。そのメカニズムはエキソン上配列の一塩基置換によってスプライシング開始または終了点とみなされる配列（スプライスサイトコンセンサスシークエンス）を真似てしまうことにより，正常のmachineryがエキソン上の配列をスプライシング開始・終了点と誤認識してスプライシングを異常に行ってしまうことにあった。この異常を検出するためには変異によりその周辺配列がどの程度コンセンサスシークエンスに類似するかを計算すればよく，このようなツールはいくつか存在した[8,9]。しかしながら計算された値がどのくらい変動すれば有意とみなすべきかなど閾値に関する情報は皆無であり，実際臨床に応用するには大変問題であった。今回の症例では幸いにもスプライシング開始点のコンセンサスシークエンスに類似した配列が観察されたためエキソン中に異常スプライシング開始点が始まることが予想され，RT-PCRにてその現象を確認するに至った（**図❶**）。

この症例からの教訓は，①従来のRNAスプライシング開始・終了点以外のエキソン，イントロン領域でも変異によって異常スプライシング開始・終了点が出現することがある，②反対に正常スプライシング開始・終了点の保存された２塩基（開始点GT，終了点AGであることが多い）が置換される以外でも，その周辺のコンセンサスシークエンスが変化した場合は正常RNAスプライシングが阻害される可能性がある，ということである。この際，変異の種類は同義置換でも非同義置換でもINDELでも何でもよい。現在の次世代シークエンサーのパイプラインでは異常スプライスサイト出現を検知するアルゴリズムが含まれていないだけでなく，正常スプライスサイトの喪失についてもスプライシング開始・終了点の保存された２塩基の破壊のみスプライスサイト異常と

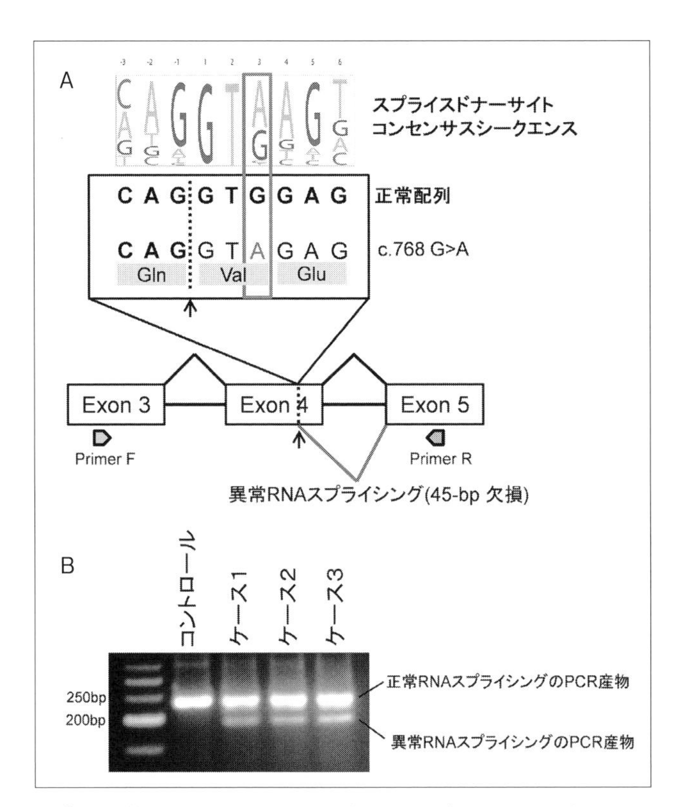


**図❶　同義置換によるエキソン内異常スプライス開始点の出現**

A. 同義置換により引き起こされた異常 RNA スプライシング。同義置換によりエキソン上の配列がスプライスドナーサイト（開始点）コンセンサスシークエンスに非常に類似してしまったため，その部位がスプライス開始点と誤認識され，エキソン 4 内より異常スプライシングが開始する。その結果，45 塩基短い mRNA が生成される。

B. RT-PCR を用いた異常 RNA スプライシングの確認。A に示したプライマーを用いて RT-PCR を行ったところ，正常よりも 45 塩基短い異常 PCR 産物が確認された。

して検出するため，多くの有害な遺伝子変異を見逃している可能性があることに気づいた。

## Ⅲ. ドライ系とウェット系を組み合わせた 2 ステップシステムの開発

前述のようにアルゴリズムによる予測システムでは“スプライスサイトらしさ”のスコアは計算できるものの，それらがどう変化すると実際に異常スプライスサイトが出現するのか，または正常スプライスサイトが喪失するのかが不明であった。そのためスコアを利用しつつ異常スプライスサイト獲得・正常スプライスサイト喪失の 2 つの状態を決定木で分けるアルゴリズムを組んだ（図❷）。この際，スコアの閾値決めに関してはその目的により様々な指標があるが，医学研究でよく用いられる Youden Index を指標にした。閾値が厳し過ぎれば真の陽性を多く逃すことになってしまうし，緩すぎれば多くの擬陽性を掴むことになってしまう。また比較のため F-measure，Accuracy，Matthews correlation coefficient などのインデックスを用いた閾値も計算しパフォーマンスを検討した。

同時に RNA スプライシング異常検証法のゴールデンスタンダードである培養細胞を用いた RNA スプライシングアッセイについても多数のサンプルに対応するように，①ライゲーションやクローニングなどの作業を伴わない PCR のみで完結する系の設計，②コンストラクト設計のスクリプトによる自動化，③独自の barcoding による multiplexing 化，④アライメント作業を簡略化するための自動解析スクリプトの開発を行った[10]（図❸）。これらを組み合わせて得た結果の一部が図❹のようになる。御覧のとおり *in-silico* スコアによる予測は傾向をみるのには十分であるがケースとコントロールをクリアに分離することはできず，これだけでは臨床に資する decision-making には不十分であることが証明されてしまった。

## Ⅳ. コンセンサスシークエンスだけでは実際の RNA スプライシングを説明するのに不十分である

ある生命現象を予測するためにはそのメカニズムを詳細に知らねばならない。RNA スプライシングに関してはコンセンサスシークエンスだけでなく，近傍のスプライシング調節因子の影響を受けることが報告されていた。このためスプライスサイトコンセンサスシークエンスに加えてスプライシング調節因子も考慮したモデルが性能向上の

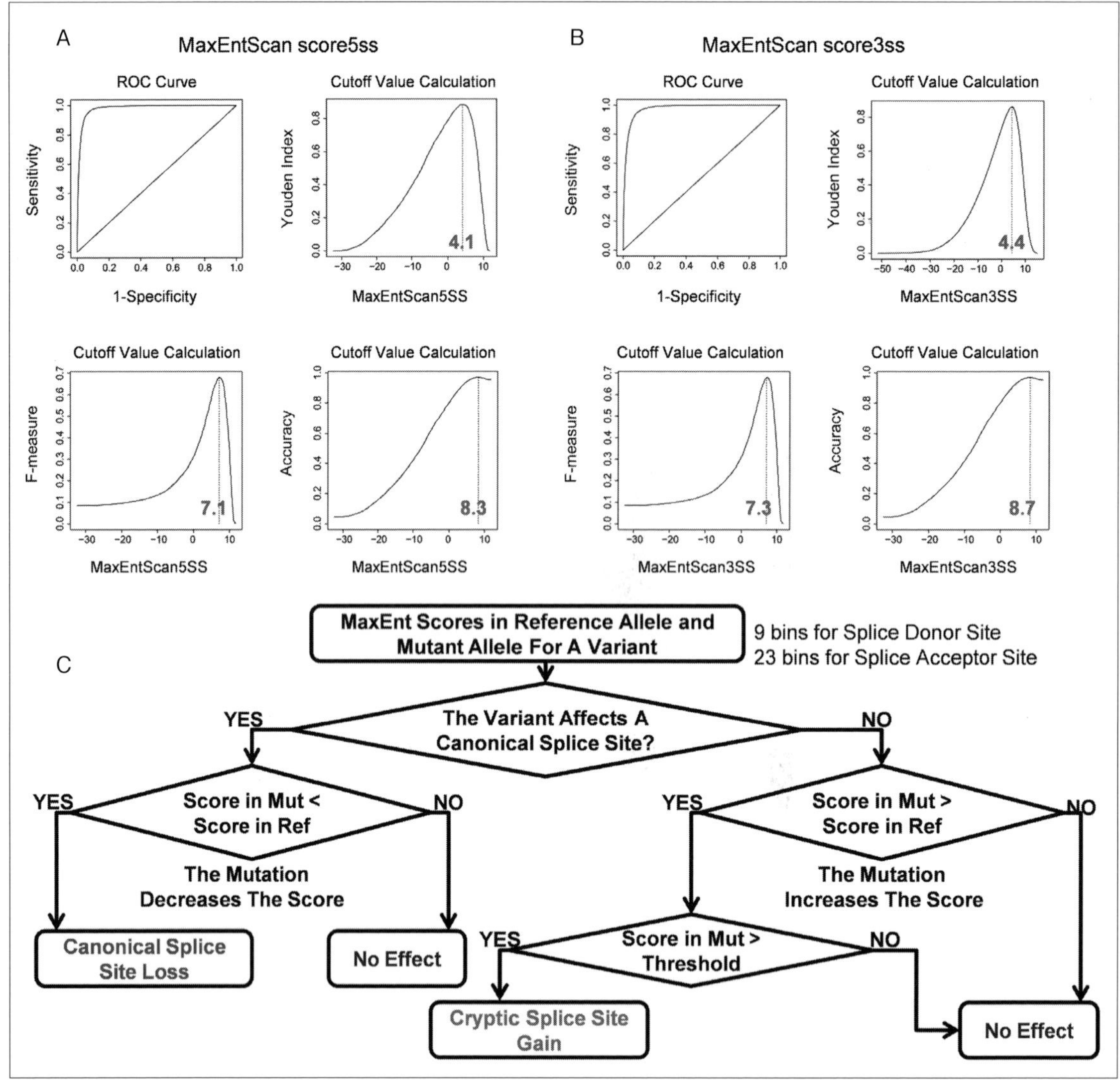


**図❷　異常RNAスプライシング検出のための閾値の設定と決定木を用いたアルゴリズム**

A. スプライス開始点（ドナーサイト）に対する閾値の設定。インデックスが最大値を取る点を閾値とした。
B. スプライス終了点（アクセプターサイト）に対する閾値の設定。
C. 異常RNAスプライスサイト獲得または正常RNAスプライスサイト喪失を分けるための決定木。

ためには必要と考えられた。しかしながら，これらスプライシング調節因子に関しては散在しているため，cisの影響だけに絞ったとしてもどの程度の範囲を考慮すればよいかが不明であった。

そこで実際のスプライスサイト前後の配列を取り出し，どの因子がスプライスサイト近傍にどのように分布し，どの程度影響しているかを計算した（図❺）。この結果をスプライシングコンセンサスシークエンスから得られるスコアにregression modelを用いて統合したのがregression scoreである。実際にスプライスサイトコンセンサスシークエンスによるスコアのみの場合に比べて，この方法で性能向上が認められたが，当時のボスの論文化のためには方法論でなく観察された結果に重点を置く方針により，このスコアは実際の論文中には表記されることはなかった（Github

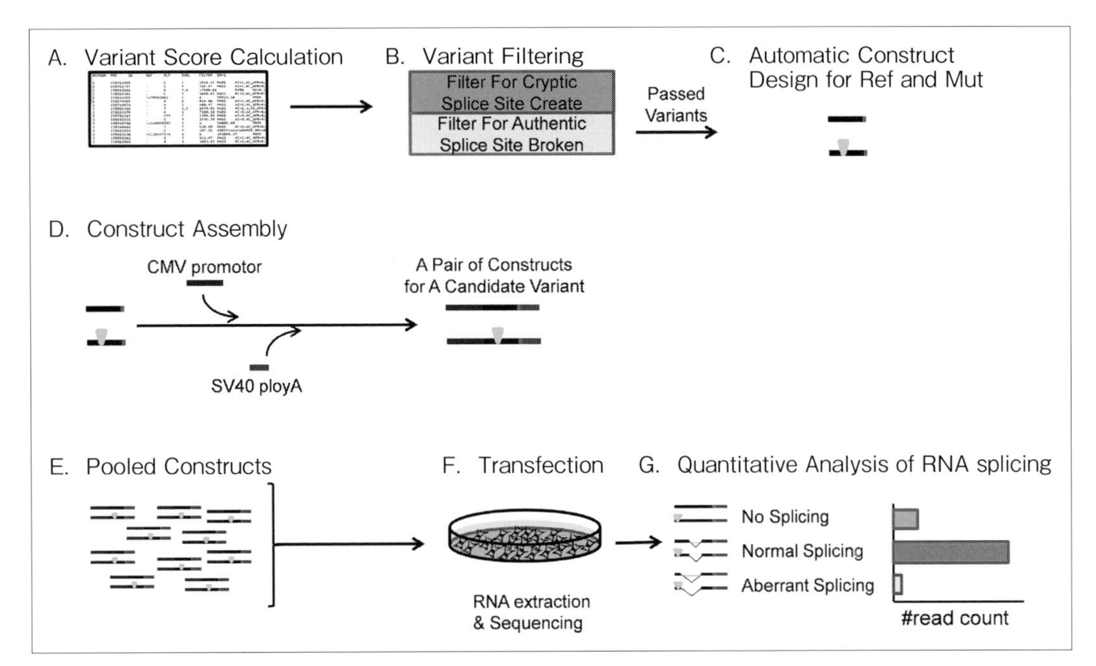


**図❸ Multiplexing に対応した培養細胞を用いた RNA スプライシングアッセイ**

いくつかのステップからなる。A. スコアの計算，B. フィルタリング，C. コンストラクトの設計まではスクリプトによりすべて自動化。D は設計されたコンストラクトの配列を注文し PCR にてプロモータとポリ A テイルを結合する。E. 各サンプルは設計の段階でつけられたバーコードにより区別されるので多重化が可能。F. コンストラクトの細胞へのトランスフェクションと RNA 回収。G. シークエンス後は post-processing なしに fastq ファイルより直接解析するスクリプトを作成した。

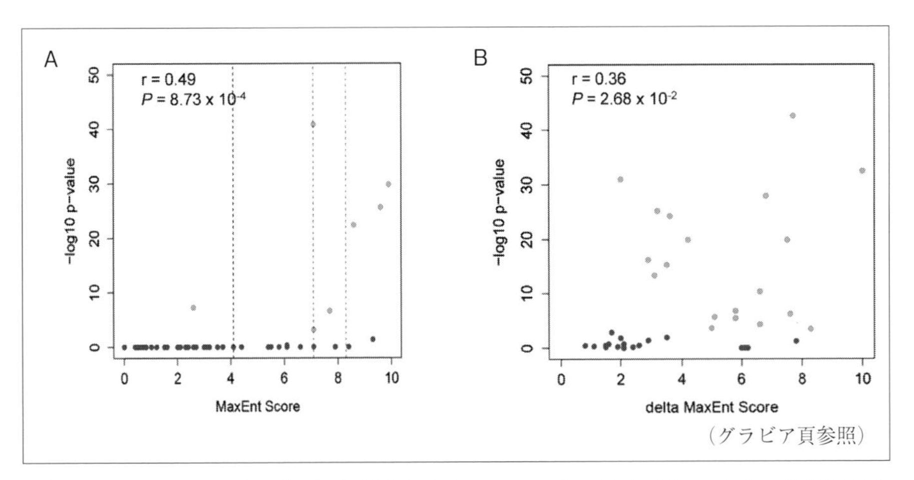


（グラビア頁参照）

**図❹ *in-silico* スコアリングと培養細胞による RNA スプライシングアッセイの P 値の対比**

*in-silico* スコアを X 軸，スプライシングアッセイより得られた -logP 値を Y 軸にプロット。青のドットは臨床的に有意と判断されなかったもの，赤のドットは有意と判断されたもの。数が多いので以下の 2 つの結果のみ示す。

A. *LMNA* 遺伝子上の異常 RNA スプライスドナーサイト獲得変異のスコア。ピアソン相関係数（r）は 0.49 とあまり高くないが有意な相関を示している（$P = 8.73 \times 10^{-4}$）。

B. *MYBPC3* 遺伝子上の正常 RNA スプライスドナーサイト喪失変異のスコア。

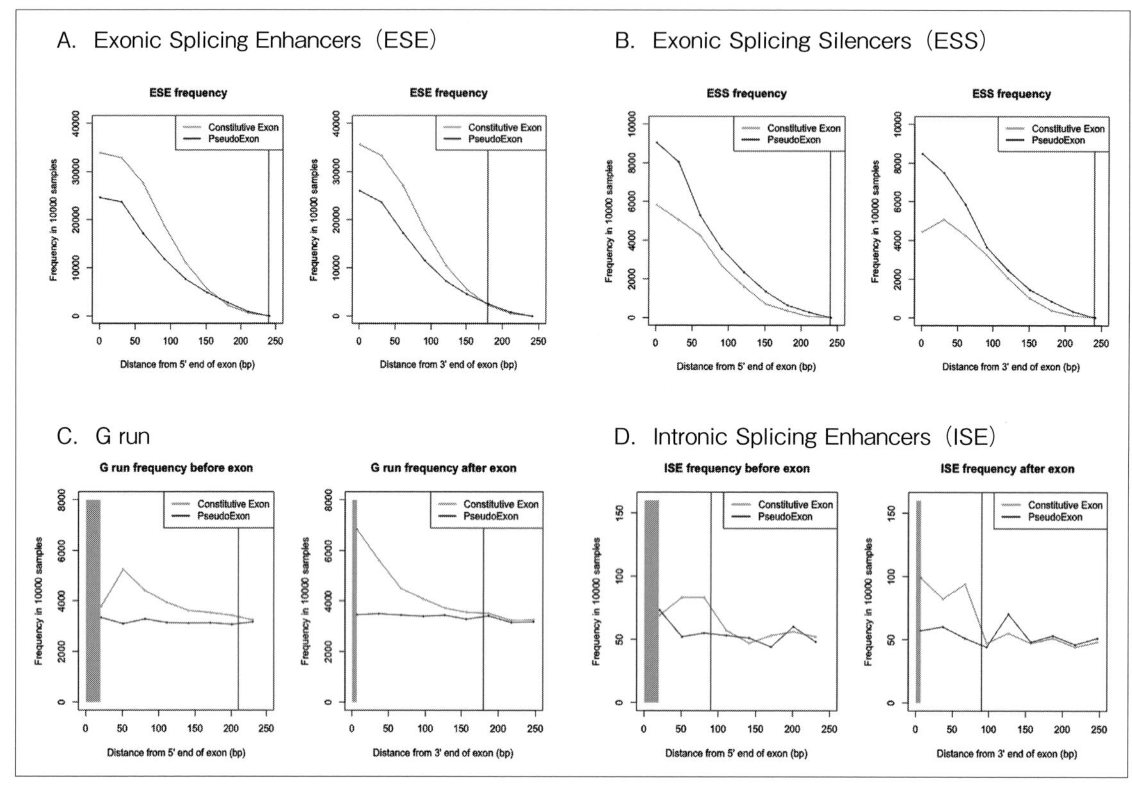


**図❺　スプライシング調節因子の分布**

スプライスサイト（開始点または終了点）を基準にして，どの程度離れた距離にスプライシング調節因子が分布しているかをケース1万サンプルとコントロール1万サンプルで比較した。有意差が生じる距離（図中縦線）をpermutation test（10,000 permutaion）を用いて算出した。

で公開しているスクリプトには実装済）。

## V．機械学習の利用による更に優れた分類器の作成

上記の方法ではスプライスサイトコンセンサスシークエンスやスプライシング調節因子などメカニズムを理解しそれらを統合し利用しようとした。しかしながら機械学習を利用すれば，正しいケースとコントロールを準備し（ハイパーパラメータをチューニングして）アルゴリズムを鍛えれば正しい答えが出せるはずであり，ゲノム分野でもいくつかの成功例が報告されている[11]。そこでチューニングが比較的簡単なランダムフォレストアルゴリズム，深層学習アルゴリズムの1つである畳み込みニューラルネットワーク，また同様に深層学習アルゴリズムの1つであるディープビリーフネットワークについて性能を評価した。深層学習アルゴリズムについてはあまりにも自由に組み立てられるため，これから示す結果はまだ途上であることを承知していただきたい。

入力変数としてはスクリプトによる自動収集で得たそれぞれ20万のケースと約1000万のコントロールを準備し，**図❺**で判明したスプライシング調節因子がcis効果を及ぼす範囲のすべての塩基情報を与えた。ランダムフォレストではグリッドサーチにより1つ1つの決定木を作成する際に使用する特徴量数を最適化した。作成する決定木の数は順次増やしestimate error rateの低下がほぼ飽和する値とした。その結果，Accuracy 89％の結果を得た。これは悪い数字ではないが，臨床での判断を行うには培養細胞を用いた検証の追加は免れないであろう。

次に畳み込みニューラルネットワークであるが，現在画像認識領域において重要なアルゴリズムである。特徴としては畳み込み，プーリングなどの処理を通じて画像の局所の位置関係を考慮しながらデータをフィルタリングし特徴量を抽出していくところにある。DNA の配列は単純に 1 次元なので画像認識のような空間の複雑性はないが，モチーフ認識など画像認識にも通じるところがあるので試してみた。モデルを 1 から作るのは大変骨が折れるので画像認識でよい成績を収めていた AlexNet をモデルに DNA 配列認識用にアーキテクチャを改変した。塩基配列は ATGC からなるカテゴリカルパラメータなのでニューラルネットワーク系に入力できるように one-hot 表現に変換，フィルターサイズやストライドは DNA 長の軸に合わせて動くように調節した。しかしながら後述するディープビリーフネットの成績を超えることなく，また computational に負担が多いだけだったので早々に見切りをつけた（もっときちんと調節をするよう叱られるところではあると思うが）。

最後にディープビリーフネットワークであるが，重みの初期値は Xavier，活性化関数は Rectified Linear Unit，パラメータ更新には Adam を用いた。ネットワークの幅と深さに関しては大きく振っていくつか試してから，最適な値をサーチするようにした。まだ作り込みが甘い段階（つまりベターには向かっているがベストではない）ではあるが，現在のところランダムフォレストの値を超える Accuracy 91％を達成した。

## Ⅵ．物語はまだまだ続く

足早になってしまったが，本稿では異常 RNA スプライシング検出を機械学習を用いて行い性能向上に努めた話を紹介した。ランダムフォレストの Accuracy 89％，ディープビリーフネットワークの 91％は悪い数字ではないが，これは *in-silico* で想定された状況に限った成績であり，実際の臨床で発見された遺伝子変異によりさらにトレーニングを積み重ねていく必要があると考える。また実際の臨床使用に関しては更なる正確性が求められるため，単なる性能向上だけでなく臨床のニーズに即した改良も必要と考えられた。最後に今回は RNA スプライシング異常に関して異常スプライスサイトの獲得・正常スプライスサイトの喪失のみに焦点を当てたが，もちろん（よく混同されるものであるが）エキソンスキッピングや代替スプライシングなど他のメカニズムにも目を向けるべきであろう。



### 参考文献


1）Lynch HT, et al : JAMA 225, 1465-1470, 1973.
2）Kumar P, et al : Nat Protoc 4, 1073-1081, 2009.
3）Adzhubei IA, et al : Nat Methods 7, 248-249, 2010.
4）Kircher M, et al : Nat Genet 46, 310-315, 2014.
5）Dong C, et al : Hum Mol Genet 24, 2125-2137, 2015.
6）Homsy J, et al : Science 350, 1262-1266, 2015.
7）Eriksson M, et al : Nature 423, 293-298, 2003.
8）Yeo G, Burge CB : J Comput Biol 11, 377-394, 2004.
9）Lim KH, Fairbrother WG : Bioinformatics 28, 1031-1032, 2012.
10）Ito K, et al : Proc Natl Acad Sci USA 114, 7689-7694, 2017.
11）Xiong HY, et al : Science 347, 1254806, 2014.

### 参考ホームページ

・サイドマンラボ研究室
http://genetics.med.harvard.edu/seidman/

・Githubに公開しているスコア計算スクリプト
https://github.com/SplicingVariant/SplicingVariants_Beta

**伊藤　薫**
2001年　金沢大学医学部医学科卒業
千葉大学大学院循環器内科
2002年　千葉県立佐原病院内科
2003年　千葉県循環器病センター循環器科
2008年　千葉大学大学院医学研究科卒業（博士号取得）
千葉大学大学院 G-COE フェロー
2011年　ハーバード大学遺伝学部リサーチフェロー
ブロード研究所リサーチアフィリエイト
2016年　理化学研究所統合生命医科学研究センター循環器疾患研究チーム

# 4．ゲノム情報を活用した臨床研究

田中紀子

ヒトゲノム解明から急速にその周辺で発展したオミックス測定技術の臨床研究への応用が近年ますます増加している。ゲノム科学を臨床研究者が，臨床研究をゲノム科学者が，正しく理解し協力するための知識の共有はゲノム情報を活用する研究を円滑に進め，結果を社会に還元するために非常に重要である。そこで本稿では，実際に取り組まれているゲノム情報を活用した臨床研究を概括し，その科学的合理性および社会的正当性の担保に必要となる遵守すべき規制および研究の品質管理の考え方について述べる。



## はじめに

ヒトゲノム解明から急速にその周辺で発展したオミックス測定技術の臨床研究への応用が近年ますます増加している。ゲノム情報についても，その測定結果や技術が臨床の現場で治療や診断に用いられる場合においては，他の治療や診断法と同様に最終的に「人」を対象とする研究，多くの場合は臨床試験（介入研究）を行って，その有効性と安全性を確認する必要がある。臨床研究は「人」を対象とする研究のため，どのような場合においても原則ヘルシンキ宣言[1]を倫理的基盤とした様々な規制に基づいて行われなければならない。ヘルシンキ宣言の序文第一項に述べられているように，倫理規制の適用は人から直接得られた情報（例：臨床試験や観察研究などで得られる臨床検査情報や，治療奏効に関する情報など）だけではなく，得られるヒト由来の試料およびデータの研究すべてが含まれる。特に2013年の改定で，statistical genetics の対象となるであろう保存試料から抽出されたDNAやRNAからの情報も倫理規制の中で分析するべきであるという決議が反映され，バイオバンクなどにおける研究試料の再利用に関するインフォームドコンセントについての言及が追記されている。

統計学というと，とかくデータ解析の新しく派手な手法開発にばかり注目が集まりがちであるが，特に医学研究においては，倫理性を考慮しながら研究計画の科学的妥当性，そして公表される結果の解釈や提示の仕方にも統計学者は議論を交わし，また専門家として共同研究者として研究に加わることで研究の品質を高める努力を行う。これは，ヒトゲノム情報を活用する場合であっても，臨床研究であれば変わりはない。しかし，ゲノムあるいはオミックス情報を活用した臨床研究の品質管理の重要性について認識され規制が整ってきたのは，米国においても2011年のDuke大学の悲劇以降のことである[2]。この悲劇は2006年にDuke大学で医師として研究を行っていたPotti氏が中心となって行っていた研究がNature Medicineに発表されたことに始まる[3]。この研究は，ヒトのがん組織から培養された細胞株を用いて，抗がん剤の有効性をマイクロアレイで測定された遺伝子発現量が予測できるかどうかを検証し

key words

臨床研究，品質管理，ガイドライン

た *in vitro* 研究であった。つまり，直接にはヒトから試料を研究者が採取していないため，臨床研究であるという認識が非常に低かった可能性は否めない。しかし，あらゆる抗がん剤の反応を遺伝子発現量で予測できることに世間は高い関心を寄せた。その状況で出版した論文中に記載されていた薬剤感受性の予測アルゴリズムの再現性に問題があることに気づいたのは，MD アンダーソンがんセンターの2人の統計家，Keith Baggerly と Kevin Coombes であった。Potti らの論文は 5-FU やパクリタキセルなどを含む，当時様々ながんに適用されていた主な7つの抗がん剤について予測モデルを発表していたが，①予測モデルに再現性がない，②予測モデルに用いられた遺伝子リストが正しくない，③予測モデルに最終的に含まれた遺伝子リストの選択方法に再現性がない，④疾患感受性の有無を示すための指示変数のラベルが逆転していた可能性が高い，⑤仮に予測モデルをたてる過程に問題がなかったとしても，シミュレーションデータで確認すると，その予測精度は論文で示されている数値よりかなり低い，などの点について指摘を行っている[4]。しかし，この指摘は当初全く注目されず，受け流されてしまった。その理由として考えられているのは，当時すでにこの論文とその関連論文の結果をもとに計画された臨床試験が3本も始まってしまっていたということである。その事実を 2009 年に知った彼らは，医学雑誌ではなく応用統計学の雑誌である Annals of Applied Statistics に Potti 医師らのデータの再分析の結果を改めて投稿した[5]。その掲載で初めてスポンサーである NIH（National Institute of Health）および研究実施機関である Duke 大学も過去の論文データの再検証に動きだし，最終的には NCI（National Cancer Institute）の要請により 33 人の生物統計家によって進行中の3つの試験の続行について審議が行われた。結果，2010 年 11 月，Duke 大学ですべての試験中止の勧告が発表され，Potti 医師は辞職，数々の論文が取り下げとなったのである[6]。

このように，結果の「再現性」について慎重に吟味されることは科学研究の本質といえるが，近年ますます大量に測定されたデータを扱うことの多いゲノム情報を活用した臨床研究においては，その結果の「再現性」つまりは「科学性」の保証を最大限行うために統計学的思考は極めて重要な役割を果たす。

そこで本稿では，実際に取り組まれているゲノム情報を活用した臨床研究を概括し，その科学的合理性および社会的正当性の担保に必要となる規制および研究の品質管理の考え方について統計学的な視点より述べる。

## Ⅰ．臨床研究の定義と種類

### 1．臨床研究とは

臨床研究（clinical research）は，医学研究（medical research）の中で狭義には通院（あるいは入院）患者を対象として疾患の予防・診断・治療法の開発を目的とする研究と定義されるが，広義には患者だけではなく，健常人やあらゆる人およびヒトから得られた試料から病院や検査で得られる情報を用いて，治療法などの開発だけではなく，疾患の原因解明のためのヒト試料を用いた基礎研究や疫学的研究，生活の質（quality of life：QOL）に関する研究や経済・社会学的研究まで疾患に関連するあらゆる研究が含まれる。

### 2．臨床研究の種類

臨床研究の範囲は，特に広義においては多岐にわたるので，以下の2通りで主に分類される。この目的および研究デザインによって研究計画段階や出版段階で考慮すべき研究品質管理レベルが異なる，つまりは従うべき規制が異なるため，計画時点で目的および研究デザインを明確にしておくことは非常に重要である。分類ごとに実際に行われているゲノム情報を活用した臨床研究の例を示す。

#### (1) 目的による分類

**1) 1次予防を目的とする研究**

疾患の発症を防ぐためのあらゆる方法，手段に関する研究が含まれる。一般的には臨床研究ではなく，地域コホート研究などで行われることが多いが，人間ドックなどの特殊検診来院者などを対象として疾患発症までに得られた臨床検査情報の発症リスクを推定する研究や，すでに通院あるいは入院中の患者を対象として別の疾患の発症リスクを推定したい場合やワクチン接種などの介入効果の推定を行う研究などが臨床研究に該当する。

様々な疾患を対象とするある特定の遺伝子多型や変異のリスクを推定するためのケース・コントロール研究や genomewide association studies，遺伝子・環境交互作用（gene-environmental factor）の推定を目的としたコホート研究なども該当すると考える。

**2）診断方法の改善を目的とする研究**

近年，特に DNA の測定は診断の確定に有用されている。FDA（the Food and Drug Administration）での承認審査の枠では医療機器（medical device）のうち in vitro diagnostics の中の laboratory developed test（LDT）として審査される品目が主となる。主要な評価項目が診断精度（感度，特異度）になることが多い。ただし，例えば初期に開発された卵巣がんのスクリーニング検査である ovacheck など，開発されたものの臨床での利用に至らないものが多い。他の検査などと異なり，最先端の測定法によるとして診断検査としての有効性をガイドラインの枠外で検証し販売された市販検査キットも多く，最近卵巣がんについては FDA から“いかなる検査も卵巣がんを予測するのに十分な感度を備えていない”として市販されている検査キットの安易な利用を避けるように勧告が出されている[7]。このように環境要因も発症に大きく関わるような生活習慣病や異質性の高い疾患の予防やスクリーニングにゲノム情報を応用することはまだ非常に難しいが，遺伝性の高い希少疾患の診断などにシークエンス技術の応用が進んでおり，ガイドラインの整備も進んでいる。

**3）治療法選択の補助を目的とする研究**

ゲノム情報を利用する介入研究では近年最も多い目的の1つである。LDT あるいはコンパニオン診断薬（companion diagnostics：CD）として診断薬あるいは検査法が開発される研究が多い。最も有名で初期に開発されたものの1つに，乳がんのハーセプチン治療選択を決定するために HER2 レセプターの存在を確認するために遺伝子発現量を測定する Oncotype DX HER2 RT-PCR がある。FDA では HER2 遺伝子陽性の検出に FISH（fluorescence in situ hybridization）検査と IHC（immunohistochemistry）検査が承認されていたが，Oncotytpe DX についてはそれらと比較すると精度が悪く，偽陰性が多く生じていることが後に報告された[8)9)]。Duke の悲劇などを受け，FDA では 2016 年に CD 開発のための実用的なガイダンスを発表している。2017 年にはイルミナ社により開発された Vectibix による治療選択を補助するための拡張 RAS パネルが FDA によって承認を得ている。今後も最も実用的な目的をもつ領域として多くの研究が行われるであろう。

**4）新規治療法開発を目的とする研究**

新規治療法としては，主に薬物療法と外科あるいは放射線治療などの開発などが挙げられる。前述の目的と異なることは，ゲノム情報の測定そのものが新規手法として審査の対象とならずに，例えばターゲットとなる新薬を探索するためにゲノム情報の分析が必要になるような状況での利用が考えられる。現状ではヒトに適用されるには至っていないが，ゲノム編集技術など直接 DNA へ介入する治療も将来的には含まれるかもしれない[10)]。

**5）予後予測を目的とする研究**

予後予測，つまり2次予防，3次予防に関する研究も，ゲノム情報を用いて多く行われている。治療法選択につながる，つまり将来的に CD 開発につながるような研究や，疾患異質性を探索するような研究が分類される。前述の RAS 系遺伝子が大腸がん予後に関わっている研究報告[11)12)]などが多数あって治療法選択研究へとつながっているのがよい例である。

**(2) 研究デザインによる分類**

研究デザインによっても品質管理の手法は異なる。実際，統計解析の手法は研究デザインによって決定されることがほとんどである。上記に示した研究目的によっても研究デザインが決まる場合も多いが，目的が同じでも予算や時間，対象者の収集や測定の困難さなどによってデザインは変化する。こうした実施可能性を考慮しながら目的を達成させるために，様々な研究デザインが現在も提案されているが，主には人に直接実験的介入を行う介入研究と，積極的介入は行わない研究を観察研究といわれる。介入研究はその介入方法が人体に与える侵襲の度合いによって考慮されるべき品質管理基準が決定される。観察か介入かということと同時に，研究デザインは研究開始時点から前向きにデータを取得するか，過去に遡って後ろ向きにデータを取得するかによって大別される。前向きにデータを取得することは研究に必要な項目を網羅的に精度よく測定できることから望ましいと考えられるが，例えば新しく発見された疾患の発生原因を迅速に調査したい場合などは後ろ向き研究のほうが望ましいだろう。また多くのゲノム研究では過去に採取された検体を利用して現在の最新技術で測定したほうが測定情報としての精度が上がっている場合も多いかもしれない。このように，研究デザインは研究目的および実現可能性を十分に吟味して決定されるべきである。**表❶**によく適用される研究デザインをまとめる。

各デザインの詳細については，一般的な疫学や臨床研究の教科書[13) 14)]などを参照されたい。なお，日本においては誤解が生じていることが多いので注記しておくと，疫学研究とは疫学分野の研究の総称であり，観察研究というのは研究デザインの総称である。疫学研究のすべてが観察研究ではなく，むしろ地域介入研究や臨床試験も疫学研究に日本以外の国では分類されるということを注意されたい。また，観察研究と介入研究，前向きと後ろ向きを同時に行うハイブリッド型の研究デザインを適用した研究も最近では報告されるようになってきている（発症リスクと疾病予後を同時に報告する場合など）。個別化医療の実現のためには近年試験開始後に観察された有効性によって試験治療中に割り付け割合や方法を変更するアダプティブ試験デザインを応用する事例が増えており，ガイドラインの整備が急がれている[15) 16)]。

## Ⅱ．ゲノム情報を活用した臨床研究の品質管理

### 1．関連するレギュレーションの遵守

基本的に臨床研究であれば人を対象としているので，冒頭で述べたようにヒト由来の試料を用いただけの研究であってもヘルシンキ宣言に従うべきである。そして，ヘルシンキ宣言では第22項に，研究内容と実施事項および研究組織，資金源は計画書に明記されること，23項に，その内容は国際的規範はもとより実施される組織や国の規制に従っているかを倫理委員会で審議されなければならない旨が述べられている。日本におい

**表❶　研究デザイン**

- 観察研究
  - 横断研究（cross sectional study）
  - 前向き観察研究
    - コホート研究（prospective cohort study）
    - 継時観察研究（time series observational study）
  - 後ろ向き観察研究
    - 後ろ向きコホート研究（retrospective cohort study）
    - ケース・コントロール研究（case control study）
    - コホート内ケース・コントロール研究（nested case control study）
- 介入研究
  - ランダム化比較試験（randomized controlled trial）
    - 盲検（blinded）あるいは非盲検（unblinded）
  - アダプティブ試験（adaptive clinical trial）
  - 非ランダム化試験
    - ヒストリカルコントロールを用いた単群試験（single arm trial）など
  - クロスオーバー試験
    - 盲検あるいは非盲検

ては2014年に適用開始され，2017年にも一部改訂が行われた「人を対象とする医学系研究に関する倫理指針」に従うことが，介入研究であれ観察研究であれ必須となっている。またこれに加えて，ゲノム情報を扱う場合においては，同じく改定が行われた「ヒトゲノム・遺伝子解析研究に関する倫理指針」に従わなければならない。国際的には，特に医薬品・医療機器が承認申請をめざして開発された場合においてはICH（The International Conference on Harmonization of Technical Requirements for Registration of Pharmaceuticals for Human Use，医薬品規制調査国際会議）で定められた規制に従って研究が行われる必要性があるが，ゲノム情報を用いた研究が特に留意すべきガイドラインは有効性に関するガイドラインのうち2010年に施行されたE16：Qualification of Genomic Biomarkers および2015年に施行されたE18：Genomic Sampling および測定方法の妥当性の検証について述べられているM10：Bioanalytical Method Validation（2016）である。また特殊な場合として，遺伝子治療についてはM6に規制が述べられている。承認申請を行わない場合においても，研究計画書に明記しなければならない内容についてはWHO[17]，米国[18]，SPIRIT（Standard Protocol Items: Recommendations for Interventional Trials）international initiatives[19]などから詳細なガイドラインやテンプレートが提供されている。基本的な点は同じでも細かい点が研究デザインによって従うべきガイドラインや規制が異なるが，各デザインで従うべき報告（論文など）や計画書のガイドラインについては英国オックスフォード大学が運営するEquator networkのサイトなどが参考になる[20]。臨床試験だけではなく観察研究に関しても，特に近年のデータベース研究の増加とリアルワールドエビデンスの申請データへの適用可能性の議論などもあり，主な行政・研究機関から様々な研究ガイドラインが発令されている。Mortonら[21]はFDA，ISPOR（International Society for Pharmacoeconomics and Outcomes Research）を含む欧米の主な機関から発令された9つのガイドラインを23項目について比較を行った。その結果，14項目（61％）が7つ以上のガイドラインで共通して明記してあったが，9つすべてのガイドラインで共通して明記されている項目はたった1項目のみであり，同じ要素について明記されていても12項目については異なるガイダンスが述べられていた。この要因としては，これらのガイドラインのうち5つは研究者を対象として書かれたものであるが，残りは研究審査機関や企業，スポンサー向けのガイドラインであることも考えられるが，観察研究の目的や方法，デザインが多岐にわたり，統一的なガイドラインを提供することの難しさを示している。現状では，観察研究を行う場合であっても，研究者は研究のデザインと目的だけでなく，予定される報告先に応じてガイドラインを選択してから研究計画をたてることが勧められる。

### 2. 品質管理の方法

前述のように，研究目的やデザインによって従うべきレギュレーションは異なり，レギュレーションによって品質管理の方法，レベルは異なる。例えば毒性の強い抗がん剤の新規開発研究の2相試験にはインテンシブなモニタリング計画が必要だが，市販後の予後調査であれば中央モニタリングのみで十分かもしれない。しかし，基本的には科学として「再現性」を補償するための最低限の努力を行うことが品質管理・品質保証につながると考える。そのために，いかなる研究においても，特に測定対象そのものを扱う臨床家や実験者が従うべき手法の標準化・文書化も重要であるが，それと同様かそれ以上にドライラボ，つまり電子データを扱うバイオインフォマティシャンや統計担当者の作業に関しても品質管理は必要である。Duke大学での悲劇は，検体に関する情報の管理の甘さも要因の1つと考えられるが，大部分はこの電子データや解析プログラムの管理ができていなかったことにより引き起こされている。ウェットラボだけではなく，ドライラボに関しても標準作業手順書（SOP）の遵守，データベースの標準化，ログ管理，ダブルプログラミングなどの品質管理手順が重要である。同時に施設・地域・国レベルでの点検事項，規制の整備も今後ますます進むことが予想される。研究者が規制に縛られすぎることなく科学性の保障のために品質管理基準や方法を前向きに正しく理解し遵守しやすい研究環境の整備も必要と考えている。

## おわりに

本稿ではゲノム情報を利用する臨床研究について概括し，その品質管理の基準となるガイドラインや規制について簡単に述べた。海外の学会や医薬品の承認申請機関では，ガイドライン策定がいまだに続いており，随時統計家によるレビューもなされている。今後は研究デザインや解析手法および品質管理方法について，最近の個人情報保護への考え方やビッグデータ解析の在り方，AI の応用とあわせたゲノム情報を用いた臨床研究のあり方に統計学的な視点からの議論がますます重要となると考えている。

### 参考文献

1）World Medical Association : JAMA 310, 2191-2194, 2013.
2）Goozner M : J Natl Cancer Inst 103, 916-917, 2011.
3）Potti A, et al : Nat Med 12, 1294-1300, 2006.
4）Coombes KR, et al : Nat Med 13, 1276-1277, 2007.
5）Baggerly KA, et al : Ann Appl Stat 3, 1309-1334, 2009.
6）Institute of Medicine, Evolution of Translational Omics : Lessons Learned and the Path Forward, 1-4, The National Academies Press, 2012.
7）US Food & Drug Administration https://www.fda.gov/MedicalDevices/Safety/AlertsandNotices/ucm519413.htm.
8）Dabbs DJ, et al : J Clin Oncol 29, 4279-4285, 2011.
9）Park MM, et al : Breast J 20, 37-45, 2014.
10）Ormond KE, et al : Am J Hum Genet 101, 167-176, 2017.
11）Gavin PG, et al : Clin Cancer Res 18, 6531-6541, 2012.
12）Dienstmann R, et al : Ann Oncol 28, 1023-1031, 2017.
13）Rothman KJ, et al : Modern Epidemiology Third, Mid-cycle revision Edition, LWW, 2008.
14）Gallin J, et al : Principles and Practice of Clinical Research 4th ed, Academic Press, 2017.
15）Mistry P, et al : BMC Med Res Methodol 17, 108, 2017.
16）Gosho M, et al : J Clin Pharm Ther 43, 36-44, 2018.
17）World Health Organization http://www.who.int/rpc/research_ethics/format_rp/en/［Accessed 8 8 2017］.
18）NIH-FDA https://e-protocol.od.nih.gov/#/home［Accessed 8 8 2017］.
19）SPIRIT initiatives http://www.spirit-statement.org/［Accessed 8 8 2017］.
20）the UK EQUATOR Centre http://www.equator-network.org/.
21）Morton SC, et al : J Clin Epidemiol 71, 3-10, 2016.

**田中紀子**
1999 年　東京大学医学部健康科学・看護学科卒業
2001 年　同大学院医学系研究科健康科学・看護学専攻（生物統計学）修士課程修了
2004 年　同博士課程修了（保健学博士）
東京大学大学院医学系研究科クリニカルバイオインフォマティクス研究ユニット臨床ゲノム科学部門特任助手
2007 年　ハーバード大学公衆衛生大学院生物統計学分野客員研究員（2010 年）
2009 年　ハーバード大学ダナ・ファーバー癌研究所臨床腫瘍学分野 Bioinformatics Analyst
2010 年　NSABP（National Surgical Adjuvant Breast and Bowel Project）Foundation Inc. Biostatistician/Computational Biologist/Bioinformatics specialist
2012 年　独立行政法人 国立国際医療研究センター臨床研究センターデータサイエンス部生物統計研究室室長

# 5．製薬企業におけるゲノム創薬への取り組み

吹田直政

2003年のヒトゲノムドラフトシーケンスの発表前後から流行語のように使われてきた「ゲノム創薬」というキーワードも，いよいよ現実のものとなってきた。ヒトゲノム情報は，有効性および安全性の観点から創薬標的の妥当性判断に活かせることが報告されている。さらに電子カルテ情報との組み合わせにより，適応疾患の選定に応用できる可能性が見出されている。臨床試験においては，遺伝型に基づいた適切な患者選定も試みられている。本稿では，製薬企業の活動を中心に関連研究を交えて，進化したゲノム創薬を紹介したい。

## はじめに

製薬企業の研究開発費は高騰する一方であり，画期的な新薬を創出し続けるためにも効率の良い戦略が求められている。打開策の1つとして，ヒトゲノム情報を活用した創薬，いわゆる「ゲノム創薬」が注目されている。現在，次世代シーケンサーをはじめとする科学技術の発展に伴ってヒトゲノム情報が蓄積され，創薬のあらゆるステージで応用が進んでいる（**表❶**）。各論を通じ，ゲノム創薬の現在地をお示しする。

**表❶　創薬におけるヒトゲノム情報の活用事例**

| 創薬ステージ | ヒトゲノム情報を活用する目的 | 利用できる解析手法 / 情報 |
|---|---|---|
| 研究 | • 有効性の担保<br>• 安全性の担保 | • 家系解析<br>• GWAS<br>• ターゲットシーケンス結果<br>• human knockout |
| 開発 | • 適切な疾患選定 | • PheWAS / 電子カルテ情報 |
| | • 適切な患者集団設定 | • 臨床試験結果 |

## Ⅰ．ヒトゲノム情報を活用した有効性予測

メガファーマから，ヒトゲノム情報による裏づけのある標的に着目したプロジェクトほど臨床試験での成功確率が高いとの報告が相次いでいる。GSK社は“genetic evidence”というキーワードを用い，治療標的がgenetic evidenceを有するプロジェクトは，臨床試験の成功確率が2倍高いと報告している[1)]。全体の半数をgenetic evidenceがあるプロジェクトで占めることで，同じ第Ⅰ相試験数を確保すれば承認薬剤数を30%前後増加できるとの予測結果もある[2)]。アストラゼネカ社は“genetic linkage”というキーワードを用い，自社パイプライン分析を報告している[3)]。genetic linkageがあるプロジェクトの73%では第Ⅱ相試験が成功あるいは進行中であったが，これはgenetic linkageがない場合の43%を大きく上回っていた。

key words
ゲノム創薬，機能獲得型変異（GoF：gain-of-function），機能欠失型変異（LoF：loss-of-function），ゲノムワイド関連解析（GWAS：genome-wide association study），ドラッグリポジショニング，PheWAS（phenome-wide association study），human knockout

ヒトゲノム情報が創薬プロジェクトの成功確率の向上に寄与する主な理由は，有効性が担保された適切な創薬標的にアプローチできるからである。典型的な成功例は，高脂血症治療薬の標的 *PCSK9* だろう。最初に *PCSK9* の機能獲得型変異（gain-of-function：GoF）を有する家系が見出され，LDL 値と冠状動脈性心疾患リスクの増大につながることが明らかとなった。その後に機能欠失型変異（loss-of-function：LoF）が逆のフェノタイプをもたらすことも判明した[4]。以上の結果から，*PCSK9* を阻害した際のヒトでの反応は，実際に臨床試験が行われるより前から高い精度で予測することができた。現在，*PCSK9* を阻害する薬剤は高コレステロール血症治療薬として承認されており，医療に貢献している。

活用できるヒトゲノム情報は，家系解析結果だけではない。多因子疾患である関節リウマチにおいて，ゲノムワイド関連解析（genome-wide association study：GWAS）で見出される疾患感受性遺伝子と既存薬剤の標的が，タンパク質相互作用を介してネットワークを形成していることも明らかとなっている[5]。これは GWAS 結果をドラッグリポジショニングに応用できる可能性があることを示唆したものであり，製薬企業にとっても実用性の高い研究成果といえるだろう。

有用性の理解が進むに連れて，「ゲノム」情報から直接「治療薬」を創製するという新たなゲノム創薬のフレームワークも提唱されている（**図❶**）[6]。臨床試験も後期となると既存薬との比較も求められ，有効性のハードルも高くなる点は考慮する必要があるだろうが，ヒトゲノム情報が創薬にとって重要な要素となってきたことは間違いない。

## Ⅱ．安全性予測へのヒトゲノム情報の応用

いくら有効であっても，許容できない毒性を有する化合物が薬になることはない。安全性評価の観点からも，ヒトゲノム情報の活用例が報告されている。

糖尿病の治療薬は循環器リスクを増大させてはならないとされているが，安全性の証明にはしばしば大規模な臨床試験が必要となり，ひとたび毒性が見出された際のリスクは大きい。GSK 社では，糖尿病や肥満を適応とする薬剤あるいは薬剤候補の標的についてターゲットエクソームシーケンス結果を精査し，最終的に *GLP1R* にミスセンス変異をもたらす SNP である rs10305492 と空腹時血糖の低下の関連を見出した[7]。フェノタイプから推測すると，この多型は GoF であると推定

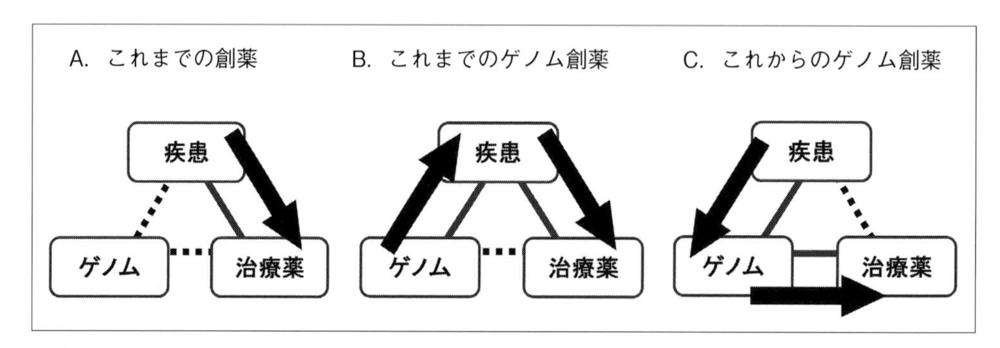


**図❶　新しいゲノム創薬のフレームワーク**

「ゲノム創薬」において考慮すべきなのは，「ゲノム」，「疾患」，「治療薬」の3要素である。
A.「これまでの創薬」では，「疾患」の解析から「治療薬」の創出が試みられてきたが，成功確率は低かった。
B.「これまでのゲノム創薬」もこの流れを踏襲しており，「ゲノム」を利用して「疾患」の理解が試みられたが，病態の解明は容易ではなく，思うように生産性は向上しなかった。
C.「これからのゲノム創薬」では，「疾患」の解析から関連が見出された「ゲノム」情報が，直接「治療薬」に応用される。

され，言い換えると*GLP1R*アゴニストの作用をミミックしていると考えられた。続いて，この多型が循環リスクに及ぼす影響を検証したところ，オッズ比0.93，p値$=9.2\times10^{-3}$という強くはない関連ではあるが，むしろ保護的な作用を有する結果となった。以上の点から，*GLP1R*アゴニストは循環リスクを伴わないことを示唆していた。

臨床試験前に副作用を予期することができれば，確かに高い費用対効果を期待できる。一方でゲノム情報からの副作用予測は，標的に基づくオンターゲットな毒性に限定され，化合物によるオフターゲット作用は解析対象にできないという制限があることに留意が必要である。

## Ⅲ．フェノタイプ情報を絡めた適応疾患の選定

GWASは，網羅的にジェノタイプを調べ上げ，疾患であるか否かといったフェノタイプにどのジェノタイプが影響を与えるかを解析する研究である。近年では，逆方向の手法である，フェノタイプ情報を網羅的に解析し，特定のジェノタイプがどのフェノタイプに影響を与えるかを検証するPheWAS（phenome-wide association study）という方法も開発されている（**図❷**）[8)9)]。網羅的なフェノタイプ情報は，電子カルテなどから抽出が行われている。PheWASによって，注目する標的がヒトゲノム情報上でいかなる疾患と関連があるかが明らかとなり，有効性と副作用の両面から適切な適応疾患の選定に活かすことができる。

ヒトゲノム情報，そしてそれに付随するフェノタイプ情報への製薬企業の注目も高まっている。2016年にアストラゼネカ社から発表されたHuman Longevity社との提携では，自社臨床試験の被験者50万人のゲノム情報と臨床情報を解析し，薬剤標的やバイオマーカーの探索に利用していくとのことである。臨床試験結果は，被験者の参加のうえに成り立つ貴重な情報である。アストラゼネカ社のような臨床試験結果の価値を最大化する取り組みは，今後増えていくだろうし，増えていくべきである。

## Ⅳ．human knockout研究

製薬企業主導の研究ではないが，“human knockout”の最新の知見も紹介したい。特定の遺伝子についてLoFをホモ接合体で有する個体はhuman knockoutと呼ばれ，遺伝子機能は完全に失われていると推定される。徹底的にhuman knockoutを解析すれば，標的を阻害した際のフェノタイプに関する貴重な情報を入手できる。課題は，出現頻度が高くないhuman knockoutをどのようにして見つけ出すかという点である。最近になって，近親婚の多いパキスタン人集団に注目することで多数のhuman knockoutを見出し，フェノタイプとの関連解析に成功した事例が報告された[10)]。この論文では，*APOC3*欠損者において経口脂肪負荷後の血漿中トリグリセリドの上昇が抑制されたことまで示されている。通常，介入試験を計画できるほどの数のhuman knockoutをリクルートすることは困難である。本ケースは特殊であり，human knockoutの被験者の1

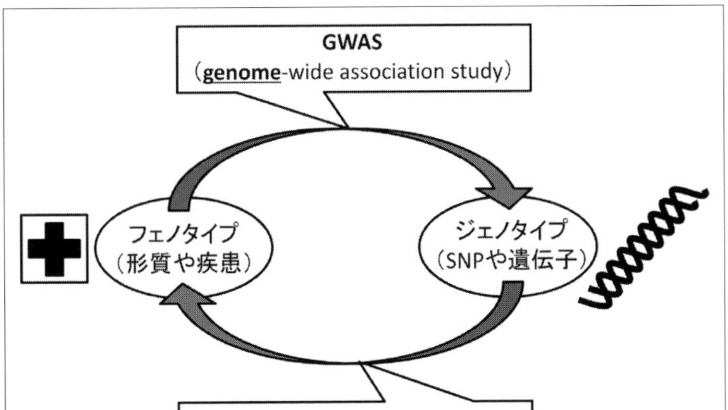

**図❷　フェノタイプとジェノタイプをつなぐ解析手法**

GWASは，特定の形質や疾患に着目し，網羅的に関連するSNPを統計解析する手法である。逆にPheWASは，特定のSNPに着目し，網羅的に関連する形質や疾患を統計解析する手法である。

人が，配偶者も human knockout であったことから，彼らの子供が全員 human knockout となったため，このような研究が実施できた。これまで *APOC3* の LoF ホモ接合者は知られていなかったことから，完全に *APOC3* の機能が失われることは有害である可能性も推測されていたが，human knockout の存在によって最低限の安全性については証明することもできた。遺伝子機能が完全に損なわれることは個体にとって大きな問題とも思われるが，現実には約1万人のパキスタン人において1317遺伝子の機能欠損が報告されており，1名だけだが最大で6遺伝子も欠損した被験者を同定できたということである。同じ近交係数の集団で20万人規模まで拡大できれば，8000強の遺伝子についての human knockout を見出すことができると試算されている。

本研究では，付随するフェノタイプ情報が豊富であり，被験者は約200のパラメータを測定されていたため，遺伝子とパラメータ間の関連性について網羅的に統計解析することが可能であった。前項でも述べたとおり，フェノタイプ情報をどのように調査するかは継続的な課題だが，human knockout 研究は今後も多くの遺伝子機能解明に貢献していくだろう。

## V．臨床試験における適切な患者選定

経営的観点から製薬企業が最も避けなければならないのは，第Ⅱ相試験の比較的小規模な集団で有効性が認められた化合物が，大規模な第Ⅲ相試験において失敗することである。有効性と安全性が見込まれる適切な患者集団に絞り込んだ臨床試験の実施が，対策の1つとして考えられる。ヒトゲノム情報は，このような患者選定にも応用できることが示唆されている。

*CETP* は血中の HDL および LDL の質および量の面で調節する作用を有しており，その阻害剤は今から10年ほど前にはポストスタチン候補として期待されていた。しかしながら，最終的に多くの臨床試験が第Ⅲ相試験で失敗し，今現在薬として承認されたものはない。*CETP* 阻害剤の1つである dalcetrapib も，有効性が認められなかったとしてロシュ社による開発は第Ⅲ相試験で打ち切られた。しかしながら，その後のファーマコゲノミクス解析の結果，*ADCY9* の第2イントロンに位置する SNP である rs1967309 の遺伝型によって有効性を予測できる可能性があるという興味深い研究が報告された[11]。本 SNP の遺伝型が AA の場合は心血管イベントの発生率が39％改善し，GG の場合は27％リスク増大，そしてヘテロ型では薬剤による影響は認められないという結果が得られた（**図❸**）。rs1967309 が *ADCY9* に与える影響はどのようなものであるか，どのように *CETP* 阻害剤の有効性に絡んでいるのか，これらについては現在も解析が続いており，メカニズム面では炎症応答の変化などの仮説が考えられている。現在，rs1967309 の AA 型のみをリクルートする臨床試験が進められており，結果次第では precision medicine の先駆けとなるのかもしれない。

実際の臨床では患者集団はヘテロであり，化合

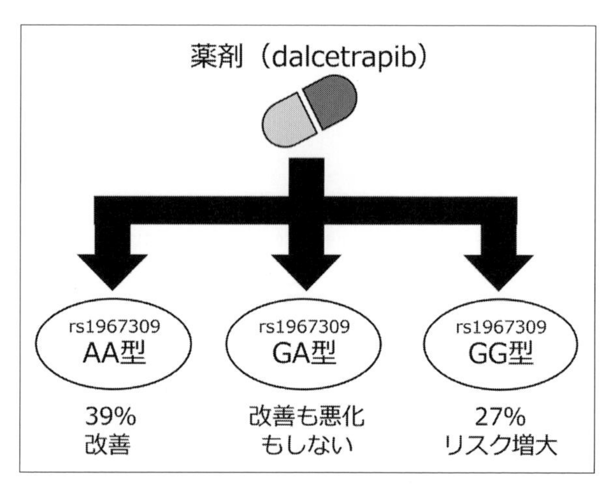


**図❸　*CETP* 阻害剤の遺伝型による適切な患者絞り込みの可能性**

*CETP* 阻害剤 dalcetrapib の有効性は，rs1967309 の遺伝型によって変化するという仮説が提示されている。本 SNP の遺伝型が AA の場合は心血管イベントの発生率が39％改善，GG の場合は27％リスク増大，そしてヘテロ型では影響が認められないという結果が得られている。これまで大規模臨床試験での成功がなかった *CETP* 阻害剤であるが，rs1967309 の AA 型のみをリクルートすることで薬剤の有効性を見出せるのかもしれない。

物が等しくすべての患者の病状を改善することは難しいと考えられる。特に症状に基づいて診断されるような疾患で，遺伝型による病型あるいは薬効の分類が効果的ではないかと考えている。

## おわりに

本稿ではゲノム創薬に関わる活動を紹介したが，その多くが外資系メガファーマによるものである。実際のところ，物量攻勢が得意な海外の取り組みと比較すると，日本で行われる日本人に関する研究がサンプルサイズで上回ることは難しい。では，日本人のゲノム情報は必要ないのかと問われれば，答えはノーだろう。同じ疾患でも，民族によって関与するパスウェイが異なる可能性も報告されている[12]。あるいは，日本人はユニークなゲノムをもつ集団であることも多くの論文で示されている。日本人集団のゲノム解析から，日本人の医療に貢献する情報が見出されることはありうるだろう。一方で，ヒトゲノム解析の実施にあたっては，ヒトゲノムの巨大なデータソースも必要であるし，それを扱うゲノム，統計およびバイオインフォマティクスの知識に優れた研究者も求められる。このため，1 研究施設，1 企業だけではなかなか完遂できるものではなく，しばしば前競争的（pre-competitive）な領域とも形容される。産官学，すべての所属からこの分野に興味をもつ関係者が 1 人でも増え，担当者間でネットワークを作って研究に取り組む体制が構築されることを期待している。



**参考文献**

1）Nelson MR, Tipney H, et al : Nat Genet 47, 856-860, 2015.
2）Hurle MR, Nelson MR, et al : Nat Rev Drug Discov 15, 596-597, 2016.
3）Cook D, Brown D, et al : Nat Rev Drug Discov 13, 419-431, 2014.
4）Plenge RM, Scolnick EM, et al : Nat Rev Drug Discov 12, 581-594, 2013.
5）Okada Y, Wu D, et al : Nature 506, 376-381, 2014.
6）Okada Y : Clin Genet 86, 432-440, 2014.
7）Scott RA, Freitag DF, et al : Sci Transl Med 8, 341ra76, 2016.
8）Denny JC, Ritchie MD, et al : Bioinformatics 26, 1205-1210, 2010.
9）Karnes JH, Bastarache L, et al : Sci Transl Med 9, eaai8708, 2017.
10）Saleheen D, Natarajan P, et al : Nature 544, 235-239, 2017.
11）Tardif JC, Rhainds D, et al : Arterioscler Thromb Vasc Biol 37, 396-400, 2017.
12）Okada Y, Raj T, et al : Rheumatology 55, 186-189, 2016.

**吹田直政**
2001 年　大阪大学薬学部薬学科卒業
2003 年　同大学院薬学研究科修士課程修了
　　　　　小野薬品工業株式会社入社

# 6．AMEDにおけるゲノム医療実現に向けた新たなアプローチ -データシェアリングポリシーの策定とその舞台裏-

三成寿作・加藤　治・櫻井美佳・齋藤あき

日本医療研究開発機構（AMED）では，「疾病克服に向けたゲノム医療実現プロジェクト」において，研究者間におけるゲノム情報の共有およびその利活用の促進を重要な取り組みとして位置づけている。このデータシェアリングの実践にあたっては，「非制限公開」や「制限公開」に加え，「制限共有」という新たな仕組みを導入しながら，AMEDとしての方針をデータシェアリングポリシーとして定めている。本稿では，AMEDにおけるデータシェアリングポリシーの策定経緯を振り返り，その背景や事前調査，概要などを紹介するとともに，現状や今後の方向性について提示する。

## はじめに

平成27（2015）年4月1日に発足した日本医療研究開発機構（AMED）では，研究開発の柱として9つの重点プロジェクトを打ち立てた。このうち「疾病克服に向けたゲノム医療実現化プロジェクト」では，発足直後に大きな方針転換を迫られた。この背景には，当時「Precision Medicine Initiative」や「The 100,000 Genomes Project」など，欧米各国がゲノム医療の実現化に舵を切りはじめた一方で，国内のゲノム研究は，研究成果が患者にまで届いておらず医療へとつながっていないのでないかという問題意識が政策関係者や有識者の間で広まっていることにあった。このような議論への対応は，内閣官房健康・医療戦略室が中核を担う「ゲノム医療実現推進協議会」において展開されることとなった。平成27（2015）年7月には，その合意内容が「中間とりまとめ」として提示されるに至り，上記プロジェクトもこの方針に沿って推進されることが決まった。特に「データシェアリング」に関しては，AMEDの末松理事長が同協議会において，希少疾患・難病の国際共同研究のためのコンソーシアムであるIRDiRCへの参加意向とともに，研究推進におけるデータシェアリングの必要性を強調したことを受け，「中間とりまとめ」の中でも重要な取り組みとして位置づけられた。こうした経緯を受けAMEDは，ゲノム医療の実現に向けて研究開発を推進するとともに，データシェアリングの実運用に向け，その基本方針としてのデータシェアリングポリシーを検討する運びとなった。

key words

データシェアリングポリシー，データ共有，制限共有，制限公開，非制限公開，データマネジメントプラン，ゲノムデータ，ゲノム情報，AMED，公的資金配分機関

## Ⅰ. 国内におけるデータシェアリングの取り組みと課題

近年，データシェアリングに関しては，国内でも様々な取り組みが進められてきている。平成28（2016）年1月22日に閣議決定された「第5期科学技術基本計画」では，オープンサイエンスの推進により，学界・産業界・市民などあらゆるユーザーが研究成果を広く利用することで，研究者の所属機関・専門分野・国境を越えた協働による知の創出を加速し，新たな価値を生み出していくことをめざすとある。また，研究分野によって研究データの保存と共有の方法に違いがあることを認識するとともに，国益などを意識したオープン アンド クローズ戦略および知的財産の確保などに留意することが重要であることにも言及されている。

またライフサイエンス分野のデータシェアリングに関しては，科学技術振興機構（JST）内部に設置されたバイオサイエンスデータベースセンター（NBDC）が，国が推進するオープンサイエンス方針に従いながら，平成23（2011）年度より国内のデータベースの連携や統合，また開発を推進してきている。ヒトに関するデータについては，「ヒトゲノムバリエーションデータベース」や，国立遺伝学研究所との連携による「NBDCヒトデータベース」が構築・運用されてきている。特に後者のデータベースでは，氏名や住所の付随していないゲノム情報においても個人識別性をもちうることに配慮し，利用者に対しアクセス制限を設けない「非制限公開」データと，審査などを通じたアクセス制限を設ける「制限公開」データの区分が設けられている。これらの2つの区分を使い分けながら，データシェアリングを適切に推進できる体制が整備されつつある。

このように，データシェアリングに関しては様々な取り組みが進められる一方で，課題も指摘されてきた。例えば，オープンサイエンスの推進に対し，個人情報やプライバシー保護に抵触するゲノム情報の取り扱いについては，公的資金配分機関としての具体的な方針が不鮮明であったほか，データ登録者へのインセンティブも不明確であった。この結果として，データシェアリングの基盤は整備されてきているものの，ゲノム情報のデータシェアリングは研究者間で幅広く普及しているとは言い難い状況にあった。こうした状況を踏まえて，ゲノム医療実現推進協議会「中間とりまとめ」においては，研究の推進のため，正確な臨床・健診情報が付加されたゲノム情報などのプロジェクト間でのデータシェアリングが重要であると明示されることとなり，AMEDがゲノム情報に関するデータシェアリングポリシーについて検討することとなった。

## Ⅱ. データシェアリングポリシーの策定経緯

### 1. 欧米に関する動向調査および国内有識者へのヒアリング

データシェアリングポリシーの検討にあたっては，欧米における動向調査を実施した。この調査の目的は，ヒトゲノム計画を皮切りに，ゲノム情報のデータシェアリングを積極的に推進する米国や英国を主な対象に，現行のデータシェアリングポリシーの内容や，データベースの運用について把握することであった。具体的には，米国のNIHやNCI，英国のWellcome Trustなどのデータシェアリングポリシーを踏まえながら，NCBIのdbGaPやClinVar，NCIのGDC，またEBIのEGAなどのデータベースの現状を俯瞰した。いずれの場合も，データシェアリングの基本骨格には，前述のNBDCでも採用されている「非制限公開」手法や「制限公開」手法を採用していた。また多くの場合，倫理面やプライバシー保護，知的財産保護などの視点から，データシェアリングの範囲や実施を一部制限することについても配慮していた。さらに，「非制限公開」や「制限公開」といった枠組み以外にも，DECIPHERやGeCIP，Matchmaker Exchangeなどの事例では，一部のデータをプロジェクト外部に公開しない，プロジェクト関係者に優先的な研究利用期間を設ける，またデータ提供者と利用者の双方の合意に基づきデータシェアリングを進める，といった仕組みがあった。このような他国のデータシェアリングの現状を踏まえつつ，わが国における「非制限公開」や「制限公開」以外のデータシェアリング手法のあり方についても検討を深めた。

欧米の動向把握と並行して，国内外の実態と今後の方向性を探る目的で，データシェアリングを実践している有識者に対し一部ヒアリングを実施した。基本的には，難病や小児がんなどの症例の少ない疾患研究や，大規模なデータ解析研究といった目的でのデータシェアリングは不可欠である，ということが共通認識であった。一方で，データシェアリングに伴うデータ登録者への多大なエフォートやコスト，論文発表前のデータについての機微性などの課題について指摘があった。この他にも，研究コミュニティの意識改革に向けて公的資金配分機関が果たすべき役割や，データ提供者および利用者へのインセンティブの具体案，さらには公共性に鑑みたゲノム情報の維持・集積における管理費用への対応など，具体的なアクションプランにつながる意見が多数挙がった。このような意見や提案については，データシェアリングポリシーの検討にあたって可能な限り反映するように努めた。

### 2. データシェアリングポリシーの検討

データシェアリングポリシーの策定にあたっては，国内外の動向調査や多様な関係者からの意見などに基づき議論を進めた。議論においては，主として2つの論点があり，1つはAMEDとしてのデータシェアリングポリシーの位置づけ，もう1つは「制限共有」という仕組みの導入であった。まずデータシェアリングポリシーの位置づけについては，AMEDが推進する研究事業すべてに適用するのではなく，「疾病克服に向けたゲノム医療実現化プロジェクト」を対象とすることとなった。これは，ゲノム研究を中核的に担う重点プロジェクトにおいてデータシェアリングの具体化・定着化を優先的に進めるためであった。ただし，既存の研究事業への適用は事実上極めて困難であるため，新規研究事業から適用することとした。次にデータシェアリングの枠組みとして，既存の「非制限公開」や「制限公開」に加えて，「制限共有」という仕組みを新たに導入することとした。これは既存の手法と異なり，基本的には共同研究の枠組みにおいて研究者間の自発的な関与・合意の下にデータシェアリングを促す枠組みであり，データ提供者および利用者へのインセンティブを熟慮したうえでの折衷案として考案した。このような論点を中心に議論を重ね，平成28（2016）年4月に「疾病克服に向けたゲノム医療実現化プロジェクト　ゲノム医療実現のためのデータシェアリングポリシー」を策定した。

加えて，データシェアリングポリシーの策定にあたっては，各項目において国内外の関連状況や策定根拠をまとめたデータブックを作成した。例えばデータの登録時期については，AMEDのデータシェアリングポリシーでは，ゲノム解析終了後2年と最終的に位置づけているが，データブックには関連情報として，米国や英国がデータの登録から公開までの猶予期間を6ヵ月や9ヵ月に設定していることを付記した他，策定経緯には，英米と同様の方針では国内の研究者には厳しすぎる条件であることに配慮し，AMEDの既存事業の方針を採用したと記載している。このように，データシェアリングポリシーの策定にあたっては，各項目の根拠と経緯を可能な限り明記した。

## Ⅲ. データシェアリングポリシーとその運用状況

### 1. データシェアリングポリシーの概要

データシェアリングポリシーには，ゲノム医療の実現化に向けたデータシェアリングの方針のみならず，運用を見据えた実施および評価方法も規定として盛り込んだ。本項では，データシェアリングポリシーの概要を以下に示す。なお，本ポリシーの全文はAMEDのウェブサイトにて公表している。

Ⅰ項の目的では，ステークホルダーへの対応として，データシェアリングはオープンサイエンスやゲノム医療の推進といった社会的・政策的な要請に基づいて実施すること，またデータシェアリングは効率的・効果的な研究開発のために推進するが，同時に研究参加者やデータを提供した研究者の保護にも十分配慮すべきことを明示している。

Ⅱ項の登録データの分類と定義では，類似の研究目的を共有する研究者コミュニティがデータシェアリングを積極的に推進できるように，データの提供者側が利用者側と調整・合意のうえで共有を実施する「制限共有」の分類を新たに設けている。特に，個人ごとのBAM，VCFなどのゲノムデータを共有の対象に含めることにより，データ管理・品質管理などに加えて，バイオインフォマティクス研究が発展するように配慮している。さらに将来的には，AMEDの導入する「制限共有」からNBDCの実施している「制限公開」へのデータの移行が進むように，NBDCの「NBDCヒトデータ共有ガイドライン」との整合性を図っている。またⅢ項では，本ポリシーの対象として，ゲノムに加えてオミックス，メタゲノムなどの情報も含めることとしたが，臨床情報に基づく表現型情報の登録は事業の目的に合わせて別途定めることとしている。

Ⅳ項のデータシェアリングの実施時期については，遅くとも解析終了後2年までとしたが，研究参加者のプライバシー保護や企業との共同研究などの理由により，データシェアリングが困難な場合もありうることから，「制限共有」や「制限公開」においては例外規定を設けている。さらに具体的な実施方法としては，AMEDへの公募申請時に，研究者が研究計画書の一部としてデータマネジメントプランを作成し，課題採択後には，その遵守を含めてAMEDと契約を交わすこととしている。なおデータマネジメントプランとは，研究者がデータシェアリングの実施計画を記載する書類のことである。またデータシェアリングの進捗評価において，ペナルティを設けてはどうかという議論もあったが，「研究者自身による自発性なデータシェアリングを鼓舞する」という考え方を最優先し，ペナルティは設けないこととした。Ⅴ項以降では，関連する法令や倫理指針の遵守，データの二次利用を考慮したインフォームドコンセントの取得，知的財産権とデータシェアリングのバランスについて言及している。

以上のように，ゲノム医療実現化に向けた契機とするべく新規研究事業の開始に先立ち，データシェアリングポリシーを策定し公開したが，実施状況や国内外の環境変化に応じた改訂の可能性については最終項のⅦ項に盛り込んでいる。

### 2. データシェアリングポリシーの運用状況

データシェアリングポリシーは，平成28（2016）年4月以降に開始された新規研究事業から適用している。具体的には，「ゲノム医療実現推進プラットフォーム事業」，「臨床ゲノム情報統合データベース整備事業」，そして「ゲノム創薬基盤推進研究事業（旧・ゲノム医療実用化推進研究事業）」の3事業が該当する。これらの新規研究事業においては，研究者がデータマネジメントプランを容易に作成できるように，事業ごとに同プランの記載要領および記載例を公募要領に記載するとともに，共有や公開が望まれる対象データの種類や規模などを例示している。すでに研究課題の提案時および契約時にデータマネジメントプランが提出されており，データシェアリングポリシーに則ったデータシェアリングの運用が始まっている。さらにデータシェアリングポリシーの運用開始に合わせて，NBDCや国立遺伝学研究所と連携し，「制限共有」を実現するための公的データベースであるAGD（AMED Genome group sharing Database）を構築しており，平成29（2017）年2月より運用を開始した。

## おわりに

そもそも欧米を筆頭に，なぜ公的資金配分機関がデータシェアリングポリシーを策定する必要があったのだろうか。もちろん，ゲノム情報を提供する研究者と利活用する研究者が自発的にデータシェアリングを進め，研究者個人，ひいては研究コミュニティとして研究開発が加速化していくことが望ましい。しかしながら現実には，研究者が多分なエフォートを割いて得たデータを他の研究者に渡すことに違和感や抵抗感を覚えたり，データを全く提供しない一方でデータを利活用する研究者が現れたり，と様々な懸念や不安が生じうる。また論文投稿にあたり，出版社などの営利企業がデータの利権を求める場合には，研究者による自由なデータ利用が困難になる事態も想定できる。このような理由から，公的資金配分機関が，様々なステークホルダー間の調整やデータシェアリングの方向性の明確化において重要な役割を担うこととなる。結局のところ，公的資金を用いる研究においてデータシェアリングとは，データを公共的な財産と価値づけながら，研究者自身，研究コミュニティ，ひいては社会において，新たな知の創出とともに研究の実用化を促す仕組みとも捉えることができる。今回のAMEDにおけるデータシェアリングポリシーの策定もこのような試みの1つとして位置づけられる。

特にゲノム研究においては，昨今の目覚ましい技術開発の寄与により，パーソナルゲノム時代は「黎明期」から「発展期」へと移行している。確かに，ゲノム解析が高価であり，先駆的な研究者のみが参画する「黎明期」には，研究機関の拠点化・集約化が研究開発の成果を最大化する。しかしながら，ゲノム解析が低コスト化し，多様な研究者が参入する「発展期」には，研究開発の分散化・連携化が生じるとともに協奏的な成果が上がりはじめる。このような研究環境の変容において，データシェアリングは研究開発の分散化に伴うデータの散逸や消失の回避だけでなく，データの利活用の推進や解析パイプラインの最適化を含め研究開発の促進にも貢献しうる。現在，AMEDの課題認識は，データシェアリングの一環として，情報解析分野の研究者が，疾患領域の研究者のもつデータに幅広くアクセスできる仕組みを構築できないかという点にある。関係者間の合意や倫理的な配慮などの下，大規模なデータに基づく，研究コミュニティ全体に寄与するデータの創出や解析手法の開発が行える環境整備を実現したいと考えている。今後も，研究コミュニティのニーズや研究環境の変化に応じながら，データシェアリングポリシーの改善とともに研究開発の推進に努めていきたい。

### 参考ホームページ

- 疾病克服に向けたゲノム医療実現化プロジェクト ゲノム医療実現のためのデータシェアリングポリシー
  https://www.amed.go.jp/content/000004858.pdf
- ゲノム医療研究支援情報ポータルサイト
  http://www.biobank.amed.go.jp/

**三成寿作**
2010年　北九州市立大学大学院国際環境工学研究科博士後期課程修了，博士（工学）
　京都大学人文科学研究所博士研究員
2013年　大阪大学大学院医学系研究科助教
2015年　日本医療研究開発機構バイオバンク事業部課長代理
2016年　大阪大学大学院医学系研究科助教
　日本医療研究開発機構プログラムオフィサー（～現在）
2017年　京都大学iPS細胞研究所上廣倫理研究部門特定准教授

専門は，研究ガバナンス，研究倫理。特に，先端医科学研究の倫理的・法的・政策的側面への研究に従事。

# 第４章

# 開発者による
# ゲノムデータ解析手法紹介

# 1．ゲノム・エピゲノム解析
# 1）HLA imputation 法
# －HLA 遺伝子多型をスパコン上で推定－

平田　潤

HLA imputation 法は，HLA 遺伝子型が有する疾患リスクを網羅的に解析する遺伝統計解析手法である。われわれは，日本人集団における同手法の実装を行うとともに，データ可視化手法を駆使することで複雑な HLA 遺伝子構造の解釈を試みた。また，バセドウ病や関節リウマチのゲノムワイド関連解析データへの HLA imputation 法の適用により，疾患発症の新たなるメカニズムを解明した。本稿では HLA imputation 法の概要と日本人集団における実装および HLA 遺伝子多型の疾患リスク解明について紹介する。

## はじめに

ヒト 6 番染色体短腕上に位置する主要組織適合遺伝子複合体（major histocompatibility complex：MHC）領域は，数多くのヒト疾患の発症リスクを有するゲノム領域である[1)]。特に白血球表面に発現し抗原特異的な免疫応答を制御する HLA（human leukocyte antigen）遺伝子は多数の疾患リスクを規定していることが古くから知られてきた。HLA 遺伝子多型は個人間でのバリエーションが大きく，ゲノム情報に基づく個別化医療の実現において，その全貌を理解することが急務である。HLA 遺伝子多型をコンピュータ上で推定する HLA imputation 法は精度と実用性を兼ね備えた解析手法であり，開発されて間もないにもかかわらず多くの疾患に関連する HLA 遺伝子多型の同定に貢献してきた。ここでは HLA imputation 法の概要および日本人集団における実装と HLA 遺伝子多型の疾患リスク解明について概説する。

## Ⅰ．HLA imputation 法の概要

HLA 遺伝子多型は免疫疾患のみならず様々な疾患の感受性に大きな影響を与えることが知られている。一方で，近接して存在する複数の HLA 遺伝子を同時に解析する網羅的な研究が必要となることや，それぞれの HLA 遺伝子が有する数十～百種類もの遺伝子多型を対象とした遺伝統計解析が難解であること，さらにその遺伝子多型を決定するにも高額なアッセイ費用が必要といった課題が積み重なり，具体的にどの HLA 遺伝子多型が疾患罹患リスクを有するのかを解明することは困難であった。

これらの課題を解決するために，2012 年に米国ハーバード大学の Raychaudhuri らが，HLA 遺伝子多型をコンピュータ上で高精度に推定する遺伝統計解析手法である HLA imputation 法を開

key words

HLA，imputation，遺伝統計学，ゲノムワイド関連解析

発した[2)3)]。HLA imputation 法においては，一般集団を対象に MHC 領域内の高密度な一塩基多型（single-nucleotide polymorphism：SNP）のジェノタイプデータと HLA 遺伝子型をアッセイによりあらかじめ決定しておく。得られたデータを機械学習における参照データとして用いることにより，実際の HLA 遺伝子型が不明でも MHC 領域内 SNP データが得られている独立サンプルの HLA 遺伝子型を統計学的に推定（imputation）できる（**図❶**）。

Raychaudhuri らが開発した SNP2HLA に加え，現在までに HIBAG[4)]，IMP*02[5)] など HLA imputation プログラムが複数開発されており，すべて無償で入手できる。これらは条件が揃えば 90 ～ 95％前後の正答率という高い精度で HLA 遺伝子型を推定可能であり，例えば SNP2HLA に関しては HLA 遺伝子におけるアミノ酸置換も同様に推定可能であるなど，それぞれアルゴリズムに異なる特色を有する。どのツールを使うにしても，遺伝的背景の近い人種の参照データを用いること（同じ人種であることが最も望ましい），参照データがある程度の母数を有すること（1000 名程度以上），MHC 領域近傍の SNP タイピング情報が高密度であること，が HLA imputation 法の実施に際して肝要となってくる。

次世代シーケンサー（NGS）技術の進歩により，近年では HLA 遺伝子型を直接シーケンスにより決定することが可能となってきた。例えば，NGS により日本人集団 1070 名の HLA-A 遺伝子型が塩基配列レベルで決定されている[6)]。一方で現時点において，数千名を超える大きな集団を対象とした疾患解析を目的とする場合には，NGS による HLA 遺伝子多型決定は時間と費用の観点から現実的ではない面がある。これに対して HLA imputation 法の強みは，① SNP マイクロアレイを利用することで NGS と比較して安価に SNP データを取得できること，②ゲノムワイド関連解析の実施などにより SNP データが既に得られている場合に実際のアッセイを伴わずに「追加費用なし」で HLA 遺伝子型の情報が網羅的に得られることであり，大集団を対象とした疾患解析に合致した手法であると言える。

実際に HLA imputation 法が開発されてから数年の間に，疾患発症や進展を予測するバイオマーカーとしての HLA 遺伝子型が，関節リウマチや乾癬をはじめとする自己免疫疾患や神経系疾患，感染症など数多くの疾患において同定され続けている（**表❶**）。

## Ⅱ．日本人集団と HLA imputation 法

### 1．HLA imputation 法の実装

われわれは日本人集団における HLA imputation

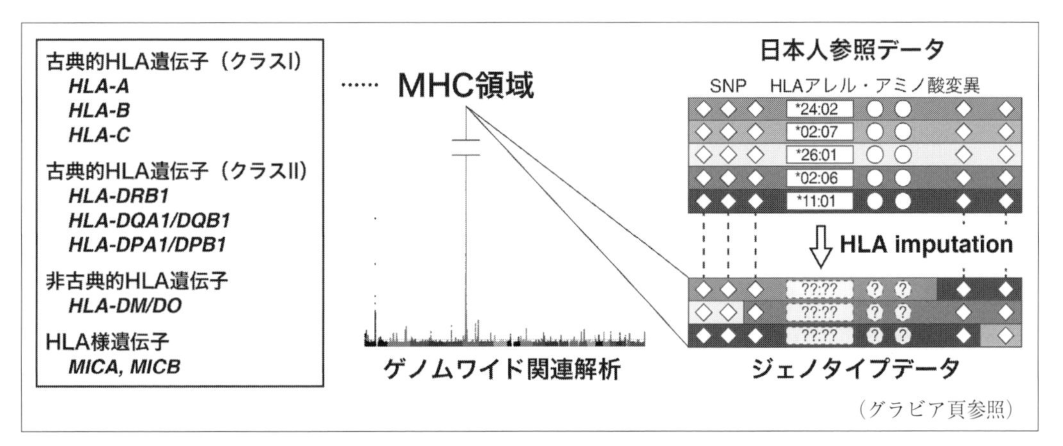


**図❶　HLA imputation 法の概観**

HLA imputation 法では，参照データを用いてサンプルの HLA 遺伝子型を推定することで，より詳細なリスクの同定が可能となる。

第4章　開発者によるゲノムデータ解析手法紹介

**表❶　主な MHC 領域関連ヒト疾患と HLA imputation 法実施例**

| 疾患 | | 人種集団 | ソフトウェア | 文献 |
|---|---|---|---|---|
| 自己免疫疾患 | 関節リウマチ | 欧米人 | SNP2HLA | Nat Genet 44, 291-296, 2012 [3] |
| | | 東アジア人 | SNP2HLA | Hum Mol Genet 23, 6916-6926, 2014 |
| | | 日本人 | SNP2HLA | Am J Hum Genet 99, 366-374, 2016 [12] |
| | 乾癬 | 欧米人 | SNP2HLA | Am J Hum Genet 95, 162-172, 2014 |
| | | 中国人 | SNP2HLA | Nat Genet 45, 1499-1503, 2016 |
| | SLE | 欧米人 | HLA*IMP | Am J Hum Genet 91, 778-793, 2012 |
| | | 韓国人 | SNP2HLA | Nat Commun 5, 5902, 2014 |
| | 多発性硬化症 | 欧米人 | BEAGLE | PLoS Genet 9, e1003926 |
| | | | HLA*IMP02 | Nat Genet 47, 1107-1113, 2015 |
| | 炎症性腸疾患 | 欧米人 | SNP2HLA, HLA*IMP02 | Nat Genet 47, 172-179, 2015 |
| | バセドウ病 | 日本人 | SNP2HLA | Nat Genet 47, 798-802, 2015 [7] |
| | セリアック病 | 欧米人 | SNP2HLA | Nat Genet 47, 577-578, 2015 |
| | 1 型糖尿病 | 欧米人 | SNP2HLA | Nat Genet 47, 898-905, 2015 |
| | 強直性脊椎炎 | 欧米人 | SNP2HLA | Nat Commun 6, 7146, 2015 |
| | 川崎病 | 欧米人 | SNP2HLA | Int J Immunogenet 42, 140-146, 2015 |
| | 皮膚筋炎 | 中国人 | SNP2HLA | J Dermatol 43, 1307-1313, 2016 |
| 悪性腫瘍 | リンパ腫 | 欧米人 | SNP2HLA | Nat Commun 6, 5751, 2015 |
| 精神疾患 | 統合失調症 | 欧米人 | HIBAG | Mol Psychiatry 20, 207-214, 2015 |
| | パニック症候群 | 日本人 | HIBAG | Brain Behav Immun 46, 96-103, 2015 |
| 感染症 | 腸チフス | 東南アジア人 | SNP2HLA | Nat Genet 46, 1333-1336, 2014 |
| | B 型肝炎ウイルス | 中国人 | HIBAG | Nat Genet 45, 1499-1503, 2013 |

自己免疫疾患や神経系疾患，感染症における HLA imputation 法の実施例および使用プログラム。

法の実装を目的に，日本人健常者集団 908 名を対象に参照データを構築した[7]。MHC 領域内の SNP 情報を高解像度に取得するために複数のマイクロアレイを組み合わせるとともに，3 つのクラスⅠ HLA 遺伝子（*HLA-A*，*HLA-B*，*HLA-C*）と 4 つのクラスⅡ HLA 遺伝子（*HLA-DRB1*，*HLA-DQB1*，*HLA-DPA1*，*HLA-DPB1*）の HLA 遺伝子型を実験的に決定した。作成した参照データは，日本人集団の HLA 遺伝子型の推定を 95％程度の正答率という高い精度で実施できることが経験的に確認された。また，欧米人や東アジア人集団における参照データを用いた場合と比較しても高い正答率が得られることが判明したことで，日本人集団への HLA imputation 法の適用における人種特異的な参照データの有用性を示すこととなった。

## 2. HLA 遺伝子多型の日本人集団特異性

次に作成した参照データと複数の高次元データの可視化手法を組み合わせることで，日本人集団における複雑な HLA 遺伝子型構造の解釈を試みた[7]。集団中の HLA 遺伝子型の頻度分布は一定のパターンに従い，個々の HLA 遺伝子間においても非独立な分布（連鎖不平衡関係）を示すことが知られている。まず集団中でのハプロタイプ頻度分布が有する情報量エントロピーを正規化した指標である ε（イプシロン）[8] を用いた解析の結果，近接する特定 HLA 遺伝子ペアで連鎖不平衡関係が強固であること，その傾向が特に日本人集団において顕著であることが示された（**図❷ A**）。また，多次元データを 2 次元に圧縮・可視化するツールである Disentangler[9] を用いて，参照データにおける HLA 遺伝子型を可視化したところ，HLA-A*24:02，HLA-C*12:02，HLA-B*52:01，HLA-DRB1*15:02，HLA-DQB1*06:01，HLA-DPA1*02:01，HLA-DPB1*09:01 で構成された MHC 領域全域にわたる長いハプロタイプが約 10％と高頻度に存在していることがわかった（**図❷ B**）。このハプロタイプは日本人集団特異的に存在し，先にみた比較的強固な HLA 遺伝子間の連鎖不平衡関係の一因と考えられた。

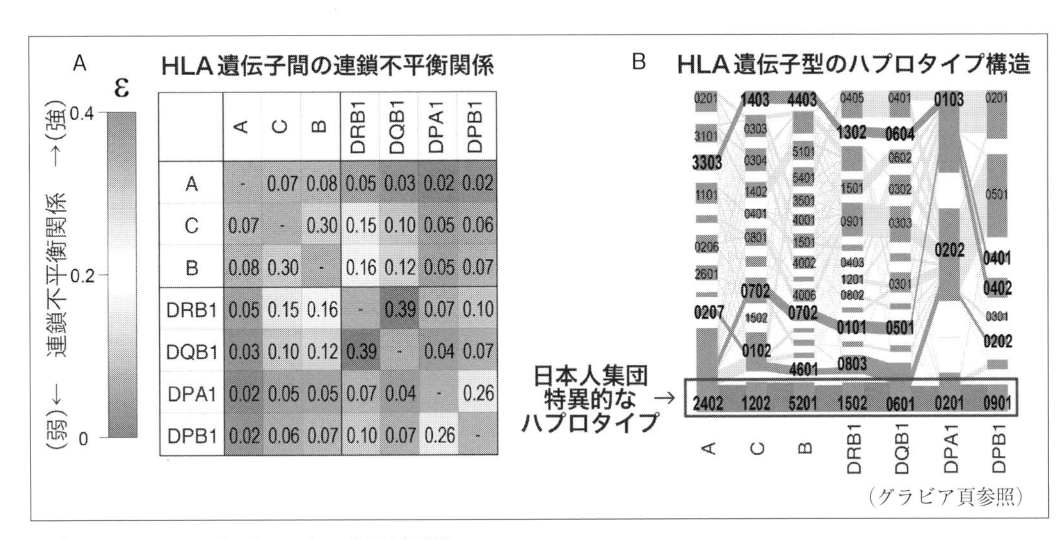


**図❷ HLA 遺伝子多型の日本人集団特異性**（文献 7 より改変）

ハプロタイプ頻度分布の情報量エントロピーの正規化に基づき連鎖不平衡関係を定量化する指標である ε（イプシロン）の導入により，近接する特定 HLA 遺伝子ペアが比較的強固な連鎖不平衡関係を有することが示された。また，高次元データ可視化手法である Disentangler の適用により，日本人集団特異的なハプロタイプの存在が明らかになった。

## Ⅲ．日本人における HLA 遺伝子多型の疾患リスク解明

### 1．バセドウ病の発症を予測する HLA 遺伝子型の同定

われわれは構築された日本人集団の HLA 参照データを用いて，疾患の発症リスクへ関与する HLA 遺伝子型について解析を行った。1 つがバセドウ病であり，HLA 遺伝子がバセドウ病の発症に関与することは以前より知られていたものの[10)11)]，詳細な原因遺伝子型は不明であった。日本人集団におけるバセドウ病罹患者 1956 名および対照群 7047 名のゲノムワイド関連解析データを対象に HLA imputation 法を実施した[7)]。その結果，複数のクラスⅠ HLA 遺伝子（*HLA-A*，*HLA-B*）およびクラスⅡ HLA 遺伝子（*HLA-DRB1*，*HLA-DPB1*）のアミノ酸配列の個人差がバセドウ病の発症リスクを規定していることが判明した。同定されたリスクアミノ酸配列は，HLA 分子の 3 次元構造上で抗原ペプチドの提示に関わる機能的な部位に位置しており（**図❸**），他の自己免疫疾患で示された結果と同様に，抗原提示を介した HLA 遺伝子の疾患病態への機能的な関与を示唆するものと考えられた。

### 2．関節リウマチ発症リスクへの非古典的 HLA 遺伝子の関与

続いて日本人集団における関節リウマチ患者 7092 名および対照群 23,149 名のゲノムワイド関連解析データを対象に HLA imputation 法を実施した[12)]。この結果，既に発症リスクが報告されていた *HLA-DRB1*，*HLA-DPB1*，*HLA-B* といった古典的 HLA 遺伝子に加えて，非古典的 HLA 遺伝子の 1 つである *HLA-DOA* 遺伝子が，独立に抗 CCP 抗体陽性の関節リウマチの発症リスクを有することが明らかとなった。*HLA-DOA* 遺伝子におけるリスク SNP は，*HLA-DOA* 遺伝子のアミノ酸配列を変化させない同義置換ではあったものの，*HLA-DOA* 遺伝子そのものの発現量を低下させることが明らかとなった。同定されたリスク SNP の人種差を比較したところ，日本人集団に加え欧米人および東アジア人集団でも抗 CCP 抗体陽性の関節リウマチの発症リスクが追認された。この結果は，これまで注目されていなかった非古典的 HLA 遺伝子が，遺伝子発現量の変化を介して疾患発症を生じるという新たなメカニズムを報告したものと考えられる。

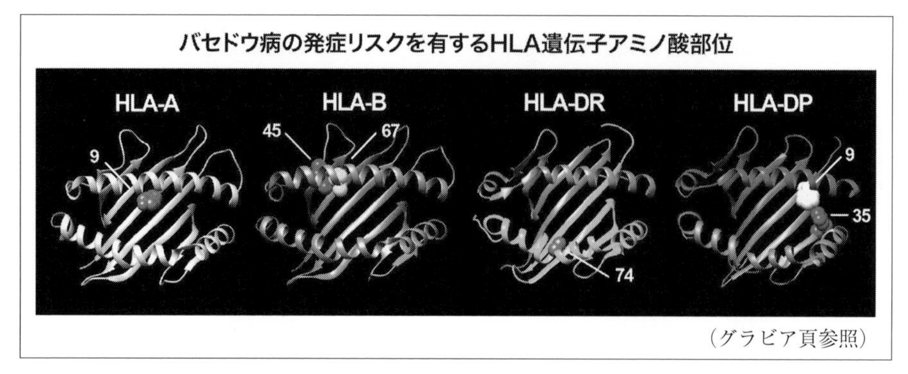


**図❸　バセドウ病の発症リスクを有する HLA 遺伝子アミノ酸多型と 3 次元構造**（文献 7 より改変）

SNP2HLA を用いた HLA imputation 法の実施により，複数の HLA 遺伝子のアミノ酸配列の変化がバセドウ病の発症リスクを高めることが明らかとなった。リスクを有するアミノ酸部位は，HLA 遺伝子の 3 次元構造上で抗原提示に関わる部位に集中していた。

## おわりに

HLA imputation 法の導入により，様々な疾患において，その発症リスクを有する HLA 遺伝子型の詳細な同定が可能となった。また日本人集団に対する HLA imputation 法の実装によりバセドウ病や関節リウマチの新たな疾患発症メカニズムが明らかとなった。これまで着目されていなかった非古典的 HLA 遺伝子の機能的意義や疾患病態の解明に関しても，今後研究が進んでいくことが期待される。

日本人集団における HLA imputation 参照データは科学技術振興機構（JST）バイオサイエンスデータベースセンター（NBDC）を通じて一般公開されている（http://humandbs.biosciencedbc.jp/hum0028-v1）。

### 参考文献

1）de Bakker PIW, Raychaudhuri S : Hum Mol Genet 21, 29-36, 2012.
2）Jia X, Han B, et al : PLoS One 8, e64683, 2013.
3）Raychaudhuri S, Sandor C, et al : Nat Genet 44, 291-296, 2012.
4）Dilthey AT, Moutsianas L, et al : Bioinformatics 27, 968-972, 2011.
5）Zheng X, Shen J, et al : Pharmacogenomics J 14, 192-200, 2014.
6）Nagasaki M, Yasuda J : Nat Commun 6, 8018, 2015.
7）Okada Y, Momozawa Y, et al : Nat Genet 47, 798-802, 2015.
8）Nothnagel M, Fürst R, et al : Hum Hered 54, 186-198, 2002.
9）Kumasaka N, Okada Y, et al : The 61st Annual Meeting of the American Society of Human Genetics, Montreal, 2011.
10）Chu X, Pan CM, et al : Nat Genet 43, 897-901, 2011.
11）Zhao SX, Xue LQ, et al : Hum Mol Genet 22, 3347-3362, 2013.
12）Okada Y, Suzuki A, et al : Am J Hum Genet 99, 366-374, 2016.

**平田　潤**
2003 年　筑波大学第二学群生物資源学類卒業
2005 年　同大学院医科学研究科修士課程修了
帝人ファーマ株式会社入社
2016 年　大阪大学大学院医学系研究科遺伝統計学
（東京医科歯科大学大学院医歯学総合研究科博士課程入学）

# 1．ゲノム・エピゲノム解析
# 2）全ゲノムSNP情報に基づく疾患発症予測

八谷剛史

ゲノムワイド関連解析によって数多くの疾患感受性多型が同定されたが，疾患感受性多型のみを用いた遺伝的リスクスコアの疾病発症リスク予測能は極めて限定的である。遺伝統計学的手法により，多数の稀でない多型が弱く発症リスクに寄与していることが示され，全SNP情報に基づく遺伝的リスクモデル（ポリジェニックモデル）の研究が活発となっている。本稿では，ポリジェニックモデルについて解説し，さらにポリジェニックモデルの研究における解析方法を解説する。

## はじめに

がんや循環器疾患は生活習慣病と呼ばれ，喫煙・飲酒・食事・運動・睡眠・ストレスなどの生活習慣がリスク因子として知られている。また，家族歴も生活習慣病のリスク因子として確立されており，遺伝要因の寄与も明らかである。がんや循環器疾患の一次予防には，高リスク状態にある人を層別化するため，生活習慣や家族歴に基づくリスク評価が重要な役割を果たしている。SNPアレイが廉価となり，個々人のジェノタイプ情報が計測可能となった技術的発展に促され，家族歴だけでは捉えられない遺伝的リスクを予測する研究が活発になってきている。従来のリスクモデルにジェノタイプ情報を加えることでリスク層別化能の向上が示され，より効率的な一次予防が可能になると期待されている。本稿では，ジェノタイプ情報に基づく疾病発症の遺伝的リスクを評価する方法について解説する。

## Ⅰ．Missing heritabilityとポリジェニックモデル

国際的なゲノムワイド関連解析（genome-wide association study：GWAS）が進められたことにより，生活習慣病のリスクを含む様々な形質と関連する座位が明らかになった。それと同時に，GWASによって同定された疾患感受性多型の寄与を合計しても，家系研究から見積もられる遺伝率[用解1]（heritability）には遠く及ばないことも明らかになった。この現象は“missing heritability”と呼ばれ，疾患感受性多型に基づく遺伝的リスクモデルの予測精度が低いことを意味する。

missing heritabilityを説明する仮説として，SNPアレイでは計測できない稀な多型が強く寄与しているという「common disease-rare variant（CDRV）仮説」，SNPアレイで計測できる稀で

key words

ゲノムワイド関連解析，遺伝的リスク，遺伝率，missing heritability，common disease-rare variant仮説，common disease-common variant仮説，ポリジェニックモデル，遺伝的リスクスコア，$p>n$問題，ゲノム類似度行列

ない多型が弱く寄与しているという「common disease-common variant（CDCV）仮説」，遺伝子間および遺伝子－環境間交互作用が寄与しているという仮説，エピジェネティックな因子が寄与しているという仮説，遺伝率が過大評価されているという仮説，などが提案された[1)2)]。遺伝統計学的な推定に基づくCDCV仮説の検証[3)4)]を通じて，生活習慣病のリスクに非常に弱い影響をもつ稀でない多型が数多く存在することが明らかとなった。すなわちCDCV仮説は，missing heritabilityのすべてを説明できないまでも，一部を説明することのできる仮説であることが示された。発症リスクに非常に弱い影響をもつ多型を同定することは，GWASのサンプル数を増やしたとしても，その影響が弱すぎるために困難であると考えられる。

これらのことから，GWASで同定された疾患感受性多型に加えて，GWASで同定することはできない弱い影響をもつ稀でない多型の情報を加味した遺伝的リスクモデルが研究されるようになった。このような遺伝的リスクモデルはポリジェニックモデルと呼ばれ，そのリスク予測能が様々な生活習慣病に対して検討されている。

## Ⅱ．ポリジェニックモデルを用いた疾患発症予測

### 1．ポリジェニックモデル概要

多くのポリジェニックモデルでは，$i$ ($1 \le i \le n$) 番目の対象者の$j$ ($1 \le j \le p$) 番目の多型情報（0，1，または2）を$x_{ij}$，$j$番目の多型に対する重みを$\beta_j$とすると，$i$番目の対象者の遺伝的リスクスコア（genetic risk score：GRS）$GRS_i$は次の式で計算される。

$$GRS_i = \Sigma_{j=1}^{p} \beta_j \times x_{ij} \quad \cdots\cdots \text{式(1)}$$

重みパラメータ$\beta_j$はデータから推定される。ポリジェニックモデルでは多くの多型をモデル変数として用いる（数十万～数百万個の多型を入力する）ため，サンプル数（$n$）よりもパラメータ数（$p$）のほうが大きくなり，単純な方法ではモデルパラメータをロバストに推定することが難しい（「$p>n$問題」と呼ばれる）。そこで，①多型間の独立性を仮定する，または②対象者間のゲノム類似度行列（genetic relationship matrix：GRM）を計算する，のいずれかのアプローチが広く使われている。

多型間の独立性を仮定する方法では，$n$個の重みパラメータを同時に推定するのではなく，1つずつ推定する。GWASでは個々の多型と疾病との関連をロジスティック回帰モデルまたは線形混合モデルによって検討されるが，その際に得られる係数を重みパラメータの推定値とする。ロジスティック回帰では，多型変数の係数（$\beta^{logistic}$）とオッズ比（$OR$）との間に，$OR = \exp(\beta^{logistic})$の関係性があるため，オッズ比から係数への変換も可能である。多型間の独立性の仮定は，連鎖不平衡の関係にある多型間では成り立たない。そこで，多型間の独立性を仮定する方法では，連鎖不平衡の関係にある多型をあらかじめ剪定する[3)]か，あるいは連鎖不平衡を考慮した重みパラメータの変換[5)]を行う。多型間の独立性を仮定する方法の利点としては，GWASによって計算されるサマリーデータ（多型ごとの係数や$P$値など）からモデルパラメータの計算が可能であることが挙げられる。また，全多型情報を用いるだけでなく，多型の$P$値に応じてポリジェニックモデルに含める多型の個数を減らすことも容易である。

GRMを計算する方法では，全多型情報からGRMを計算し，線形混合モデルの遺伝の寄与の分散共分散行列がGRM[4)6)]に従うとする。すると，$n \times p$の多型情報行列が，$n \times n$の類似度行列に圧縮される。線形混合モデルのパラメータ数はたかだか数個であり，ロバストに推定可能である。線形混合モデルのパラメータと学習データセットのジェノタイプデータから，行列計算を経て個々の多型に対する重みパラメータへの変換が可能である。「$p>n$問題」において，類似度行列を計算することで次元を縮小することは双対表現テクニックと呼ばれ，機械学習分野では広く使われる方法である[6)]。GRMの計算を多型プロファイルの線形結合とし，線形混合モデルでモデル化する方法は，genomic best linear unbiased prediction（G-BLUP）法と呼ばれる。GRMを計

算する方法の利点は，GRMの計算時に遺伝子間交互作用を考慮するような非線形なモデルへの拡張や，線形混合モデルの代わりにサポートベクターマシンなどの高精度な機械学習モデルを適用できる点にある。しかし，G-BLUP法の非線形化や機械学習モデルの適用はいまだ十分に検討されておらず，研究の余地が残されている。

## 2. 脳梗塞を対象としたポリジェニックモデルの予測精度

著者らは，脳梗塞を対象にポリジェニックモデルを作成し，そのリスク予測能を評価した[6)]。脳梗塞はアテローム性脳梗塞，ラクナ梗塞，心原性脳梗塞などの異なる病態を含む多因子疾患であり，限られた個数の疾患感受性多型のみが同定されていた。そのため，疾患感受性多型を用いた遺伝的リスクスコアのリスク予測能は極めて限定的であった。そこで，SNPアレイから得られる全多型情報を考慮するポリジェニックモデルによって，脳梗塞リスクをより高精度に予測できるかを検討した。

重みパラメータを推定する学習データセットのサンプルサイズが大きいほど，高精度なポリジェニックモデルが構築できると考えられる。日本人を対象としたできるだけ大規模な学習データセットとして，バイオバンク・ジャパンに登録されている脳梗塞13,214症例と，前向きコホート研究に登録されている26,470対照例を用いて，G-BLUP法によりポリジェニックモデルのパラメータを推定した。そして，学習データセットと独立した2種類の検証データセットを用いて，ポリジェニックモデルのリスク予測能を評価した。

結果として，5個の疾患感受性多型を用いた遺伝的リスクスコアは，2種類の検証データセットのいずれにおいても有意なリスク予測能を示さなかった。一方，全SNP情報を用いたポリジェニックモデルの遺伝的リスクスコアは，2種類の検証データセットの両方で有意なリスク予測能を示した。ポリジェニックモデルの遺伝的リスクスコアに基づいて高リスク群（スコアの上位20%）と低リスク群（スコアの下位20%）に分類し，高リスク群と低リスク群の発症リスクを比較すると，高リスク群のオッズ比は1.8～2.0であった。これは脳梗塞の非遺伝的なリスク因子（糖尿病の罹患や高脂血症の罹患など）と比して大きなオッズ比であり，ポリジェニックモデルの有用性が示唆された。さらに，高血圧，糖尿病，高脂血症，心房細動の罹患情報に基づく非遺伝的リスクモデルにポリジェニックモデルの遺伝的リスクスコアを加えると，リスク層別化能が向上することが示された〔net-reclassification improvement（NRI）= 0.151; $P < 0.001$〕。

これらの結果から，脳梗塞においては疾患感受性多型のみを用いた遺伝的リスクスコアよりも，全SNP情報を用いたポリジェニックモデルの遺伝的リスクスコアのほうが優れたリスク予測能を示すことが明らかとなった。また，ポリジェニックモデルの遺伝的リスクスコアを非遺伝的リスクスコアに加えることでリスク層別化能を向上することができ，より効率的な一次予防に貢献できる可能性が示唆された。

## 3. 対象疾患の遺伝構造と遺伝的リスクモデルの選択

脳梗塞においてはG-BLUP法のように全SNP情報を用いたポリジェニックモデルが優れたリスク予測能を示したが，いずれの種類の遺伝的リスクモデルが適しているかは，対象疾患の遺伝構造（genetic architecture）に依存する。一般に遺伝構造は，①遺伝率，②発症リスクに寄与している稀でない多型の個数（$m$），③個々の多型の寄与率の3種類のパラメータによって定義される[7)]。

例えば，全ゲノム中の独立した多型の個数を200,000とし，そのすべてが発症リスクに寄与している場合（$m = 200,000$の場合）には，G-BLUP法のような全SNP情報を用いるポリジェニックモデルが適している。一方で，$m = 2,000$などの場合では，全SNP情報を用いるポリジェニックモデルよりも，多型間の独立性を仮定する方法において，多型の$P$値に応じてポリジェニックモデルに含める多型の個数を減らしたほうがリスク予測能は高くなる[5)]。

疾患ごとの遺伝構造は未知であるため，データから推察する必要がある。そのための1つのアプローチとして，多型間の独立性を仮定する方法の $P$ 値の閾値（$P_t$）を変動させ，リスク予測能の挙動を調べる解析が広く行われている。この解析では，$P_t$ 値よりも低い $P$ 値を示した多型のみをポリジェニックモデルに含める。

脳梗塞の遺伝的リスクモデルの研究では，$P_t$ の値を $1\times10^{-5}$，$1\times10^{-4}$，$1\times10^{-3}$，$1\times10^{-2}$，$5\times10^{-2}$，$1\times10^{-1}$，$2\times10^{-1}$，$5\times10^{-1}$，$1\times10^{-0}$ と変動させた。その結果，$P_t$ 値が大きくなるほど（より多くの多型情報をモデルに含めるほど），高いリスク予測能を示した[6)]。一方で，統合失調症を対象とした報告では，$P_t$ 値を $5\times10^{-8}$，$1\times10^{-6}$，$1\times10^{-4}$，$1\times10^{-3}$，$1\times10^{-2}$，$5\times10^{-2}$，$1\times10^{-1}$，$2\times10^{-1}$，$5\times10^{-1}$，$1\times10^{-0}$ と変動させ，$1\times10^{-1}$ のときにリスク予測能がピークを示した[8)]。また，脳梗塞や統合失調症においては疾患感受性多型のみを用いた遺伝的リスクスコアのリスク予測能は極めて低いが，乳がんにおいては疾患感受性多型のみを用いた遺伝的リスクスコアが比較的高いリスク予測能を示すと報告されている[9)10)]。これらのことから，$m$ の値は乳がん，統合失調症，脳梗塞の順に大きくなると考察される。$m$ の値が大きい疾患に対しては全多型情報を用いるポリジェニックモデルが適していると考えられるが，$m$ の値が小さい疾患に対しては多型の $P$ 値などに応じて剪定された多型情報に基づくポリジェニックモデルが適していると考えられる。

## Ⅲ．解析方法

遺伝的リスクスコアの研究は，①学習データセットを用いたモデルパラメータの推定，②検証データセットを用いた遺伝的リスクスコアの計算，③検証データセットにおける遺伝的リスクスコアの評価，という3段階の解析が必要となる。現在広く使われているポリジェニックモデルは式（1）で表現されるが，その場合の解析の流れは次のようになる。

### 1．研究デザイン

モデルパラメータを推定するデータセットと，遺伝的リスクスコアを評価するデータセットは，モデルパラメータの過学習によるリスク予測能の過大評価を避けるために，独立していなければならない。学習データセットについては，症例数が大きいほど予測精度の高いポリジェニックモデルが得られると期待される。そのために，大規模な症例対照研究のデータセットが適している。

検証データセットの症例数は，大きいほどリスク予測能の信頼区間が狭まるが，リスク予測能の精度には寄与しない。学習データセットと比べると，比較的少ない症例数のデータセットでもポリジェニックモデルのリスク予測能の評価は可能である。例えば，脳梗塞の遺伝的リスクスコアの評価には，症例数約1,000，対照例数約1,000のデータセットを用いた[6)]。学習データセットの1/10未満の症例数であったが，リスク予測能の評価には十分な検出感度を有していた。検証データセットには，症例対照研究，コホート内症例対照研究（nested case-control study），ケースコホート研究，コホート研究などの研究デザインが考えられる。相対リスクだけでなく絶対リスクを推定できる点，生活習慣や臨床変数を加味したリスクモデルとの比較ができる点において前向き研究の利点がある。

多くの場合，ジェノタイプ情報は厳格なセキュリティ管理がなされており，必ずしも学習データセットと検証データセットを同じ機関でアクセスできるとは限らない。そのために，学習データセットで重みパラメータを推定した後は，重みパラメータという統計値のみをセキュリティ管理下から持ち出し，検証用データセットにアクセスできる環境へと持ち込むという手順が一般的である。

### 2．モデルパラメータの推定

学習データセットを用いたモデルパラメータの推定は，多型間の独立性を仮定する方法とGRMを用いる方法とで異なる。

多型間の独立性を仮定する方法では，GWASサマリーデータからモデルパラメータを計算可能である。この場合，GWASサマリーデータを算出したデータセットが，学習データセットとなる。学習データセットに直接アクセスしなくとも，GWASサマリーデータにアクセスできればモデルパラメータを得ることができる。GWASサマリーデータにアクセスするためには，GWASコンソーシアムに参画する他，一部の疾病・形質においては一般に公開されており，ダウンロード可能である。

GRMを計算する方法では，学習データセットに直接アクセスし，重みパラメータを推定する必要がある。GRMを計算する際には，GWASとは異なるデータフィルタリングが必要となる[11]。著者らは，GRMの計算にはGCTA software[12]を用いた。重みパラメータの推定機能もGCTAに実装されているが，プログラムに誤りが散見されるので使用には注意されたい。著者らは独自にプログラムを実装し，重みパラメータの推定を行った。著者らのプログラムは一般に公開されていないが，一般に公開されているプログラムの中では，MultiBLUP[13]などのツールも利用可能である。

### 3. 遺伝的リスクスコアの計算

多型間の独立性を仮定する方法では，GWASサマリーデータを用いて検証データセットの遺伝的リスクスコアを計算する。著者らは，PLINK software[14]の'score'オプションを用いている。また，連鎖不平衡の情報を加味した遺伝的リスクスコアを計算するツールとしてLDpred[5]も有用である。

GRMを計算する方法においても，PLINK softwareの'score'オプションを用いて検証データセットの遺伝的リスクスコアを計算することができる。LDpredはGWASサマリーデータを入力として仮定しているため，GRMを計算する方法には適さない。

### 4. 遺伝的リスクスコアの評価

遺伝的リスクスコアの評価には，ロジスティック回帰分析（症例対照研究の場合），条件付きロジスティック回帰分析（コホート内症例対照研究の場合），重み調整Cox比例ハザード回帰分析（ケースコホート研究の場合），Cox比例ハザード回帰分析（コホート研究の場合）などの回帰分析を通じて，スコアの標準偏差あたりのオッズ比またはハザード比が示されることが多い。またリスク予測能の指標としては，area under the receiver operating characteristics curve（AUC）が用いられる。非遺伝的リスクスコアに遺伝的リスクスコアを加えたときの精度向上を評価する際には，NRI, integrated discrimination improvement（IDI），あるいはAUCの差分などの指標が使われる。

## おわりに

遺伝的リスクスコアのリスク予測能は様々な疾患を対象に評価されてきている。遺伝的リスクスコアと疾病発症との関連性は有意であり，さらには非遺伝的リスクスコアに遺伝的リスクスコアを加えたときのリスク層別化能の改善も示されている。しかしながら，いまだエビデンスは不足しており，一般集団や高リスク群を対象としたコホート研究において，遺伝的リスクスコアと臨床変数，遺伝的リスクスコアと疾病発症の関係性を明らかにすることが必要であろう。本稿がより高精度な統計手法の開発や，ポリジェニックモデルに係るエビデンスの創出に寄与できたら幸いである。



#### 用語解説

1. **遺伝率**：研究対象とする形質（身長や血圧値などの連続値と，がんや循環器疾患の発症などの2値のどちらでもよい）の分散のうち，遺伝要因によって説明される形質分散の割合のこと。従来は双生児研究や家系研究から遺伝率が見積もられていたが，ジェノタイプ情報から遺伝率を推定する手法も提案されている。

#### 参考文献


1）Manolio TA, et al : Nature 461, 747-753, 2009.
2）岡田随象：実験医学 34, 966-970, 2016.
3）International Schizophrenia Consortium, et al : Nature 460, 748-752, 2009.
4）Yang J, et al : Nat Genet 42, 565-569, 2010.
5）Vilhjálmsson BJ, et al : Am J Hum Genet 97, 576-592, 2015.
6）Hachiya T, et al : Stroke 48, 253-258, 2017.
7）Wray NR, Visscher PM : Schizophr Bull 36, 14-23, 2010.

8）Schizophrenia Working Group of the Psychiatric Genomics Consortium : Nature 511, 421-427, 2014.
9）Mavaddat N, et al : J Natl Cancer Inst 107, djv036, 2015.
10）Wen W, et al : Breast Cancer Res 18, 124, 2016.
11）Lee SH, et al : Am J Hum Genet 88, 294-305, 2011.
12）Yang J, et al : Am J Hum Genet 88, 76-82, 2011.
13）Speed D, Balding DJ : Genome Res 24, 1550-1557, 2014.
14）Chang CC, et al : Gigascience 4, 7, 2015.

**参考ホームページ**

・プレスリリース：遺伝的体質に基づく新しい「脳梗塞発症リスク予測法」を開発 - 脳梗塞の予防に貢献可能 - http://www.amed.go.jp/news/release_20170119.html

**八谷剛史**
2005年　慶應義塾大学理工学部卒業
2010年　同大学院博士課程修了，理学博士
　慶應義塾大学大学院理工学研究科特別研究助教
　同研究科特任助教
2013年　岩手医科大学いわて東北メディカル・メガバンク機構生体情報解析部門特命准教授

バイオインフォマティクスの力で，deciphering nature's alphabet（DNA）をめざしながら，デオキシリボ核酸（DNA）データと日々格闘中。遺伝統計学の理論を症例対象研究や前向きコホートのデータに適用し，ゲノムワイド関連解析や遺伝的リスクスコアの研究を進めている。

# 1．ゲノム・エピゲノム解析
# 3）HDR 法 - ハミング距離に基づく疾患感受性染色体領域の推定 -

中谷明弘・岡崎敦子・小林香織

次世代シーケンサーによるDNA配列の解読によって，簡便にDNA配列の変異情報が参照できるようになっている。単一の染色体位置での変異の有無に加えて，特定の染色体領域に変異がどのように引き継がれて分布しているかは遺伝性疾患の解析には重要な情報となる。しかしながら，DNA配列上の領域の評価は探索的な情報処理も必要となって必ずしも簡単ではない。常染色体劣性遺伝を想定し，疾患感受性が推定される染色体領域の探索と統計処理を実現する情報処理手法の開発とGUIを備えた解析ソフトウェアとしての実装について紹介する。



## はじめに

およそ4万年前（旧石器時代）に日本列島に人が住みはじめて以来の列島に暮らした人の数は累計で5億から6億人程度と見積もられている[1]。現在の総人口が1億数千万人であるから，総日本人の5分の1程度はいま生きているわれわれが占めていることになる。「日本人」を決定づけるゲノムDNA配列のパターンは高々この日本人の総数分しか歴史的には存在していないことになる。祖先のゲノム情報は形を変えつつも現生の日本人がもつもののみが残っていることになり，また子孫のゲノム情報はそこから生じてくるもののみに限られる。一定の特徴を保った集団と考えられる日本人として取りうるゲノム情報は，おそらく万人単位の小数の祖先を初期集団として辿り着きえたゲノム情報の範囲の中となっていると想定され，約30億塩基対といわれるヒトのゲノムDNA配列が文字列として取りうるパターンの極めて限られた一部となっている。様々な疾患もわれわれがもつ特徴の1つであるが，祖先から受け継いだゲノムDNA配列のパターンと各個人がもつ形質との間の関係の探索が遺伝性疾患に関連した因子を同定する端緒の1つとなる。

## Ⅰ．全エクソーム配列解析

「1000ドル」というキーワードが示すとおり，次世代シーケンサーによるゲノムDNA配列の決定（NGS：next-generation sequencing）の広範化は周知のとおりである。ゲノムDNA配列中でタンパク質に対応づいている（スプライシングで残る）エクソン領域を標的としたDNA配列の網羅的な決定（全エクソーム配列解析，WES：whole-exome sequencing）は，イルミナ社

key words

HDR（hamming distance ratio）法，次世代シーケンサー，全エクソーム配列解析，一塩基変異（SNV），生殖細胞系列変異，稀少変異（レアバリアント），IBS（identity by state），IBD（identity by descent），疾患感受性染色体領域，ハミング距離，常染色体劣性遺伝

製 HiSeq シリーズなどのシーケンサーを用いて10万円以内で商業的にも可能になっている。キャプチャーキットと呼ばれる試薬（アジレント社製SureSelect シリーズなど）によってサンプル中のエクソンに相当するターゲット領域のDNA配列をエンリッチ（濃縮）し，その数百塩基程度の断片（ショートリード）の塩基配列の情報をシーケンサーによって獲得する（FASTQ形式などのテキストファイルに出力される）。得られた断片の塩基配列を参照配列（リファレンス配列）と呼ばれる既存のヒトのゲノムDNA配列に計算機処理によって貼り付け（マッピング），それらをつなげることによって当該領域のDNA配列を再構築する（リシーケンシング）。再構築されたDNA配列と参照配列を比較して変異検出を行う（VCF形式などのテキストファイルに出力される）。特定の塩基位置でヘテロ接合（相同染色体間での塩基が異なる）となる場合は，参照配列上の同一位置に2種類の塩基がマッピングされてくることになる。それらの2種類の塩基がいずれの相同染色体から由来するかは一般的には不明である。複数の位置でヘテロ接合となる場合に2種類の塩基のいずれが同一の相同染色体に座乗しているかは検体単独では必ずしも確定できない。アノテーション（注釈付け）と呼ばれる処理によって，得られた変異情報に既存のデータベース内の情報が結びつけられる。

### 1. 全エクソーム配列解析パイプライン

マッピングや変異検出からアノテーションまでの処理は複数のソフトウェアを組み合わせて流れ作業的に行われる。一連の処理は「解析パイプライン」と呼ばれるシステムとして自動化され，大量の検体を高効率で処理するためにサーバー機上で並列/分散処理される。筆者らが構築/運用している解析パイプラインでは，1検体単独ではマッピングからアノテーションまでに9時間程度の処理時間を要している。クラスタ型計算機の1ノード内での12検体の並列処理で15時間程度の処理時間であり，単位時間あたり0.8検体程度のスループットを実現している。いずれもIntel Xeon E5-2690v2×2（合計20コア）および256GBの主記憶を備えた環境（NEC Express5800/R120）による処理である。1検体あたりに16GBの主記憶を割り当てている処理があり，主記憶量がノード内での並列度の上限を決めている。ノード数（計算機の台数）に応じた処理性能の向上が得られる。変異情報が出力されたVCFファイルは，検体あるいは検体群内で検出された変異の位置と種類を付随する情報とともに1行ごとに書き出したものである。単なるタブ区切りファイルなので表計算ソフトウェア（エクセルなど）で開くことも可能である。上述の1000ドル（≒10万円）はここまでの費用であることが多い。

### 2. 変異情報の扱いに関する背景

遺伝性疾患を想定しての生殖細胞系列（germ-line）変異を対象とする場合を含め，より詳細な情報解析には疾患や検体に関する臨床的な専門知識や背景知識が必須である。カルテ情報に立ち戻った臨床情報の確認が必要となることも想定される。一方，実際のデータ処理には，Unix系のコマンドライン処理やプログラミングなどの情報系技術が必要になることが多い。試行錯誤も必要となってデータ処理の定型化が十分ではないかそもそも難しい。倫理審査や個人情報管理のために1次データを保有する臨床系研究者が他者に解析を依頼（データを開示や授受）することは必ずしも簡単ではない。実際に，「個人情報の保護に関する法律についてのガイドライン」[2]では，全ゲノムおよび全エクソーム配列やゲノムワイドな変異の情報は元より，「互いに独立な40ヵ所以上のSNPから構成されるシーケンスデータ」を個人識別符号として定めており，解析目的としてもそれらを無制約に授受することはできない。そのため，ネットワーク上の公開されたウェブサーバあるいはクラウド環境に変異情報をアップロードしての解析に慎重にならざるを得ないのも実情である。データの所有者が一定の解析をローカルな環境で行えるような仕組みの整備が重要である。

### 3. アノテーション情報による変異の絞り込み

全エクソーム配列解析の場合，一塩基変異（SNV：single nucleotide variant）を中心に検体あたり10万弱（典型的には7万～8万）の配列変異が VCF ファイルに得られる。タンパク質に影響を及ぼさない変異（synonymous 変異）を除外し，タンパク質のアミノ酸配列を変えうる変異（non-synonymous 変異）に注目し，アミノ酸残基を変化させうる変異（missense 変異）やタンパク質の合成を途中で停止させうる変異（nonsense 変異）の他に短い配列の挿入や欠失（indel）やフレームシフトを起こす変異に絞り込むことになる。稀少変異を想定する場合は dbSNP などの変異データベース内で頻度が低い変異（稀少変異：レアバリアント）のみに注目することによって，数十～数百程度まで絞り込むことが可能であることが多い。これらの変異の種類やデータベース内での頻度は解析パイプラインのアノテーション処理によって VCF ファイル内に記述されるので，表計算ソフトウェア（エクセルなど）のフィルター機能で絞り込みが可能である。

## Ⅱ．HDR プログラム：遺伝子型パターンに基づく候補変異の評価

特定の位置での変異が対応するタンパク質（遺伝子）の特性や挙動に直接的に及ぼす効果の評価に加えて，配列変異は遺伝マーカーとして間接的な評価にも用いることができる。複数の検体で特定の染色体領域（位置）に同じ配列（塩基）が存在する場合を同型的（IBS：identity by state）であると呼び，その内で当該の配列（塩基）が同一の祖先から由来している場合を特に同祖的（IBD：identity by descent）であると呼ぶ。遺伝形式に常染色体劣性（AR：autosomal recessive）を想定する疾患では，家系内の血族婚に起因して疾患感受性染色体領域を両親（キャリア）から同祖的に引き継いだ場合を想定する。同祖的な染色体領域では DNA 配列（変異の遺伝子型パターン）がよく保存されていると想定し，それらを両親から引き継いだ発症検体では，高頻度でホモ接合状態になっている領域（ホモストレッチ）として観察されることが期待される。このような背景を踏まえて，前項のアノテーション情報に基づいた絞り込み済みの候補変異（数十～数百個）が同祖的な塩基配列のホモストレッチに含まれているか否かを推定して，その結果をスコア付けしてランキングする手法が HDR（hamming distance ratio）法である[3)4)]。GUI を備えてマルチプラットフォーム（macOS，Windows，Linux）で動作する解析ソフトウェアとして実装したものを公開している[5)]。ファイルを 1 つダウンロードするのみで実行可能である（ファイルを 1 つ消せばアンインストールできる）。一連のソフトウェアは，関数型オブジェクト指向言語である Scala 言語[6)] で開発されており，JavaVM 上で動作する。GUI 部分は JavaFX（ScalaFX）を用いている（**図❶**）。

### 1．ハミング距離比の定義

1 つの遺伝子座において特定の対立遺伝子（アレル）$v$ に注目して，検体の遺伝子型が「$v/v$ である」か「$v/v$ でない」に従って分類する（後者を $\sim v/v$ と記述する）。ここでは，変異側の対立遺伝子（SNV の場合は塩基）を $v$ に設定する。2 検体での遺伝子型の組み合わせは，$(v/v, v/v)$ と $(v/v, \sim v/v)$ および $(\sim v/v, v/v)$ の 3 通りとなる。ある染色体領域を固定して，そこでのそれぞれの頻度を，$n_1$ と $n_2$ および $n_3$ の 3 通りとすると，この領域における 2 検体間のハミング距離（異なっている箇所の個数）は以下のように定義される。

$$\mathrm{HD} = n_2 + n_3$$

ハミング距離を染色体領域のサイズに関して正規化するためにハミング距離比（HDR：hamming distance ratio）を以下のように定義する。

$$\mathrm{HDR} = \frac{n_2 + n_3}{n_1 + n_2 + n_3}$$

ハミング距離比とは，$v$ のホモ接合でない変異数（$n_2 + n_3$：ハミング距離）の全変異数（$n_1 + n_2 + n_3$）に対する比である。「距離」に基づいた指標であるので，直観的には値が小さいほど近い（似ている）ことを表している。

### 2．検体間のハミング距離比の算出

常染色体劣性疾患の疾患検体（検体数：1）と健常検体（検体数：$N$）を対象データとする。疾患ないし疾患検体に特異的な染色体領域が存在するならば，その染色体領域での疾患検体と健常検体の間のハミング距離比は，健常検体と健常検体の間のそれに比べて大きな値になっていると仮定

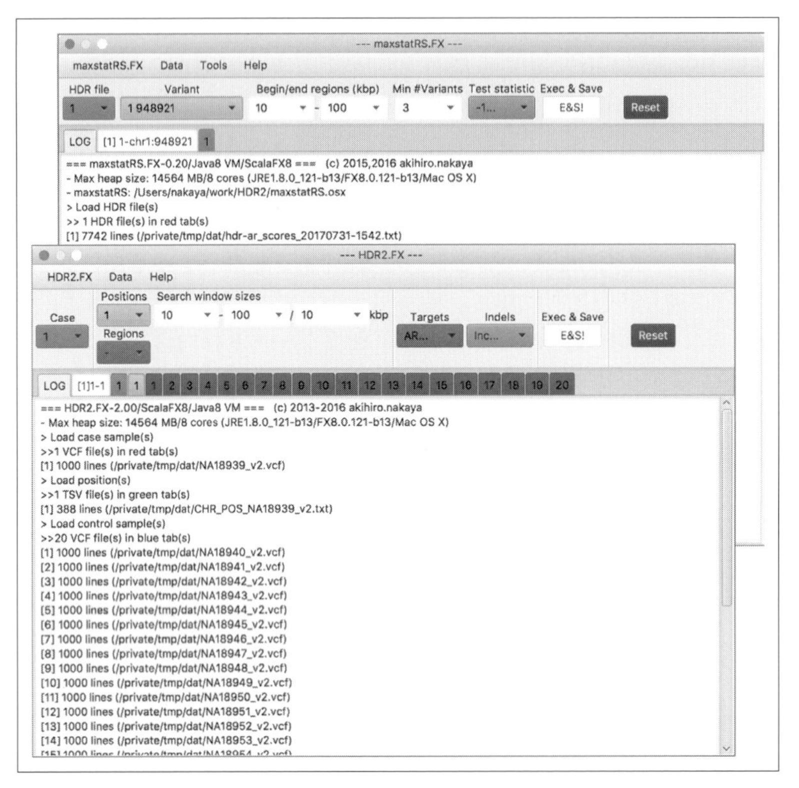


**図❶　HDRプログラム（バージョン2）とmaxstatRSプログラムの実行画面**

VCFファイルを読み込んで疾患検体と健常検体の間のハミング距離比の比較によって疾患感受性染色体領域の絞り込みと統計的な評価を行うことができる。

する。HDRプログラムは，あらかじめ数十～数百に絞り込んだ候補変異の周辺の染色体領域を対象として，疾患検体と健常検体の全ペア間のハミング距離比（$N$通り）と健常検体と健常検体の全ペア間のハミング距離比（$N(N-1)/2$通り）を算出する。最適な領域サイズは不明なので，候補変異の位置$p$を中心とした両端を含む$d+1$塩基(bp)の長さの領域（$[p-d/2, p+d/2]$）のハミング距離比を領域サイズ($d$)を変化させながら算出する。$d$の最小値と最大値および刻み幅を指定して処理が可能である〔例えば，$d$=10K, 20K, …, 100K(bp)〕。

### 3. 検体群間のハミング距離比の平均の差の検定

疾患検体と健常検体の間のハミング距離比の平均と健常検体と健常検体の間のハミング距離比の平均の差をt統計量によって評価する統計処理プログラム（maxstatRSプログラム）がロックフェラー大学のJurg Ott名誉教授によって公開されており[7]，HDRプログラムと連動してその出力を直接処理できるようになっている（**図❶**）。候補変異に関して，$d$の値ごとにt統計量($t_d$)が算出され，その最大値$t_{max} = max_d(t_d)$がその候補変異のスコアとなる。候補変異間のランキングはこの$t_{max}$に基づいて決定される。

### 4. コントロール検体群の整備

HDRプログラムによる解析には，疾患発症検体に加えてコントロールとしての健常検体群が必要になる。「既に学術的な価値が定まり，研究用として広く利用され，かつ，一般に入手可能な試料・情報」（「人を対象とする医学系研究に関する倫理指針」）[8]と想定して，1000ゲノムプロジェクトから入手したDNA試料をイルミナ社HiSeq 2500によって，全エクソーム配列解析（アジレント社SureSelect Human All Exon V5/V6）および全ゲノム配列解析を行ってコントロールデータの整備を進めている。また，同プロジェクトが公開している日本人検体の全エクソーム配列解析の FASTQ ファイルを独自に処理して生成した部分的な VCF ファイル（1 番染色体の一部）を動作確認用のサンプルファイルとしてダウンロードできるようにしている〔ただし，エクソン領域のキャプチャーキットである SureSelect のバージョンが古い（V2）ので注意が必要である〕。

## おわりに

HDR（初版）では，常染色体劣性遺伝（AR：autosomal recessive）を想定して，注目したアレルがホモ接合か否かを対象としているが[3)4)]，最新の HDR（バージョン 2）では，染色体欠損領域（DD：deletion）を対象とした解析[9)]や常染色体優性遺伝（AD：autosomal dominant）を対象とした解析も実施できるような手法の検討および改良を進めている。


**参考文献**

1）国立科学博物館：「5 億人のひとりとして」 http://shinkan.kahaku.go.jp/kiosk/100/nihon_con/N2/KA1-2/japanese/TAB1/index.html
2）個人情報保護委員会：個人情報の保護に関する法律についてのガイドライン（通則編），平成 28 年 11 月（平成 29 年 3 月一部改正） https://www.ppc.go.jp/files/pdf/guidelines01.pdf
3）Imai A, Nakaya A, et al : Sci Rep 5, 12028, 2015.
4）Imai A, Kohda M, et al : J Hum Genet 61, 959-963, 2016.
5）http://www.gi.med.osaka-u.ac.jp/software/hdr2
6）http://www.scala-lang.org
7）http://www.jurgott.org/linkage/maxstatRS.html
8）文部科学省 / 厚生労働省：人を対象とする医学系研究に関する倫理指針，平成 26 年 12 月 22 日 http://www.lifescience.mext.go.jp/files/pdf/n1443_01.pdf
9）Imai-Okazaki A, Kohda M, et al : Hum Mutat 38, 1796-1800, 2017.

**参考ホームページ**

・HDR (Hamming Distance Ratio) 法（version 2） http://www.gi.med.osaka-u.ac.jp/software/hdr2



**中谷明弘**

1994 年　東京大学理学部情報科学科卒業
1996 年　同大学院理学系研究科情報科学専攻修士課程修了
　　　　（株）日立製作所
1997 年　東京大学医科学研究所寄附研究部門教員
2000 年　博士（理学）
　　　　京都大学化学研究所助手
2003 年　東京大学大学院新領域創成科学研究科助教授
2007 年　同准教授
2011 年　新潟大学研究推進機構准教授
2014 年　大阪大学大学院医学系研究科特任教授

# 1. ゲノム・エピゲノム解析
# 4）LAMPLINK－SNP 間の高次の相乗効果を高速に検出－

寺田愛花・瀬々　潤

疾病原因因子の同定に向け，大規模なゲノムワイド関連解析（GWAS）が実施されている。GWAS は一定の成果を残しているが，GWAS で行われている解析の多くは個々の SNP に着目した解析であるため，複数 SNP を考慮した高度な解析を利用することで新たな疾病因子を同定できる余地がある。本稿では，この高度な解析ができる一手法として，複数 SNP 間の相乗効果を考慮して疾病因子を探索できるソフトウェア LAMPLINK（http://a-terada.github.io/lamplink/）を紹介する。LAMPLINK は GWAS 解析ソフトウェアである PLINK に統計的に有意な相乗効果を検出する LAMP の機能を追加したソフトウェアであり，PLINK を利用したパイプラインを変更することなく相乗効果の検出が可能である。

## はじめに

ゲノムワイド関連解析（genome-wide association study：GWAS）は，近年大規模化が進み，国内でもバイオバンク・ジャパンや東北メディカル・メガバンクのように十万人以上を対象とした解析が可能になっている。大規模な情報を収集する目的の 1 つは，被験者数を増やすことで，統計的な検出力が上がり，より多くの遺伝要因が検出可能なためである。被験者数が増えればすべてが解決するのだろうか？　回答は，No である。解析手法も必ずしも十分ではない。現状の GWAS の多くでは個々の SNP，あるいは複数の SNP を考える場合でもそれらの相加的な効果のみを考えることが多く，SNP 間に相乗的な関係があった場合，いわゆるエピスタシス[1)2)]に関する解析が網羅されていない。被験者数の増加だけでなく，データ解析の手法を発展させることも，より多くの疾病原因因子を発見するためには必要である。

しかし，複数 SNP 間の高次の相互作用（言い換えると，3 つ以上の SNP の相乗効果）を考える解析は，計算時間の面，統計学的な保証の面の両面から困難であった。まず，調べる組み合わせを高次にすれば調べるべき総数が膨大になり，計算時間が爆発する。例えば，たかだか 100 個の SNP でも，2 個の SNP（次数 2）では 4950 通り，次数 3 では 16 万を超える。現在の GWAS では，百万個近い SNP が調査されており，同様の組み合わせを調査すると，場合の数が，数京，数垓通りを容易に超え，スーパーコンピュータなどの非

key words

GWAS，LAMPLINK，相乗効果，エピスタシス，多重検定補正，
無限次数多重検定補正法（LAMP），優性 / 劣性排他モデル

常に高性能な計算機を用いても探索不可能である。

次に，高次の相互作用の検出では，偽陽性が高い確率で発生する問題も考慮する必要がある。GWAS では，検出した疾病関連因子の偽陽性を避けるため，Bonferroni 補正に代表される多重検定補正を実施する。Bonferroni 補正では，p 値の有意水準（0.05 など）を，検定数（通常の GWAS においては SNP 数）で割ることで補正する。有意水準 0.05 の下，百万個の SNP を考慮すると，p 値が $5.0^{*}10^{-8}$ 以下の SNP だけが疾患に統計的に有意に関連するものとして検出される。しかし，高次の組み合わせを考えると，先に記したとおり調査する組み合わせ＝検定数が爆発し，限りなく 0 に近い小さな補正後の有意水準となるため，有意な組み合わせ検出もほぼ不可能となる。

SNP 間の相互作用を検出するソフトウェアはこれまでに複数開発されている[3)-6)]が，たかだか 2 次の SNP の相互作用を対象としているものがほとんどであり，先に示したより高次の組み合わせ解析で生じる計算時間の問題点と多重検定問題の両方を同時に考慮できるものはなかった。これらの問題を同時に解決するため，われわれは組み合わせ解析が可能な多重検定補正法，無限次数多重検定補正法（limitless arity multiple-testing procedure：LAMP）を開発した[7)]。LAMP は，高次の組み合わせの解析を効率的にできるだけではなく，偽陽性の生起確率も一定値以下であることが理論的に保証されている。さらに，LAMP を GWAS 解析で広く利用されているソフトウェア PLINK に組み込み，GWAS のデータから高次な組み合わせを統計的に解析できるソフトウェア LAMPLINK[8)] を開発した。本稿では，LAMPLINK の利用に必要な理論的な背景を簡単に説明したうえで，使い方を紹介する。

## Ⅰ．LAMPLINK の統計モデル・遺伝モデル

本節では LAMPLINK の理論的な背景に関して述べ，次節で具体的な使い方に関して述べる。

### 1．LAMP が制御する偽陽性の定義

GWAS でよく制御されている偽陽性の基準は，全検定の内 1 つでも偽陽性が生じる確率，family-wise error rate（FWER）である。Bonferroni 補正もこの FWER を制御する方法であり，LAMP も同様に FWER を制御する。さらに LAMP の制御は Bonferroni 補正の延長線上にあり，新たな分布などを仮定しているものではないうえに，理論的に FWER の上限が保証されているため，Bonferroni 補正を置換する形で用いることが可能である。

### 2．遺伝モデル

2 倍体の動植物を考えると，$n$ 次の SNP の組み合わせに対して，考えうる遺伝子型のパターンは $3^n$ となる。例えば，SNP A について $A$ をメジャーアリル，$a$ をマイナーアリルとし，この SNP 単体の遺伝子型を考えると，$AA$，$Aa$，$aa$ の 3 通り存在する。さらに SNP A と B の遺伝子型を考えると，$AABB$，$AABb$，$AAbb$，$AaBB$，$AaBb$，$Aabb$，$aaBB$，$aaBb$，$aabb$ の 9 通り存在する。さらに 3 次の SNP の組み合わせを考えると，遺伝子型は $3^3 = 27$ 通りとなる。これまでに考えられている遺伝モデルは，SNP 単体や SNP のペアに対するものが大半であるため，より高次な SNP の組み合わせに関して導入する。

LAMPLINK は，高次の SNP の組み合わせに対して，2 つの遺伝モデル，優性排他モデル（dominant exclusive model）と劣性排他モデル（recessive exclusive model）を提案し，実装している。どちらも，遺伝統計学で用いられる優勢モデル，劣勢モデルの拡張であり，遺伝子型をリスククラスと非リスククラスに分類する。**表❶**にそれぞれのモデルの詳細を記した。ここでは例として，劣性排他モデルを考える。SNP A 単体の場合は，劣性モデルに従い，$aa$ をリスククラス，$AA$ と $Aa$ を非リスククラスに分類する。SNP ペア A と B の場合，SNP A と B 両方の遺伝子型がリスククラスに分類されている $aabb$ のみがリスククラスになり，それ以外はすべて非リスククラスに分類される（**表❶ A**）。3 次の SNP A，B，C の組み合わせの場合も同様であり，組み合わせ

**表❶ SNP ペアに対する遺伝型とリスク / 非リスククラスの分類**

A. 劣性排他モデル

| | | SNP B の遺伝子型 | | |
|---|---|---|---|---|
| | | *BB*（非リスク） | *Bb*（非リスク） | *bb*（リスク） |
| SNP A の遺伝子型 | *AA*（非リスク） | | | |
| | *Aa*（非リスク） | | | |
| | *aa*（リスク） | | | リスク |

B. 優性排他モデル

| | | SNP B の遺伝子型 | | |
|---|---|---|---|---|
| | | *BB*（非リスク） | *Bb*（リスク） | *bb*（リスク） |
| SNP A の遺伝子型 | *AA*（非リスク） | | | |
| | *Aa*（リスク） | | リスク | リスク |
| | *aa*（リスク） | | リスク | リスク |

空欄は非リスククラスを表す。A の劣勢排他モデルの場合，SNP A と B の双方がリスク型である *aabb* のみが組み合わせ時のリスク型となりうる。同様に A，B，C の 3 SNP の場合は *aabbcc* のみである。

に含まれる SNP の遺伝子型すべてがリスククラスの場合，つまり *aabbcc* がリスククラスになり，それ以外は非リスククラスになる。3 次よりも大きい組み合わせの場合も，同様に遺伝子型をリスク / 非リスククラスに分類できる。

優性排他モデルの場合，SNP 単体に対する遺伝モデルの分類が劣性遺伝とは異なる。SNP 単体の場合は，優性モデルに従い，*Aa* と *aa* がリスククラスに，*AA* が非リスククラスになる。2 次以上の SNP の組み合わせの場合，考え方は劣性排他モデルと同様であり，組み合わせに含まれる SNP すべての遺伝子型がリスククラスのとき，その遺伝子型はリスククラスになる。例として，優性排他モデルの 2 次の SNP の組み合わせのリスク / 非リスクの分類を**表❶** B に示している。

高次の組み合わせにおいては，より複雑なモデルを導入することも可能であるが，モデルの複雑さと解釈の可能性，さらに偽陽性の生まれる確率のバランスを考慮し，上記 2 つのモデルのみの計算にとどめている。

## Ⅱ. 高次な組み合わせを網羅的に解析するソフトウェア LAMPLINK

LAMPLINK は，PLINK [4] のバージョン 1.07 に，高次な組み合わせを解析する新たなオプションを追加したソフトウェアである。LAMP による多重検定補正を用いた SNP の組み合わせを可能にする --lamp オプションを追加している。本節では，LAMPLINK の使い方と実例を紹介する。

### 1. 解析ワークフロー

LAMPLINK を使った解析ワークフローの例を**図❶**に示した。LAMPLINK は，有意な組み合わせを網羅的に調べる「解析 1」と，その結果から連鎖不平衡によると思われる組み合わせを除く「解析 2」の 2 つの機能を有している。

解析 1 では，--lamp オプションを指定し，考えうる全通りの SNP の組み合わせと表現型との関係を統計検定する。多重検定補正には，組み合わせの解析で現実的な補正が可能な LAMP を用いる。入力ファイルは，PLINK と同様に --file もしくは --bfile オプションで指定する。検出した有意な結果を出力するファイル名は --out オプションで指定し，<lamp_out_filename>.lamp と <lamp_out_filenaem>.lamplink の 2 つのファイルに出力される。前者は，検出した有意な組み合わせの情報を表している。後者は，PLINK で SNP と表現型との関連を解析する --assoc オプションの出力結果に加えて，SNP がどの組み合わせに含まれるかを記載する。

解析 1 の結果には，連鎖不平衡の関係にある SNP の組み合わせも相互作用として検出される

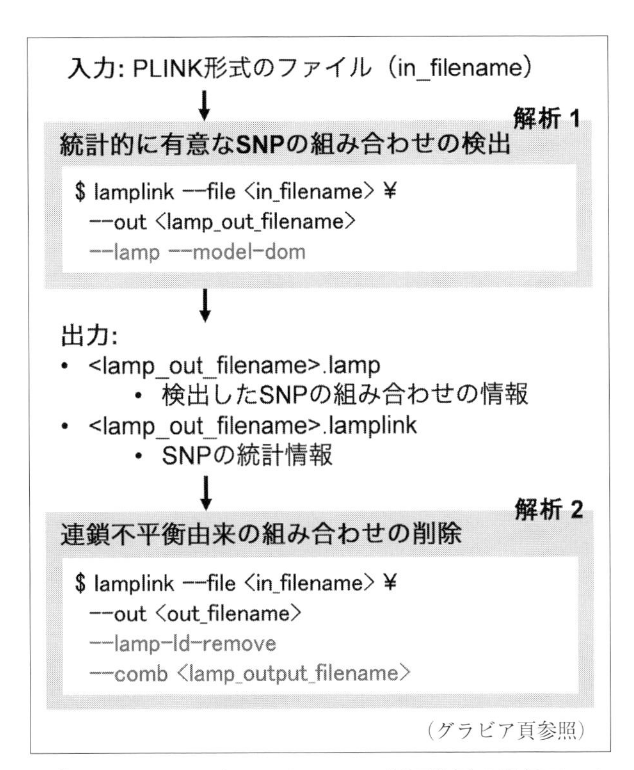


**図❶ LAMPLINK を用いた SNP の相互作用の解析ワークフロー**

赤字で書いたところが LAMPLINK 特有のオプションであり，これらを追加するだけで高次の相互作用を検出することが可能である。解析 1 は，PLINK における関連解析（--assoc オプション）同様の解析を LAMP を用いて実施するものである。解析 2 は，連鎖不平衡に起因すると思われる相関の高い SNP の組み合わせを削除し，相互作用している可能性の強いもののみを選択する追加解析である。出力ファイルも PLINK 同様の形式に情報を追加したものであるため，容易に現状のパイプラインを使うことが可能である。

ことがある。これらは，SNP の相互作用と表現型との関係を紐づける妨げになる可能性があるため，解析 2 では，解析 1 の結果から連鎖不平衡の関係にある組み合わせを取り除く。--lamp-ld-remove オプションを用いると，同一染色体上にある SNP のペアに対して，$r^2$ スコアを計算する。組み合わせの中に，$r^2$ が閾値よりも小さい SNP ペアが 1 つでもあれば，その組み合わせは --out オプションで指定したファイルに出力される。すべての SNP ペアの $r^2$ が閾値以上であれば，その組み合わせは取り除かれる。

### 2. 解析例

1000 ゲノムプロジェクトのデータを LAMPLINK で解析した。症例対照研究のデモンストレーションをするため，擬似的に日本人を症例群，それ以外を対照群として解析した。その結果，106 個の組み合わせを検出しており，その一例として 2 個の組み合わせを図❷に示した。図❷ A の × 印は，見つかったものの中で一番大きい組み合わせを表している。これらの組み合わせは SNP 単体と表現型との関係を解析しても p 値が大きく，統計的に有意な関連がない（図❷ B）。一方で，5 個の SNP 全部が変異している人に着目をすると，症例群に対して統計的に有意になる。図❷ A の○印で示した 3 個の SNP は，どの SNP に着目しても，単体に対して検定した p 値よりも，3 個の SNP の組み合わせで検定をしたほうが小さな p 値をとる（図❷ C）。これらのように，単体の SNP に着目した解析では同定できない SNP の組み合わせを，LAMPLINK を用いることで検出できる。

図❷ B に含まれる 5 個の SNP の遺伝子座に着目すると，4 個は同一染色体上にあり，距離も非常に近く，連鎖不平衡状態にあると考えられる。実際に，解析 2 の --lamp-ld-remove オプションを用いると，この組み合わせは結果から除かれる。一方で，図❷ C の 3 個の SNP の組み合わせは，すべて異なる染色体の上に位置している。こちらは，解析 2 を行ったとしても，結果から除かれることはない。LAMPLINK ではこのように，同一の染色体上にある連鎖不平衡に限らず，異なる染色体に位置するような遠い場所にある変異の組み合わせの働きも検出できる。

これらの解析はデモンストレーションであるが，単体の SNP に着目した解析では見つからなかった，高次の組み合わせがある可能性を示唆している。今後観測する予定の GWAS のデータだけではなく，すでに解析されてきたデータを再解析することで，これまでに見逃されていた SNP の組み合わせの効果の検出が期待できる。

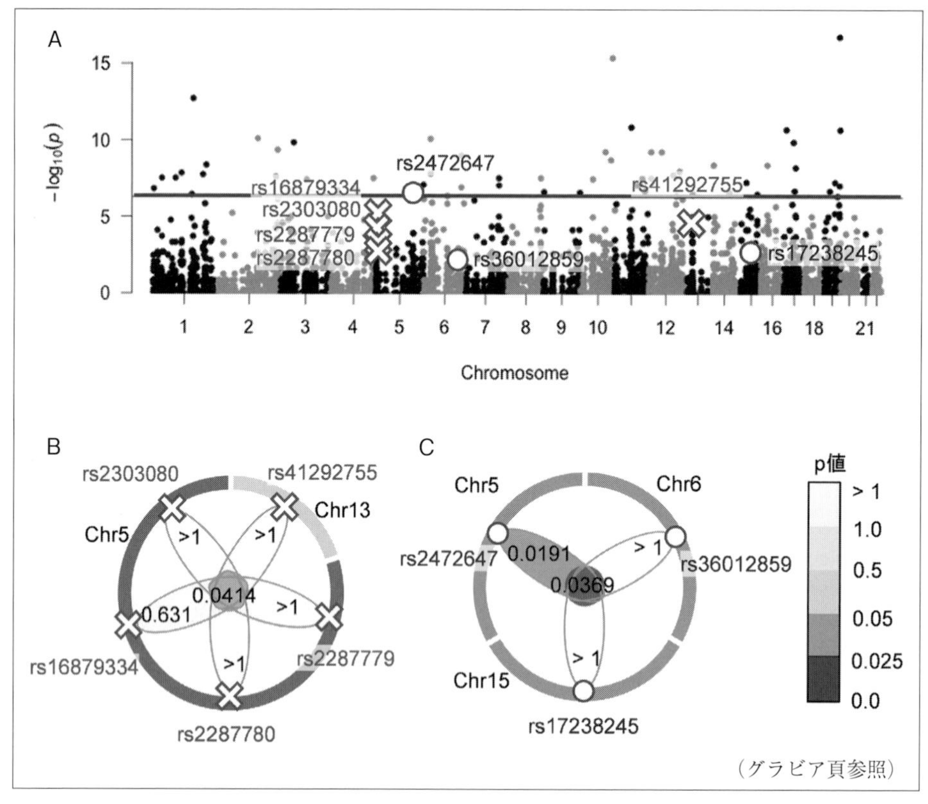


**図❷　LAMPLINKで検出できるSNPの組み合わせの例**

A. マンハッタンプロット上に，2種類の組み合わせを赤の×印（B）と青の○印（C）で示した。
B, C. 各楕円は各SNP単独でのp値を表しており，中央の楕円が重なった場所は全SNPの組み合わせを考えた場合のp値を表している。赤が濃いほうがより有意であり，いずれも組み合わせをとることでより有意になることがわかる。

## おわりに

近年観測されているGWASのデータは，観測するSNP数もサンプル数も非常に膨大なビッグデータであり，医療に役立つ様々な知見を得るための情報の宝庫といえる。その一方で，これらのデータから高次のSNPの組み合わせの働きを同定することは非常に難しい問題であり，情報・統計解析技術がまだ発展途上である。本稿では，その解決案の1つとして，組み合わせの効果の検出に特化した多重検定補正法LAMPを，GWAS解析に拡張したソフトウェアLAMPLINKを紹介した。

本ソフトウェアは，入力ファイルや出力ファイルの形式をPLINKと同様の形式にしており，PLINKを用いた既存の解析パイプラインに組み込みやすいように設計している。また，PLINK v1.07のオプションをすべて継承しており，SNPの頻度解析，SNP単体と表現型との関連解析などの解析を行うことも可能である。

また，本稿で紹介したLAMPは汎用的な多重検定補正法であり，利用用途はGWASだけではない。例えば，これまでに遺伝子発現を制御する転写因子の組み合わせの働きの検出に応用しており，乳がん細胞の増殖に関与する8個の転写因子の組み合わせの働きを検出している[7]。それ以外にも，DNAのメチル化やヒストン修飾などのエピジェネティクスの解析や，複数のmiRNAの組み合わせによる遺伝子発現制御など，高次の組み合わせの働きの解析にLAMPを応用できる。

LAMP は http://a-terada.github.io/lamp/ から利用できるので，こちらもぜひ試していただきたい。

## 参考文献


1）Wei W-H, Hemani G, et al : Nat Rev Genet 15, 722-733, 2014.
2）Carlborg O, Haley CS : Nat Rev Genet 5, 618-625, 2004.
3）Zhang X, Huang S, et al : Bioinformatics 26, i217-227, 2010.
4）Purcell S, et al : Am J Hum Genet 81, 559-575, 2007.
5）Calle ML, Urrea V, et al : Bioinformatics 26, 2198-2199, 2010.
6）Upton A, Trelles O, et al : Brief Bioinform 17, 368-379, 2016.
7）Terada A, Okada-Hatakeyama M, et al : Proc Natl Acad Sci USA 110, 12996-13001, 2013.
8）Terada A, Yamada R, et al : Bioinformatics 32, 3513-3515, 2016.



**寺田愛花**

2009 年　お茶の水女子大学理学部情報科学科卒業
2011 年　同大学院人間文化創成科学研究科博士前期課程修了
2013 年　日本学術振興会特別研究員（DC2, PD）（～2015 年）
2014 年　東京工業大学大学院情報理工学研究科博士後期課程修了
　　　　産業技術総合研究所ゲノム情報研究センター協力研究員（～ 2015 年）
2015 年　科学技術振興機構さきがけ専任研究員
　　　　東京大学大学院新領域創成科学研究科客員共同研究員

**瀬々　潤**

1999 年　東京大学工学部計数工学科卒業
2004 年　東京大学理学部助手
2005 年　同大学院新領域創成科学研究科･博士（科学）取得
2006 年　お茶の水女子大学准教授
2011 年　東京工業大学准教授
2014 年　産業技術総合研究所研究チーム長
2016 年　産業技術総合研究所人工知能研究センター研究チーム長

# 1．ゲノム・エピゲノム解析
# 5）MIGWAS－疾患ゲノム情報を活用したmiRNAスクリーニング－

坂上沙央里・岡田随象

マイクロRNA（miRNA）は，遺伝子発現調節に重要な役割を果たす。近年，自己免疫疾患や悪性腫瘍など多くの疾患においてmiRNAの関与が注目され，バイオマーカーや創薬対象としての研究が進展している。疾患に関与するmiRNAの同定には一部のmiRNAを対象とした実験的な発現量計測が主に用いられており，網羅的に候補miRNAを検出する手法は未開発であった。本稿では，これまでに蓄積されてきた大規模疾患ゲノム解析結果とmiRNA-標的遺伝子ネットワークとを計算機上で統合解析することによる網羅的miRNAインシリコスクリーニング手法（MIGWAS）の概略を解説する。

## はじめに

ノンコーディングRNAの一種であるマイクロRNA（miRNA）[用解1]は，コーディングRNAであるメッセンジャーRNA（mRNA）と結合することで特定の遺伝子の転写産物の翻訳を抑制する。近年，自己免疫疾患や悪性腫瘍など多くの疾患においてmiRNAの関与が注目され，バイオマーカーや創薬対象としての研究が進展している。例えば，全身の関節破壊を生じる自己免疫疾患である関節リウマチにおいては，miR-146aやmiR-125a-5pをはじめとして種々のmiRNAを疾患病態理解や疾患活動性マーカーとして使用する試みが盛んである[1]。miRNA自身も遺伝的要因によりその発現量が変化することが想定され，個人の遺伝的背景とmiRNA発現量の関係を検討するeQTL解析も実施されている[2]。一方で，疾患病態に関与するmiRNAのスクリーニングには，一部のmiRNAを対象に少数のサンプルを用いた実験的な発現量計測が主に用いられており，網羅的に候補miRNAを検出する手法は未開発であった。miRNAとmRNAの結合関係は部分相補的であり，単純な一対一対応ではなく多数対多数の結合を考慮する必要がある点も，詳細な検討の妨げとなっていた。

一方で，GWASシグナルからmiRNAの疾患への関与を導く試みも認められはじめてきている。例えば，腸管の炎症を伴う自己免疫疾患であるクローン病のゲノムワイド関連解析研究（GWAS）では，欧米人集団のクローン病発症に強く関連する遺伝子IRGM内の同義変異（アミノ酸配列変異を起こさない変異）がmiR-196の結合シード部位内に位置しており，リスク変異の保有によりmiR-196の結合が阻害されてIRGM発現量の調

key words

miRNA，GWAS，MIGWAS，インシリコスクリーニング，組織特異性

整が失われることが示されている[3]。すなわち，日々蓄積されていく大規模疾患ゲノム解析の成果を活用したmiRNAスクリーニング手法の確立が望まれていた。

以上の状況を考慮し，われわれは大規模疾患ゲノム解析結果とmiRNA-標的遺伝子ネットワークとを計算機上で統合解析することによる網羅的miRNAインシリコスクリーニング手法（miRNA enrichment analysis in GWAS：MIGWAS）を開発した[4]。本稿では，その概要と将来的な実装計画を述べる。

## Ⅰ．MIGWASパイプラインによる疾患へのmiRNA-遺伝子ネットワークの関与の推定

疾患リスク変異・遺伝子は全ゲノム上に広く分布していると考えられる。GWASにおいて個々の変異が形質に与える影響を回帰分析で評価した場合，多重検定補正をしても有意な関連を示す変異の組み合わせのみでは，個人の遺伝的背景（heritability）のごく一部しか説明できないことが知られている（missing heritability）[5]。この事実は疾患ゲノム情報から疾患関連miRNAを見出す際にも重要である。

MIGWASは，GWASによって見出された疾患感受性遺伝子候補・疾患感受性miRNA候補からある形質に関与するmiRNA-標的遺伝子候補を同定する手法として，miRNAと遺伝子の標的関係の中にGWASの有意なシグナルが豊富に存在しているかどうかを帰無仮説と比較し統計学的に評価する手法である（図❶）[4]。上記のmissing heritabilityの存在を考慮し，いわゆる「ゲノムワイド水準」を超えないこれまで埋もれていたシグナルをもつ疾患関連miRNA-遺伝子を，ペアワイズに網羅的に検出することができ，実験的検証の候補を見出すために有用であると考えている。

MIGWASにおける基本的な概念は，miRNAの遺伝子への作用が形質へ影響している場合には，miRNA-標的遺伝子ペアの中で有意なGWASシグナルが偶然よりも豊富に存在しているはずであるという仮定に基づいている。この仮定を統計学的に評価するために，各形質に対してエンリッチメントの定量を次のように行った。初めにGWASから得られる一塩基多型（SNP）のP値を，



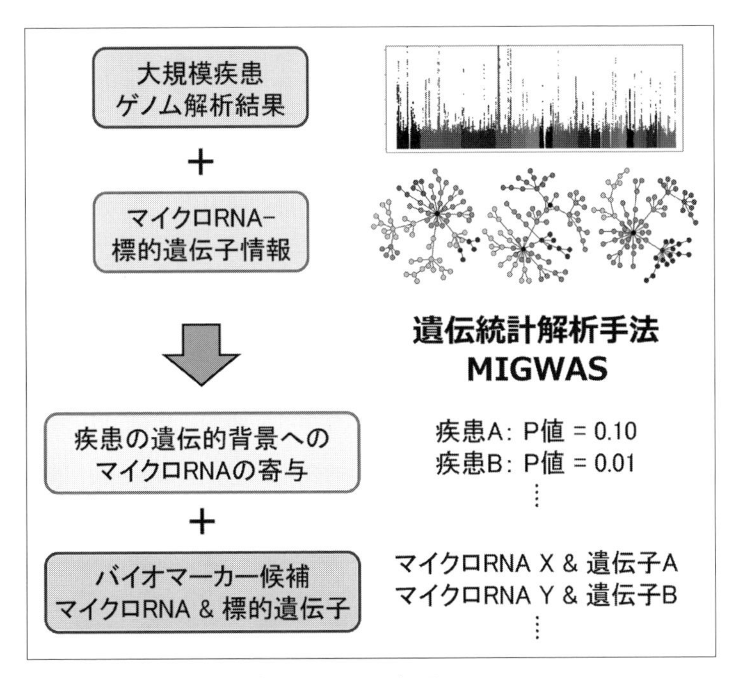


図❶　遺伝統計解析手法MIGWASの概要

MAGENTA[6) 用解2]ソフトウェアを用いて遺伝子・miRNAのP値へと変換した。miRNAに関しても，miRNAをコードしているmiRNA遺伝子周囲のSNPの関連解析結果を用いて同様にP値の割り当てを行った。miRNAのP値とその結合対象mRNAをコードする遺伝子のP値をペアで評価することにより検出力を高める工夫を行った。具体的には，miRNA-遺伝子標的関係情報を複数の予測アルゴリズム（miRDB，MiRmap，PITA，TargetScan）より得て，その中である閾値を超える結合関係のペアを同定した。このペアの中で，遺伝子・miRNA共にその形質に対して有意な関連を示したペアの割合を求めた（例：P値＜0.01）。この割合が統計学的に有意に高いかどうかの判断を行う必要があるが，この統計量の理論的分布は未知である。そこで，Permutation解析の概念に基づき，GWAS結果から変換した遺伝子・miRNAのP値を，共に毎回ランダムに入れ替えて同様の解析を多数回（例：20000回）行うことで，「miRNA-遺伝子ネットワークが疾患に関与していない」という帰無仮説下の統計量の分布を経験的に算出した。帰無仮説下の統計量の平均値を基準とした倍数F（fold change）と，実際のデータよりもより大きな統計量が出る片側P値（P value）を求め，評価することとした。miRNAが標的として結合する遺伝子の情報に関しては，多数のアルゴリズムがこれまでに提案され，それぞれに評価項目やスコアが異なる不確実性が存在する。今回miRNA・遺伝子のペア情報を得るにあたっては，複数のアルゴリズムのターゲットスコア情報・各アルゴリズムの複数の閾値を段階的に重みづけながらスライディングして得られるF値・P値を統合的に解析することで，堅牢な結果を得られるようにした。

新たな統計解析手法を開発した際には，帰無仮説下においてtype I errorが担保されていることの確認が肝要である。われわれは，本解析系でのエンリッチメント解析が無関係なシグナルを検出しないことを検証するため，1000 genomes project[7)]から入手したジェノタイプを利用し，疑似的に無関係な形質のGWAS結果を複数作成し，有意な関連が認められないことを確認した。さらに，miRNA-遺伝子標的関係に関するアルゴリズムの種類・数を変更しても結果が堅牢であることを確認した。

## Ⅱ．各種形質に対するMIGWASによる解析結果

この解析では，個人レベルのジェノタイプ情報は必要でなく，ゲノム全体のSNPの染色体上の位置情報と関連解析のP値があれば十分である。個人情報に該当するジェノタイプ情報とは異なり，これらの統計量は世界的に行われている関連解析研究の知見として公開・蓄積しており，数十形質，数百万人相当の結果がLD Hub[8)]やMR-base[9)]などのホームページ上で幅広く公開されている。今回，GWASの要約統計量が入手できた18形質〔2型糖尿病，統合失調症，アルツハイマー病，関節リウマチ，加齢黄斑変性症，血算（赤血球，血小板），腎機能，脂質（中性脂肪，HDLコレステロール，LDLコレステロール），尿酸値，身長，BMI，血圧（収縮期，拡張期），骨密度，初潮開始年齢〕に対して，MIGWASでの解析を実行した。Bonferroni法による多重検定補正を行っても有意なGWASシグナルのエンリッチメントが認められた形質（P value＜0.05/18＝0.0028）は身長，腎機能，関節リウマチであった。その他，糖尿病，肥満，LDLコレステロールにも関連を認めた（P value＜0.05）（**図❷**）。関節リウマチにおけるGWAS結果と，先述の疾患関連miRNA-遺伝子候補との染色体上の位置関係を線で結んだCIRCOS plotの例を**図❸A**に示す。

MIGWASの特色として，バイオマーカー候補となるmiRNAとその標的遺伝子のリストが得られる点がある。関節リウマチに対するMIGWASの解析結果から，バイオマーカー候補miR-4728-5pと新たな疾患感受性遺伝子PADI2が同定された（**図❸B**）。miR-4728-5pによるPADI2の翻訳阻害効果は細胞株を用いた機能解析実験においても確認され，関節リウマチにおけるPADI2の新たな創薬標的遺伝子としての活用が期待される。

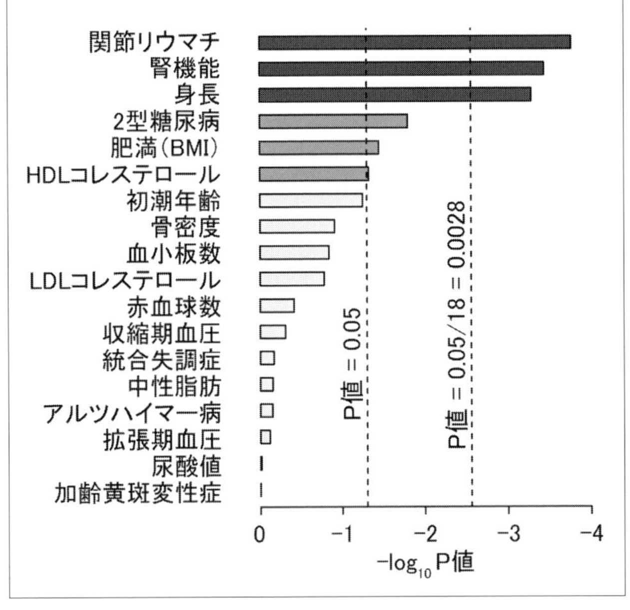


**図❷　大規模疾患ゲノム解析に対する MIGWAS の適用結果**
（文献 4 より改変）

18 疾患 175 万人相当の疾患ゲノム解析データに対して MIGWAS を適用したところ，関節リウマチ，腎機能，身長において有意な関連が認められた。

## Ⅲ．今後の展望

近年，Roadmap プロジェクト [10] や GTEx プロジェクト [11] に代表されるように，エピジェネティクス情報や網羅的な遺伝子発現情報の組織ごとのカタログ化が進んでいる。これらの多次元的な情報を用いて，GWAS によって検出された疾患関連変異が，生体内でのどの組織で機能し病態へ寄与しているか理解する試みも盛んに行われている [12) 13)]。われわれの MIGWAS パイプラインにおいても，検出された疾患関連 miRNA 候補がどの組織に豊富に存在しているかを評価することをめざしている。FANTOM5 コンソーシアムと共同研究を行い，ノンコーディング RNA のヒト細胞種ごとの網羅的発現プロファイルを利用した解析機能の追加実装を行う予定である。

今回紹介した MIGWAS パイプラインの実装にあたっては，python 言語を使用している。使用する予測アルゴリズム数



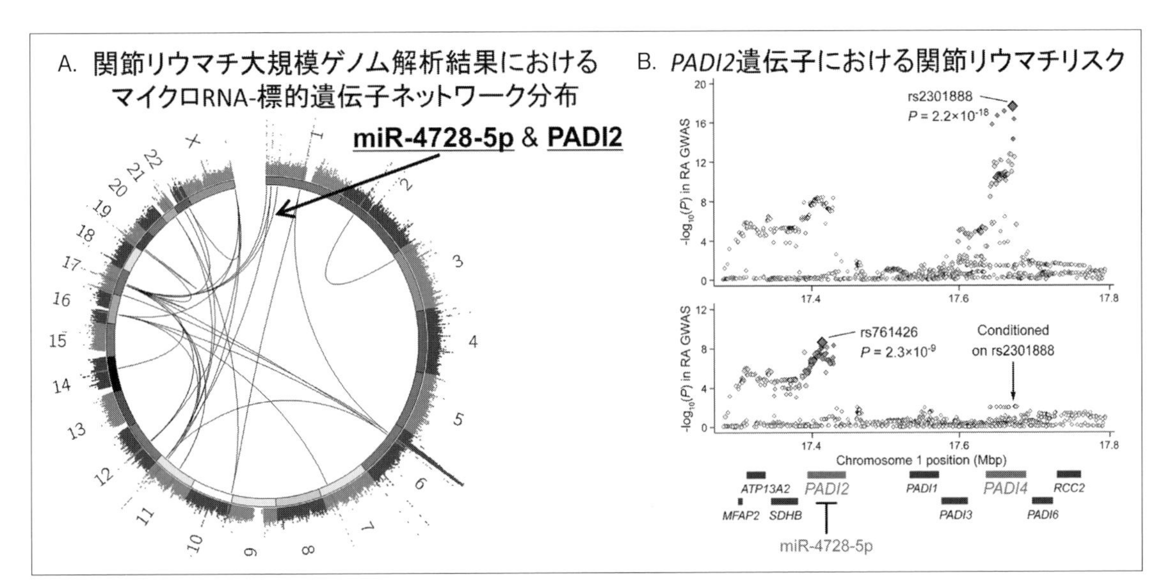


**図❸　関節リウマチに対する MIGWAS の適用と新規感受性遺伝子 PADI2 の同定**（文献 4 より改変）

A. 関節リウマチのゲノム解析データへの MIGWAS の適用結果の CIRCOS plot。
B. 遺伝的背景におけるマイクロ RNA- 標的遺伝子ネットワークの寄与が同定された。ネットワークの詳細な検討を経て，新規感受性遺伝子 PADI2 が同定された。

と同数の並列処理が可能な計算機環境であれば，疾患へのエンリッチメント解析と候補 miRNA と遺伝子ペアの出力が4～5時間程度という短時間で実行可能である。開発ソフトウェアおよび実行ファイルはホームページで公開予定であり，使用者側でのコンパイル作業を要することなく Linux 環境下で容易に実行可能としている。本インシリコスクリーニング手法により，網羅的に疾患関連 miRNA 候補が同定され，組織特異的発現の評価も可能であるため，病態の実験的な解明や創薬の一助になることが期待される。

**謝辞**
本研究の実施に際して多大なご指導をいただきました理化学研究所統合生命医科学研究センター 山本一彦副センター長に御礼申し上げます。

## 用語解説

1. **マイクロ RNA**：ノンコーディング RNA（タンパク質に翻訳されない RNA）のうち 20～25 塩基と鎖長が短く，様々な遺伝子の発現の調節に関与する。miRNA 遺伝子から転写され，ヘアピンループ構造をとる pri-miRNA，ステムループ構造をとる pre-miRNA，核外でスプライシングを経て2本鎖 miRNA，そのうち不安定な1本鎖が分解されて mature-miRNA へと生成過程をたどる。mature-miRNA は 5'末端側にシード配列をもち，この部分と部分相補的な配列をもつ mRNA と結合してその遺伝子の翻訳の阻害を行う機能をもつ。
2. **MAGENTA**：遺伝子周囲に物理的に存在する SNP の P 値の中から最も小さい値を遺伝子 P 値として仮に割り当て，遺伝子長や遺伝子あたりの独立な SNP 数などの共変量で調整した値を最終的に遺伝子 P 値として採用する。この遺伝子 P 値を用いてパスウェイ解析を行うことができるが，今回の解析では遺伝子 P 値の使用にとどめている。

## 参考文献

1）Murata K, Furu M, et al : PLoS One 8, e69118, 2013.
2）Huan T, Rong J, et al : Nat Commun 6, 6601, 2015.
3）Brest P, Lapaquette P, et al : Nat Genet 43, 242-245, 2011.
4）Okada Y, Muramatsu T, et al : Sci Rep 6, 22223, 2016.
5）Manolio TA, Collins FS, et al : Nature 461, 747-753, 2009.
6）Segrè AV, DIAGRAM Consortium, et al : PLoS Genet 6, e1001058, 2010.
7）1000 Genomes Project Consortium, Abecasis GR, et al : Nature 491, 56-65, 2012.
8）Zheng J, Erzurumluoglu AM, et al : Bioinformatics 33, 272-279, 2017.
9）Hemani G, Zheng J, et al : bioRxiv, 2016. doi : https://doi.org/10.1101/078972
10）Roadmap Epigenomics Consortium, Kundaje A, et al : Nature 518, 317-330, 2015.
11）The GTEx Consortium : Science 348, 648-660, 2015.
12）Trynka G1, Sandor C, et al : Nat Genet 45, 124-130, 2013.
13）Finucane HK, Bulik-Sullivan B, et al : Nat Genet 47, 1228-1235, 2015.

## 参考ホームページ

- LD-hub
  http://ldsc.broadinstitute.org
- MR-base
  http://www.mrbase.org/

**坂上沙央里**
2011年　東京大学医学部卒業
東京大学医学部附属病院アレルギーリウマチ内科，帝京大学ちば総合医療センター血液リウマチ内科，東京都立多摩総合医療センターリウマチ膠原病科などを経て
2016年　東京大学医学部医学系研究科内科学専攻博士課程在学中

大阪大学医学部医学系研究科遺伝統計学教室，理化学研究所統合生命医科学研究センター統計解析研究チームにて遺伝統計学に基づく大規模疾患ゲノムデータ解析に関する研究を行う。

# 1．ゲノム・エピゲノム解析
# 6）wPGSA法－公共ChIP-seqデータを用いて転写因子の影響を推定する－

川上英良・椙下紘貴

遺伝子発現の網羅的測定データを解釈するうえで，多くの遺伝子の変動を大域的に評価し，生物学的な解釈につなげる際に，Gene Set Enrichment解析という手法が用いられる。Gene Setを「どの転写因子によって制御されているか」という分類で構築してEnrichment解析を行うことで，遺伝子発現に影響を与えている転写因子を特定する手法が転写因子Enrichment解析である。膨大な公共ChIP-seqデータに基づいて転写制御ネットワークを構築し，転写因子Enrichment解析に基づいて転写制御因子の影響を推定する手法を紹介する。



## はじめに

近年，マイクロアレイや次世代シークエンシング技術の普及によって遺伝子発現を網羅的に計測することが比較的容易になってきている。ヒト，マウスの遺伝子は既知のものだけで2～3万個存在し，発現変動しているものに限っても数千個にのぼる。このように，多くの遺伝子の変動を個別に評価・解釈して，現象と結びつけるのは難しい。多くの実験研究者にとって，遺伝子発現変動解析は未知の現象を解明するうえで最初の手がかりとなるスクリーニングであり，「どのような代謝経路が活性化しているのか」，「どのようなシグナル伝達パスウェイが抑制されているのか」といった大域的な情報を知ることが，その後の方向性決定に重要となる。そこで，遺伝子を機能やパスウェイによって分類し，発現変動している遺伝子を多く含む分類を特定することで，遺伝子発現変動を生物学的な解釈につなげるGene Set Enrichment解析という手法が用いられる。Gene Setを「どの転写因子によって制御されているか」という分類で構築してEnrichment解析を行うことで，遺伝子発現に影響を与えている転写因子を特定する手法が転写因子Enrichment解析である。本稿ではEnrichment解析と筆者らが開発したweighted Parametric Gene Set Analysis（wPGSA）法による転写因子Enrichment解析を概説するとともに，実際の解析事例を紹介する。

## Ⅰ．統計モデリングとEnrichment解析

制御因子の影響を知りたい場合，パスウェイや制御因子を説明変数として統計モデリングを行うのも1つの方法である。統計モデリングは変数の分布・性質に応じて，一般的な線形モデル（linear model）から，ポアソン分布や二項分布といった様々な分布を扱うことができる一般化線形

key words

転写因子，ChIP-seq，遺伝子制御ネットワーク，Enrichment解析，wPGSA，遺伝子発現解析，NGS解析，システム生物学，バイオインフォマティクス，統計

モデル（generalized linear model），個体差などの影響を考慮できる混合効果モデル（mixed effect model）といった柔軟なモデル選択を行うことができる枠組みである。統計モデリングによって構築したモデルは，制御因子の影響をデータから推定できるだけでなく，プロモーターへの変異の影響を予測するといった予測モデルとしても使うことができる。統計モデリングに関しては，『データ解析のための統計モデリング入門』[1]が非常によくまとまった良書なので推薦したい。

このように強力な手法である統計モデリングだが，転写制御をはじめとする遺伝子発現変動解析に用いる際にいくつかの問題が存在する。

①制御因子の数が多いため説明変数が多くなり（>1000），回帰のために多くのサンプル（一般的にサンプル > 説明変数）を必要とする
②制御因子のうち，制御ターゲットがわかっているものは一部であり，モデルが不完全になる
③制御ターゲットが似ている制御因子が複数あることが多く，多重共線性（multicolinearity）という問題が発生する

これらの問題を回避するための手法も開発されつつあるが，特にヒトやマウスといった複雑な制御ネットワークをもつ生物種において，②の問題を解消するのに十分な情報が集まっているとは言い難い。今後，ハイスループットスクリーニングのデータが蓄積し，制御因子に関する情報が充実するにつれて，統計モデリングの重要性は高まると考えられる。

逆に，パスウェイや制御因子を説明変数として遺伝子発現を説明するのではなく，遺伝子発現から変動が大きいパスウェイや影響の大きい制御因子を推定する手法がEnrichment解析である。Enrichment解析は，予測モデルとしての機能はないものの，一部の因子についてしか情報が存在しなくてもパスウェイや制御因子の影響を個別に推定することができるという特長をもつ。

## Ⅱ．様々なEnrichment解析手法

Gene Set Enrichment解析は，パスウェイや遺伝子制御といった背景知識をGene Setという形で取り入れることで，遺伝子発現変動に大域的な解釈を与える手法であるが，背景にある統計手法によって3つのカテゴリーに大別できる（**表❶**）[2)-11)]。

### 1. 発現変動遺伝子のリストに基づく方法

例えば，logFC（log fold change）>1，FDR（false discovery rate）<0.01といった基準で発現変動遺伝子（differentially expressed genes：DEGs）を抽出し，その遺伝子リストに含まれる遺伝子が特定のGene Setに有意に多いかどうかをFisher's exact testやHypergeometric testによって評価する手法である。遺伝子リストとしてはDEGの他に，特定の細胞群に発現している遺伝子群，あるタンパク質と相互作用する遺伝子群といった様々なものを柔軟に使うことができる。ただし，DEGを用いる場合，DEGを抽出する基準が恣意的になる，logFC = 8.0といった顕著な発現変動とlogFC

表❶　様々なEnrichment解析手法

| ツールの名称 | 統計手法 | 公開年 | ツールのURL |
|---|---|---|---|
| PANTHER [2)] | Fisher's exact test | 2013 | http://www.pantherdb.org/ |
| DAVID [3)] | Fisher's exact test | 2003 | https://david.ncifcrf.gov/ |
| GSEA [4)] | Sample Permutation test | 2005 | http://software.broadinstitute.org/gsea/index.jsp |
| SAFE [5)] | Sample Permutation test | 2005 | Not available |
| WebGestalt [6)] | Fisher's exact test<br>Hyper geometric test | 2005 | Not available |
| FatiScan [7)] | Fisher's exact test | 2007 | Not available |
| PAGE [8)] | One-sample z-test | 2005 | Not available |
| T-profiler [9)] | Two-sample t-test | 2005 | http://www.t-profiler.org/ |
| GAGE [10)] | Welch's t-test | 2009 | https://bioconductor.org/packages/release/bioc/html/gage.html |
| wPGSA [11)] | Weighted Welch's t-test | 2016 | http://wpgsa.org/ |

= 1.2 といった閾値ぎりぎりの発現変動が同等に扱われてしまうといった問題点もある。

### 2. 遺伝子発現変動の分布をサンプルの randomization に基づいて評価する方法

遺伝子発現変動の分布に基づく手法では，特定の Gene Set に含まれる遺伝子群が有意に発現変動しているかを *t* 検定もしくは順位検定の枠組みによって評価する。この際に，サンプルをランダムに入れ替えたときを基準とするのが GSEA [4]，SAFE [5] といった手法に代表されるサンプルの randomization に基づく手法である。例えば，処理群 10 サンプル，対照群 10 サンプルがある場合，これらをランダムに入れ替えたケースを多数（～1000）作り，それを基準としてそれぞれの Gene Set が片方の群で有意に発現上昇 / 低下しているかを評価する。この手法は Gene Set に含まれる遺伝子間に相関がある際にも適切な p value を出すことができる。しかしながら，サンプルのランダム入れ替えは，計算量が大きいのに加えて，多くのサンプル数を必要とするという問題がある。例えば，1000 回の randomization を行おうとした場合，最低でも 2 群それぞれ 7 サンプルは必要になる。よほどの決め打ちの実験でなければ，このように多くのサンプルを最初から用意するのは難しいことが多い。ただし，eQTL（expression Quantitative Trait Locus）などのように，多くのサンプルを前提にした解析の場合，サンプルの randomization に基づく手法は非常に有効であると考えられる。

### 3. 遺伝子発現変動の分布を遺伝子の randomization に基づいて評価する方法

ある Gene Set に含まれる遺伝子群の発現変動の平均が，全遺伝子の発現変動の平均からどの程度上昇 / 低下しているかを *t* 検定もしくは順位検定の枠組みによって評価する。*t* 検定を用いる手法としては，PAGE [8]，T-profiler [9]，GAGE [10] などが提案されているが，ここでは 2 標本 Welch's t-test に基づく GAGE を主に紹介する。GAGE は遺伝子の発現変動（logFC）がほぼ正規分布するという仮定に基づき，ある Gene Set に含まれる遺伝子群の logFC の平均と全遺伝子の logFC の平均のズレを *t* 統計量によって評価する。このとき，実際に randomization を行うわけではなく，例えば 500 個の遺伝子を含む Gene Set の場合，全遺伝子から 500 遺伝子をランダムに選ぶという操作を無限回行ったときの logFC の平均と分散は全遺伝子の logFC の分布から容易に計算できることを利用する。*t* 統計量は平均の差を標準誤差で割ったものであり，値が正に大きければ，Gene Set に属する遺伝子群が全体的に発現上昇していることを意味しており，負に大きければ，Gene Set 全体的な発現低下を意味している。0 に近い場合は，Gene Set に含まれる遺伝子群がばらばらの発現変動をしていて平均として有意な上昇・低下の傾向がみられないことを意味する。GAGE は R Bioconductor のパッケージとして公開されており，KEGG や GO の Gene Set も利用しやすい形で含んでいる。

## Ⅲ．wPGSA 法による転写因子 Enrichment 解析

Gene Set を「どの転写因子によって制御されているか」という分類で構築して，遺伝子発現に影響を与えている転写因子を特定する転写因子 Enrichment 解析を行う際に注意しなければならないのは，制御の不均一性である。転写因子は配列特異的に遺伝子のプロモーター領域もしくはエンハンサー領域に結合し，転写制御を行うが，その結合頻度にはかなりの差がある。筆者らのデータでは，例えばマウスの転写因子 Myc は NCBI の GEO データベースに公開されているものだけで，今までに 47 回の網羅的 ChIP（ChIP on chip, ChIP-seq）実験が行われているが，Trmt10a や Ino80 のように 43 回の実験でプロモーター領域への結合が認められるターゲット遺伝子がある一方で，1 回しか結合がみられないようなターゲットも多く存在する（**図❶**）。このような結合頻度の不均一性は他の転写因子についても同様に観測されており，周辺配列やコファクターの違いによって生じる転写制御の特性であると考えられる。したがって，ある転写因子が結合するターゲット遺伝子の中には「有力なターゲット」と

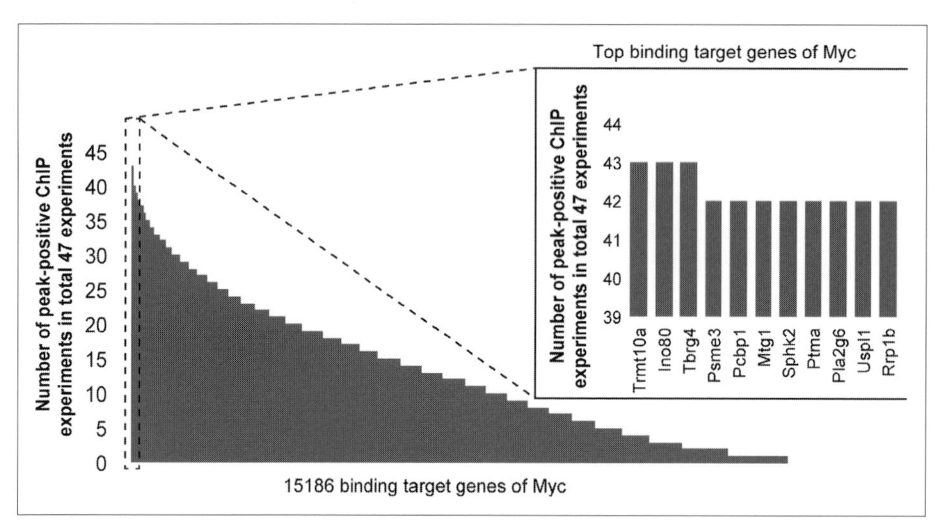


**図❶　遺伝子ごとのマウス転写因子 Myc の結合頻度の違い**

47 回の実験で 1 回でもプロモーター領域（TSS −5kb ～ +2kb）に Myc の結合がみられた遺伝子は全部で 15,000 以上あった。Tmnt10a など，ほぼすべての実験で結合が観測された遺伝子がある一方，1 ～ 2 回しか結合が観測されなかった遺伝子も数千存在した。

「あまり重要でないターゲット」が含まれていることになる。

この，Gene Set 内の不均一性を重みとして取り入れるための枠組みが筆者らが開発した wPGSA 法[11]である。wPGSA 法は前述の GAGE と同様に 2 標本 Welch's t-test に基づいているが，Gene Set に属する遺伝子群の logFC 平均と標準偏差を求めるのに加重平均と加重分散を用いる。筆者らは公共データベースから取得した膨大な網羅的 ChIP データに基づき，転写因子の結合頻度を算出し，重みとして用いている。すなわち，多くの ChIP 実験において結合がみられる「有力なターゲット」遺伝子には大きな重みをつけ，逆に結合頻度が低い「あまり重要でないターゲット」には小さな重みを与える。膨大なハイスループット ChIP データを用いた遺伝子制御ネットワークと wPGSA 法に基づく転写因子の制御活性予測は，様々なトランスクリプトームデータに適用可能であり，従来のモチーフに基づく手法よりも高い精度で生物学的知見に合致することが示されている（**図❷**）。

## Ⅳ. 実際の転写因子 Enrichment 解析事例

以下では，実際のトランスクリプトームデータに基づいて，転写因子 Enrichment 解析事例を紹介する。ワークフローに用いた詳細なコードやツールの導入などは，Qiita の記事（参考ホームページ）で詳述しているので参考にしてもらいたい。

発表された学術論文で用いられた RNAseq，マイクロアレイデータはジャーナルの規定によってほとんどの場合，公的レポジトリに登録され誰もが自由にダウンロードすることができる。米国 NCBI の GEO[12]，欧州 EBI の ArrayExpress[13]，日本 DDBJ の DRA[14]がそれぞれ遺伝子発現データの登録を受け付けるデータレポジトリである。今回は GEO データベースからの RNAseq データを取得するワークフローを説明する。

### 1. フォーマットの変換

GEO では RNAseq データは SRA フォーマットでデータが用意されている。一部のデータは SRA フォーマットでのみ用意されているため，以降の解析に使えるように FASTQ フォーマット

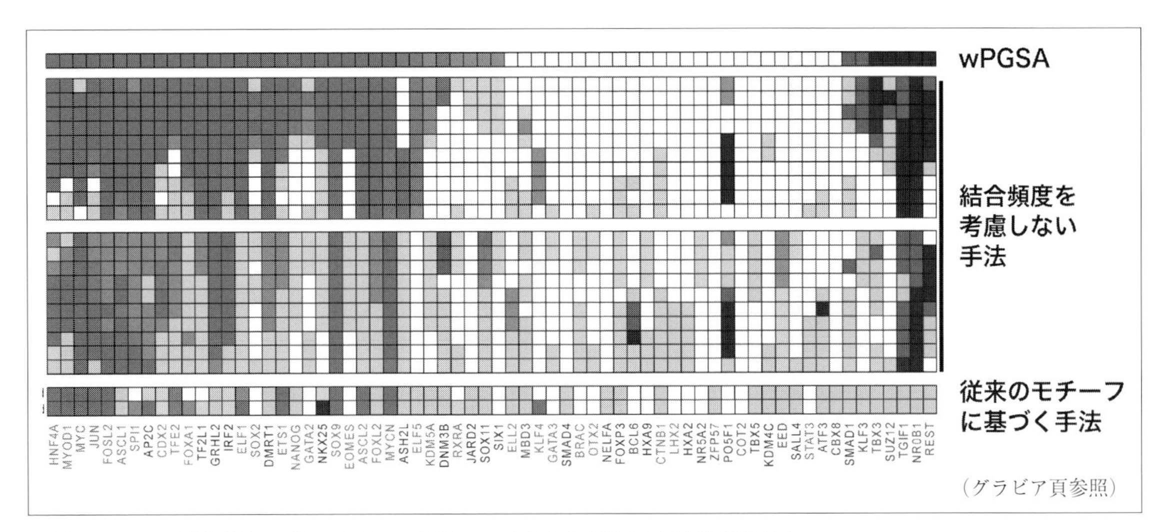


**図❷　wPGSA 法と従来手法による ES 細胞への転写因子導入の影響予測結果**

赤文字の因子は activator，青文字の因子は repressor として知られているもの。ヒートマップの色は Enrichment 解析の $t$ 統計量であり，赤色は正の影響，青は負の影響を表している。

に変換を行う。ダウンロードと変換には NCBI が提供している SRA Toolkit [15] に含まれる fastq-dump を使用する。この変換にはかなり時間を要するため，多数のファイルを処理するときは並列処理に対応した pfastq-dump [16] を利用するとよいだろう。

### 2．ゲノムへのマッピング

RNAseq の大量配列データを高速にゲノムへマッピングするソフトウェアとして，Tophat2 [17] が有名であるが，最近では HISAT2 [18]，STAR [19]，Kallisto [20] といった，より高速なアルゴリズムが開発されている。筆者は普段 STAR を使用することが多いが，STAR はメモリを大量に（数 10 ～ 100GB）消費するため，通常の PC では走らせることが難しいことがある。リンク先ではそれぞれのツールを用いたマッピング方法と結果の比較を紹介しているので参考にしてもらいたい。

### 3．カウントデータの正規化と相対発現量算出

マッピングによって得られたリードのゲノムの位置情報を記述した SAM/BAM ファイルから，遺伝子もしくはトランスクリプト単位のカウントデータへの変換を htseq [21] もしくは featureCounts [22] を用いて行う。Enrichment 解析を行うにあたって，遺伝子ごとの相対発現量（logFC）を計算する必要がある。しかしながら，サンプルごとに総リード数が異なること，単純なカウントの割り算だと低発現遺伝子の変動が過剰に評価されてしまうことから，正規化（normalization）を行う必要がある。マイクロアレイデータの場合は R の Bioconductor パッケージ limma [23]，RNA-seq の場合は同じく Bioconductor パッケージの DESeq2 [24] や EdgeR [25] といった様々な正規化手法が開発されている。

### 4．wPGSA 法による転写因子 Enrichment 解析

カウントデータから算出した対数スケールの相対発現量を wPGSA のプログラムに読み込ませることで，転写因子 Enrichment 解析を行う。読み込むファイルは行に遺伝子名，列にサンプル名をもつ行列形式のタブ区切りテキストファイルを用いる。--network-file というパラメータには，用いる転写制御ネットワークファイルを指定する。通常，wPGSA のサイトから飛べる github に置いてある ChIP-seq データに基づく転写制御ネットワークファイルを用いるが，例えば microRNA の制御ネットワークやタンパク質相互作用ネットワークといった同様の形式のファイルを自分で作成して使うこともできる。wPGSA のプログラム

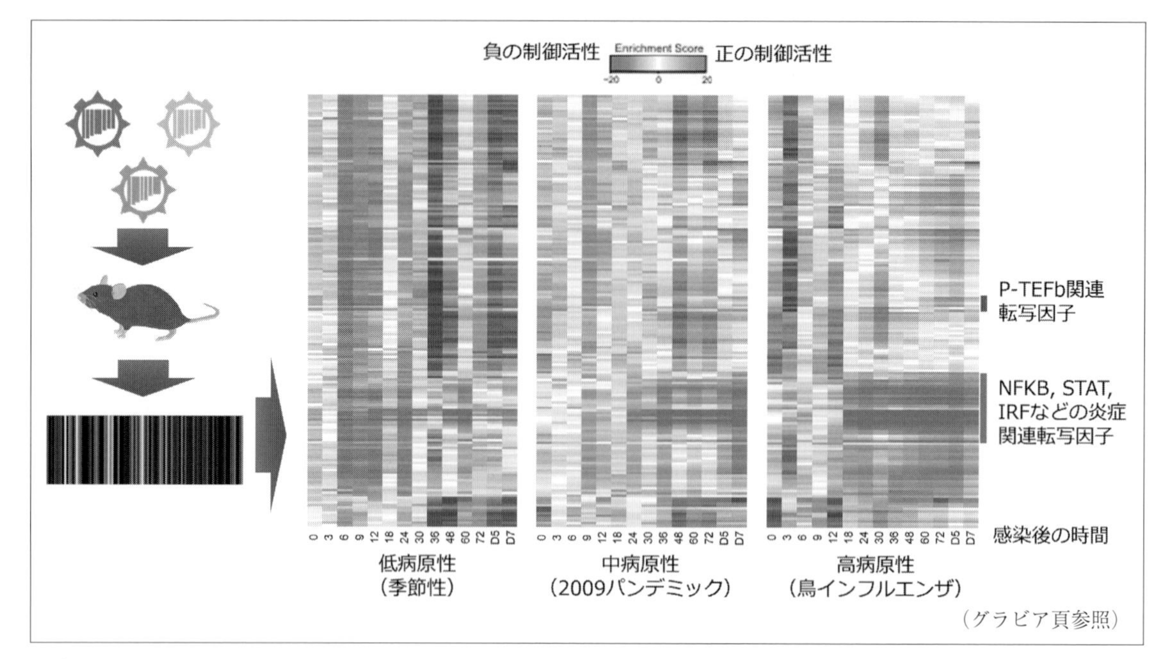

（グラビア頁参照）

**図❸　wPGSA法によるインフルエンザウイルス感染マウスの肺の遺伝子発現に基づく転写因子の影響予測**

縦軸は転写因子の種類を示す。低病原性（季節性）ウイルスは感染初期に多くの転写因子を活性化した。高病原性（鳥インフルエンザ）ウイルス感染では，初期に抑制される転写因子（炎症応答）が感染後18時間以降に急激に活性化することがわかる。中病原性（2009年新型インフルエンザパンデミック）ウイルス感染は，低病原性と高病原性の中間のような変化を示した。

を実行すると，転写因子ごとの影響を表す$t$統計量の他にp値，q値（補正p値；FDR）がタブ区切りテキストファイルで出力される。この中から特に影響が顕著な転写因子を選んでheatmapで表示すると，サンプルごとの転写因子の影響が可視化できる（**図❸**）。影響が大きい転写因子を選ぶ際は，統合したq値（q値ファイルの3列目）が0.01を下回った因子を選ぶといった基準を用いる。

## おわりに

本稿では，遺伝子発現データを評価・解釈する手法としてのEnrichment解析と転写制御解析への応用を紹介した。wPGSA法によるEnrichment解析は，ハイスループットChIPデータから得られた転写因子の結合頻度情報を「重み」として取り入れることで，多くの転写因子の制御活性予測を行うことができる。$t$統計量を用いたEnrichment解析は，対数スケールの相対発現量以外にもほぼ正規分布するようなeQTLデータやDNA・ヒストン修飾変化といった遺伝子レベルの網羅的測定データに対しても適用することができ，様々な階層における制御因子の影響を推定することが可能である。複雑で多階層からなる生命の制御メカニズムを明らかにするうえで，ネットワークと統計に基づく手法は今後データのハイスループット化が進むにつれて，より重要になっていくと考えられる。

### 参考文献

1）久保拓弥：データ解析のための統計モデリング入門－一般化線形モデル・階層ベイズモデル・MCMC（確率と情報の科学），岩波書店，2012.
2）Mi H, et al : Nucleic Acids Res 41, D377-386, 2013.
3）Dennis G Jr, et al : Genome Biol 4, P3, 2003.
4）Subramanian A, et al : Proc Natl Acad Sci USA 102,

15545-15550, 2005.
5）Barry WT, et al : Bioinformatics 21, 1943-1949, 2005.
6）Zhang B, et al : Nucleic Acids Res 33, W741-748, 2005.
7）Al-Shahrour F, et al : BMC Bioinformatics 8, 114, 2007.
8）Kim SY, et al : BMC Bioinformatics 6, 144, 2005.
9）Boorsma A, et al : Nucleic Acids Res 33, W592-595, 2005.
10）Luo W, et al : BMC Bioinformatics 10, 161, 2009.
11）Kawakami E, et al : Nucleic Acids Res 44, 5010-5021, 2016.
12）https://www.ncbi.nlm.nih.gov/geo/
13）https://www.ebi.ac.uk/arrayexpress/
14）http://trace.ddbj.nig.ac.jp/dra/index.html
15）https://trace.ncbi.nlm.nih.gov/Traces/sra/sra.cgi?view=software
16）https://github.com/rvalieris/parallel-fastq-dump
17）Kim D, et al : Genome Biol 14, R36, 2013.
18）Kim D, et al : Nat Methods 12, 357-360, 2015.
19）Dobin A, et al : Bioinformatics 29, 15-21, 2013.
20）Bray NL, et al : Nat Biotechnol 34, 525-527, 2016.
21）Anders S, et al : Bioinformatics 31, 166-169, 2015.
22）Liao Y, et al : Bioinformatics 30, 923-930, 2014.
23）Ritchie ME, et al : Nucleic Acids Res 43, e47, 2015.
24）Love MI, et al : Genome Biol 15, 550, 2014.
25）Robinson MD, et al : Bioinformatics 26, 139-140, 2010.

### 参考ホームページ

- wPGSA web app
  http://wpgsa.org/
- Qiita の wPGSA 解説記事
  https://qiita.com/vanillin99/items/cb09289e96818dd3266c

**川上英良**
2007 年　東京大学医学部医学科卒業
2011 年　同大学院医学系研究科博士課程修了（医学博士）
ERATO 河岡感染宿主応答ネットワークプロジェクト博士研究員
2013 年　理化学研究所統合生命医科学研究センター疾患システムモデリング研究グループ特別研究員
2016 年　同医科学イノベーションハブ推進プログラム疾患機序研究グループ上級研究員
2017 年　同医科学イノベーションハブ推進プログラム健康医療データ AI 予測推論開発ユニットユニットリーダー

# 1．ゲノム・エピゲノム解析
# 7）FANTOM5 - 広範な細胞種における プロモーター・エンハンサーアトラス -

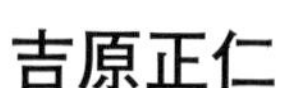

吉原正仁

ヒト由来の多種多様な細胞・組織サンプルを対象に，CAGE 法を用いてゲノムワイドに転写開始点を同定・定量し，膨大なトランスクリプトームデータを生み出した FANTOM5 プロジェクトの概要と，その解析結果の利用法について解説する。疾患感受性遺伝子変異のデータと FANTOM5 によって得られたプロモーターやエンハンサー，非コード RNA などの情報を統合することで，同定された変異の意義の解釈に役立てていただきたい。

## はじめに

2000 年，マウス完全長 cDNA の機能解釈（アノテーション）を目的とした国際コンソーシアム FANTOM（functional annotation of the mammalian genome）が理化学研究所を主宰として結成された。その後，対象生物をマウスからヒトを含めた哺乳動物へ，目標を転写産物の機能解釈から転写制御ネットワークの解明へと拡大し，今日までに 5 期にわたって活動してきた[1)-7)]。

本稿で紹介する第5期プロジェクト（FANTOM5）では，ヒト・マウスにおけるゲノムワイドでのプロモーター[用解1]・エンハンサー[用解2]領域の同定・活性の定量を目的とし，多種多様な細胞・組織サンプルを対象に，CAGE（cap analysis of gene expression）法による解析を行った。CAGE 法とは，RNA の 5' 端にキャップ構造を有する転写開始点を一塩基解像度で網羅的に同定すると同時に，その転写活性を定量する理研独自の技術である[8)]。本プロジェクトでは，一分子シーケンサーを用いることで増幅反応が省略され[9)]，転写開始活性を高精度に定量することが可能となった。さらに本プロジェクトの特徴として，その豊富なサンプル数が挙げられる。コンソーシアムの共同研究者から数々のサンプルが収集され，ヒト細胞としては約 200 種類・約 1000 サンプルを解析に供した。細胞株を用いたトランスクリプトームデータは他にも散見されるが，本プロジェクトでは細胞株だけでなく，正常組織として約 200 サンプル，初代培養細胞として約 600 サンプルが収集されており，単一プラットフォームとしては現時点で最大規模のトランスクリプトーム解析結果といえよう。

これらの技術と幅広い共同研究により，ヒトゲノムにおいて約 18 万のプロモーター領域と約 4 万のエンハンサー領域が同定された[6)7)]。その後

key words

CAGE，トランスクリプトーム，プロモーター，エンハンサー，FANTOM5，TET，SSTAR，SlideBase，ZENBU，UCSC

も細胞の分化段階や刺激応答などの時系列における トランスクリプトーム解析や[10]，長鎖非コード RNA[11]，マイクロ RNA[12] に関する解析など，様々な知見が得られたと同時に膨大なデータが生み出されてきた。

これら FANTOM5 で得られた成果はデータベース化され，ウェブリソースとして公開されており，誰もが自由に利用することができる。本稿では，主にヒトゲノム研究者を対象に，これらのツールの利用法について解説する。

## Ⅰ．プロモーター情報の取得

### 1．FANTOM5 Table Extraction Tool（TET）

FANTOM5 において同定された転写開始領域（プロモーター領域），および各サンプルにおける領域ごとの発現量（プロモーター活性）のデータは FANTOM5 Data Summary[13] より取得可能である。ただし，上述のとおり約 1000 サンプルに対して約 18 万のプロモーター領域における活性を測定したため，これを表現するデータは約 18 万行，約 1000 列の行列となる。しかし個々の解析においては，特定の細胞種など一部のサンプルのデータのみが必要となる場合が多い。そこで，ユーザーが必要なサンプルのデータのみを抽出し，取得するために開発されたツールが FANTOM5 Table Extraction Tool（TET）[14] である。ここでは例として，培養網膜色素上皮細胞のトランスクリプトーム解析結果を取得する手順を示す（図❶）。「Dataset」として“Expression (RLE normalized) of robust phase 1 CAGE peaks for human samples with annotation (hg19)”を選択すると，edgeR[15] を用いて relative log expression（RLE）法[16] により正規化された tpm（tags per uniquely mapped million tags）値のデータを取得することができる。「Column (s)」では“00Annotation”（ゲノム座標），“short_description”（プロモーター領域に関連する遺伝子名）に加え，必要となるサンプル名を選択する。Filter 欄にサンプル名の一部を入力すると，特定の文字列と一致するサンプルを絞り込むことができる。最終的に「Export」から「Download data」をクリックすると，Table 形式のデータをダウンロードすることができる。

### 2．FANTOM5 SSTAR

FANTOM5 で得られた膨大な結果を容易にウェブ上で探索し，参照するために開発された

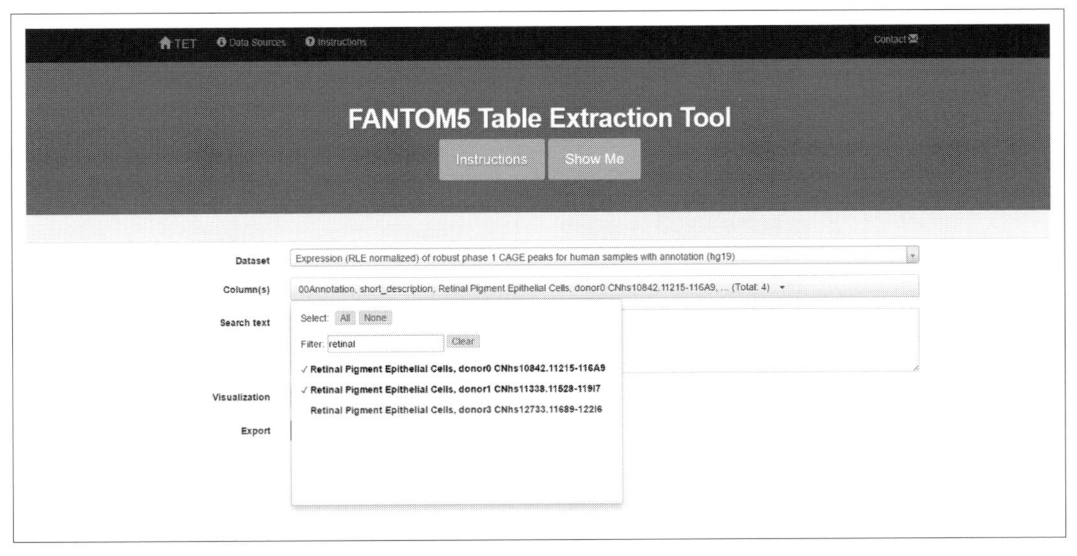


**図❶ FANTOM5 Table Extraction Tool（TET）のスクリーンショット**

培養網膜色素上皮細胞のトランスクリプトーム解析結果を取得する際の画面。画面上部の「Instructions」，「Show Me」をクリックすると解析手順が表示されるため，参照されたい。

システムがSSTAR（Semantic catalog of Samples, Transcription initiation And Regulators）[17]である[18]。SSTARではWikipediaでも使用されているMediaWikiシステムの拡張であるSemantic MediaWikiを利用しており，サンプル情報や時系列解析の詳細，転写開始領域における発現量（プロモーター活性）など，一連のデータが1ページごとに整形してまとめられている。

ここでは，FANTOM5 SSTARを用いて，PAX6遺伝子について，転写開始領域とサンプルごとに異なるその活性を参照する手順を示す。まず，メインページにて「Search genes」もしくは右上の「GeneSearch」から目的とする遺伝子名を入力すると，当該遺伝子のページへと移動する（**図❷A**）。このページでは遺伝子の別名やIDといった基本情報や，転写因子であれば結合モチーフが記載されている。「TSS regions」では遺伝子ごとの転写開始領域がゲノム座標上の位置とともに列挙されている。「View on UCSC genome browser」では米国カリフォルニア大学サンタクルーズ校（University of California, Santa Cruz：UCSC）が提供するゲノムブラウザを用いて当該遺伝子の構造，転写開始領域の位置をTrack Hubの機能を用いて確認することができる（**図❷B**）[19]。「TSS expression」ではFANTOM5で解析された各サンプルにおける各転写開始領域の活性がテーブル形

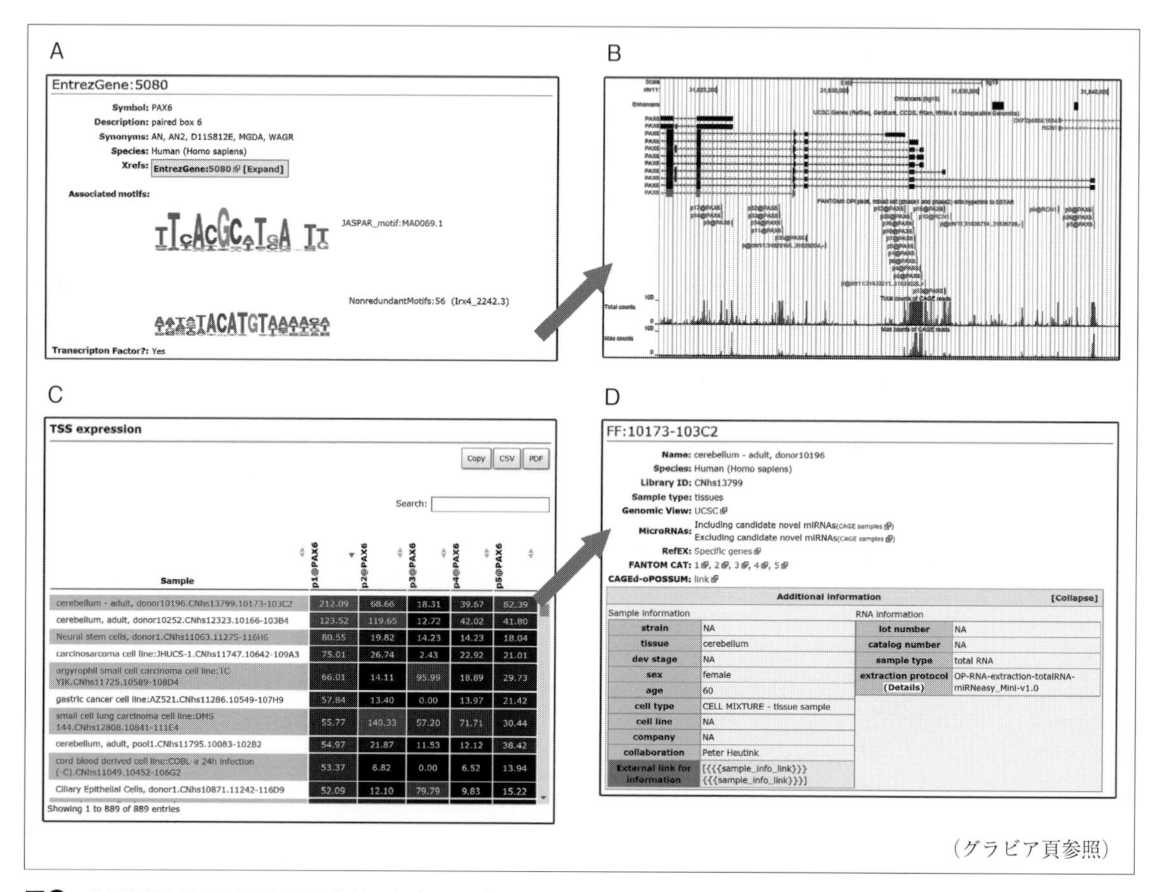


**図❷　FANTOM5 SSTARのスクリーンショット**

A.「PAX6」ページのトップ画面。転写因子であるため，結合モチーフが表示されている。
B. リンクからUCSCゲノムブラウザ上で遺伝子の構造や転写開始領域の位置を確認できる。
C.「PAX6」ページにおいて，各転写開始領域におけるサンプルごとの活性を示したテーブル。
D. Cのテーブル内のサンプル名をクリックするとサンプル情報へ移動し，ドナーの年齢や性別などの詳細を確認できる。

式で掲載されている（**図❷C**）。テーブルに列挙された各サンプル名をクリックすると，サンプル情報へ移動し，その詳細を確認することもできる（**図❷D**）。デフォルトではp1の活性が高い順に並んでいるが，p2，p3，…の▼をクリックすると各転写開始領域の活性が高い順に並べ替えることができる。同一遺伝子であっても，その転写開始領域によって全く異なる発現パターンを示しているケースも散見され，例えばp1@PAX6は神経系組織に，p3@PAX6は眼組織に高発現している[20]。このような情報はFANTOM5の他には容易に得られない知見であろう。

## Ⅱ．エンハンサー情報の取得

### 1．FANTOM5 Human Enhancer Tracks

FANTOM5では，CAGE法を用いて，双方向に転写されるエンハンサーRNAの転写開始活性の定量により，ゲノムワイドで活性化エンハンサー領域を同定した。その多くは細胞種特異的に活性化しており，疾患感受性SNPは，その疾患に関連する細胞種で特異的に活性化しているエンハンサー領域に濃縮していた[7]。ここでは，FANTOM5やBioGPS[21]などの発現情報を元に，細胞・組織特異的に発現する遺伝子情報を提供するSlideBase[22]から，FANTOM5 Human Enhancer Tracks[23]を紹介する。

各行に「UCSC」，「Download」のボタンが配置されているが，UCSCをクリックすると，その領域を示すトラックがUCSCゲノムブラウザ上に組み込まれ，ゲノム上の位置を確認することができる。Downloadをクリックすると，各領域の情報をBEDファイル形式でダウンロードすることができる。

FANTOM5で同定された約4万のすべてのエンハンサー領域の情報は「1. Extensive enhancers」の「permissive enhancers」から取得することができる。「2. Enhancers specifically expressed in cells」，「3. Enhancers specifically expressed in organs/tissues」からはそれぞれ，各細胞・各臓器（組織）特異的に活性化しているエンハンサー領域を取得することができる。「4. Enhancer Expression」からはサンプルごとのエンハンサー活性（エンハンサーRNA発現量）をTable形式でダウンロードすることができる。

エンハンサーは遺伝子からの距離や方向に関係なく発現を制御しうるため，その標的遺伝子の正確な同定は困難である。FANTOM5では，広範なサンプルを用いてエンハンサー活性とプロモーター活性の相関を見ることで，各エンハンサーの標的となるプロモーター領域の推定を行った。これらのデータは「5. Enhancer - FANTOM Robust Promoter associations」から取得することができる。

## Ⅲ．ゲノムブラウザ

### 1．ZENBU genome browser

これまでFANTOM5で得られたデータの取得方法を紹介してきたが，ここでは，これらのデータの視覚化ツールとして理研で開発されたZENBU[24]を用いて，特定のゲノム領域におけるサンプルごとのCAGEシグナル，すなわち転写開始活性を確認する方法を紹介する[25]。

まずはトップページから「FANTOM5 Human promoterome」の「with gene expression」を選択し，ブラウザ画面へと移動する。画面上部の入力欄に遺伝子名（例：「SHANK1」）あるいはゲノム座標（例：「chr19:51148766-51234481」）を入力することで，目的とする位置へ移動することができる。デフォルトでは様々なトラックが表示されているが，適宜，右端の×印をクリックすることで非表示にすることができる。ここでは紙面の都合上，遺伝子領域を示す「Entrez gene hg19」，FANTOM5で同定されたエンハンサー領域を示す「FANTOM5 Human permissive enhancers phase 1 and 2」，FANTOM5で観測されたCAGEシグナルを示す「FANTOM5 CAGE phase 1and2 human tracks pooled...」，FANTOM5で同定されたプロモーター領域を示す「FANTOM5 PHASE 1and2 robust promoters」を表示している（**図❸**）。各トラックにおいて，緑色はセンス鎖，紫色はアンチセンス鎖のシグナルを示す。「FANTOM5 CAGE phase 1and2 human tracks pooled...」をクリック

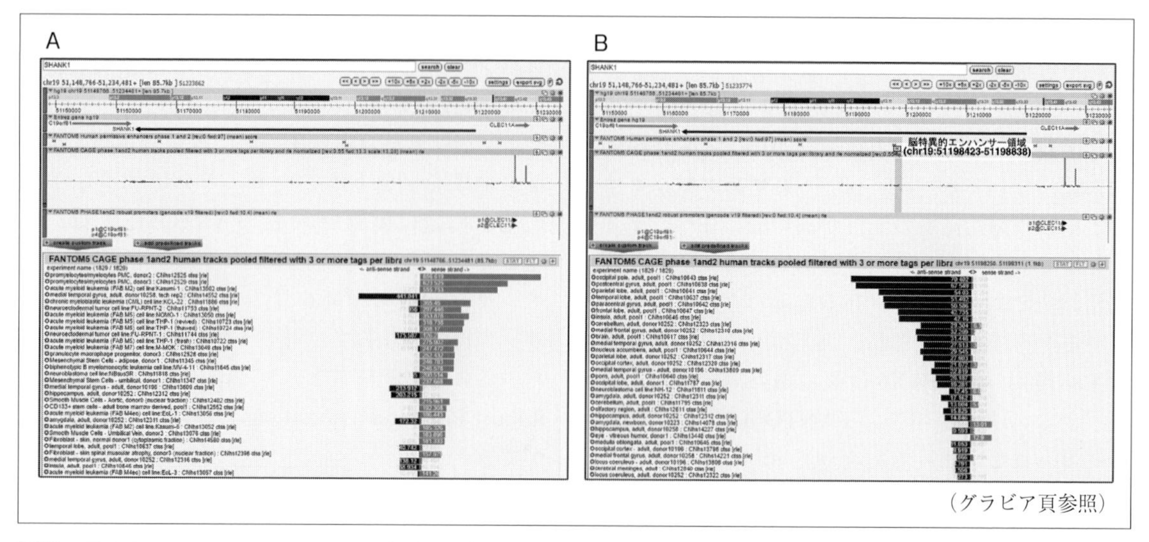


（グラビア頁参照）

**図❸　ZENBU genome browserのスクリーンショット**

A. 遺伝子名「SHANK1」を入力した際に表示される画面。
B. 脳特異的エンハンサー領域（chr19:51198423-51198838）周辺をハイライトした際に表示される画面。

すると，下方に選択領域におけるサンプルごとのCAGEシグナル（転写開始活性，tpm）が表示される。デフォルトではセンス鎖とアンチセンス鎖の活性の合計が高い順に並んでいるが，センス鎖・アンチセンス鎖各々の活性やサンプル名のアルファベット順などで並べ替えることもできる。**図❸A**ではCLEC11Aのプロモーター（p1@CLEC11A，p2@CLEC11A）の活性が高い白血病細胞株などが上位にあるが，ここではYaoらによって報告された脳特異的エンハンサー領域（chr19:51198423-51198838）における転写開始活性を確認する[26]。「FANTOM5 CAGE phase 1and2 human tracks pooled...」のトラックでこの領域の周辺をハイライトすると，このエンハンサー領域周辺における転写開始活性の高い順にサンプル名が表示されるが，そのほとんどが脳組織由来のサンプルであることがわかる（**図❸B**）。

ZENBUの詳細な使用方法については，画面上部の「documentation wiki」より確認できる。また，近年公開された長鎖非コードRNA（lncRNA）のアトラスであるFANTOM CAT Browser[27]からは[11]，CAGEデータとRNA-seqデータの統合により得られたlncRNAの構造を示すトラックや，疾患感受性SNPの情報を含むトラックなどを表示したZENBUへ直接アクセスできるため，参照されたい。

## おわりに

ヒトゲノムの約98％は非コード領域であるが，長きにわたってその機能は未知であった。しかし，FANTOMやENCODEなどの大規模なゲノム解析プロジェクトにより，徐々にその機能が解明されつつあり，現在はFANTOM6プロジェクトとして長鎖非コードRNAの網羅的機能解析が進行中である[28]。

GWASにより同定された疾患感受性SNPの多くは非コード領域に存在しており，さらに近年，がんゲノムにおいても，全ゲノムシーケンス解析によりエンハンサーなどの非コード領域における変異が多数報告されている[29)-31]。FANTOM5においてCAGE法を用いて同定されたプロモーター・エンハンサー領域は，一塩基レベルの高解像度で同定されており，疾患感受性SNPはFANTOM5で同定されたエンハンサー領域において，高密度に認められた[32]。また，このように広範な細胞種におけるプロモーター・エンハンサーの同定・活性定量を行ったデータは他になく，非常に強力なデータとなっている。疾患感受性SNPやがんゲノム変異と，それらに関連する細胞種のプロモーター・エンハンサー情報を統合することで，病態の解明や新たな治療の開発へとつながることを期待したい。

本稿ではFANTOM5で得られた解析結果を用いて行われた研究を紹介しながら，そのツールの利用法について解説した。いずれのツールもユーザーフレンドリーで，リンクを辿ることで容易に様々な知見が得られるため，有効利用していただきたい。この他にも遺伝学に限らず，がんや再生医療など様々な分野において[33)34)]，FANTOM5の成果を利用した研究が行われている。これらの関連論文は論文リストとして公開されており[35)]，是非参照されたい。

### 用語解説

1. **プロモーター**：ゲノムDNAを鋳型にRNAを合成する転写反応において，転写開始を担う領域。遺伝子の転写開始点近傍の上流領域に位置し，ここに転写を促進するタンパク質である転写因子が結合し，RNAポリメラーゼが呼び込まれ，転写が開始される。
2. **エンハンサー**：遺伝子の転写効率を著しく増大させる役割をもつ領域。プロモーターのように転写開始点の近傍でなく，異なる染色体に存在する場合もあり，遺伝子からの距離や方向（上流，下流）に関係なく機能すると考えられている。エンハンサー領域からは双方向の転写が起きることが示されており（エンハンサーRNA）[36)]，FANTOM5ではCAGE法を用いて双方向の転写開始活性を定量することで，ゲノムワイドでエンハンサー領域を同定すると同時にその活性を測定した。

### 参考文献


1）Kawai J, Shinagawa A, et al : Nature 409, 685-690, 2001.
2）Okazaki Y, Furuno M, et al : Nature 420, 563-573, 2002.
3）Carninci P, Kasukawa T, et al : Science 309, 1559-1563, 2005.
4）Katayama S, Tomaru Y, et al : Science 309, 1564-1566, 2005.
5）FANTOM Consortium, Suzuki H, et al : Nat Genet 41, 553-556, 2009.
6）FANTOM Consortium and the RIKEN PMI and CLST (DGT), Forrest AR, et al : Nature 507, 462-470, 2014.
7）Andersson R, Gebhard C, et al : Nature 507, 455-461, 2014.
8）Shiraki T, Kondo S, et al : Proc Natl Acad Sci USA 100, 15776-15781, 2003.
9）Kanamori-Katayama M, Itoh M, et al : Genome Res 21, 1150-1159, 2011.
10）Arner E, Daub CO, et al : Science 347, 1010-1014, 2015.
11）Hon CC, Ramilowski JA, et al : Nature 543, 199-204, 2017.
12）de Rie D, Abugessaisa I, et al : Nat Biotechnol 35, 872-878, 2017.
13）FANTOM5 Data Summary http://fantom.gsc.riken.jp/5/data/
14）FANTOM5 Table Extraction Tool（TET） http://fantom.gsc.riken.jp/5/tet/
15）Robinson MD, McCarthy DJ, et al : Bioinformatics 26, 139-140, 2010.
16）Anders S, Huber W : Genome Biol 11, R106, 2010.
17）FANTOM5 SSTAR http://fantom.gsc.riken.jp/5/sstar/
18）Abugessaisa I, Shimoji H, et al : Database (Oxford), pii: baw105, 2016.
19）Lizio M, Harshbarger J, et al : Genome Biol 16, 22, 2015.
20）Yoshihara M, Sasamoto Y, et al : Sci Rep 7, 2845, 2017.
21）Su AI, Wiltshire T, et al : Proc Natl Acad Sci USA 101, 6062-6067, 2004.
22）SlideBase http://slidebase.binf.ku.dk/
23）FANTOM5 Human Enhancer Tracks http://slidebase.binf.ku.dk/human_enhancers/presets
24）FANTOM5 ZENBU genome browser http://fantom.gsc.riken.jp/zenbu/
25）Severin J, Lizio M, et al : Nat Biotechnol 32, 217-219, 2014.
26）Yao P, Lin P, et al : Nat Neurosci 18, 1168-1174, 2015.
27）FANTOM5 CAT Browser http://fantom.gsc.riken.jp/cat/v1/
28）de Hoon M, Shin JW, et al : Mamm Genome 26, 391-402, 2015.
29）Weinhold N, Jacobsen A, et al : Nat Genet 46, 1160-1165, 2014.
30）Fredriksson NJ, Ny L, et al : Nat Genet 46, 1258-1263, 2014.
31）Melton C, Reuter JA, et al : Nat Genet 47, 710-716, 2015.
32）Murakawa Y, Yoshihara M, et al : Trends Genet 32, 76-88, 2016.
33）Yoshihara M, Ohmiya H, et al : PLoS One 10, e0117581, 2015.
34）Yoshihara M, Hara S, et al : EBioMedicine 25, 175-186, 2017.
35）FANTOM 論文リスト http://fantom.gsc.riken.jp/papers/
36）Kim TK, Hemberg M, et al : Nature 465, 182-187, 2010.

**吉原正仁**

2010 年　大阪大学医学部医学科卒業<br>
　　　　大阪厚生年金病院，大阪大学医学部附属病院にて臨床研修<br>
2012 年　大阪大学大学院医学系研究科脳神経感覚器外科学（眼科学）入局<br>
2013 年　理化学研究所ライフサイエンス技術基盤研究センター大学院生リサーチアソシエイト<br>
2017 年　大阪大学大学院医学系研究科博士課程修了（医学博士）<br>
　　　　理化学研究所ライフサイエンス技術基盤研究センター特別研究員<br>
　　　　カロリンスカ研究所博士研究員（8 月～）

# 2. がんゲノム解析
## 1）がんゲノムにおける後天的変異の変異シグナチャーのモデリングと可視化について

白石友一

近年のシークエンス技術の発展により，個々のがんゲノムにおける変異パターンの違いを高精度で検出することが可能になった。本稿では，大量の変異リストから特徴的なパターンのマイニングを行う新たな統計的手法の紹介を行う。本手法は「変異パターンの因子数を増やしても，首尾よく推定が可能である」，「機械学習分野で文書分類に利用されるトピックモデルと類似したモデルとなっており，過去にこれらの分野で蓄積されてきた膨大な知見を利用することができる」などの特徴を備えている。



### はじめに

私たちの体内の細胞は，DNAの修復のミス，化学物質やウイルスによる炎症などの刺激などによりランダムに生じた変異を絶えず蓄積し続けている。これらの変異のほとんどは無害である（パッセンジャー変異）。しかし，生理的に重要な働きをしている遺伝子の重要な部位に変異が生じると，無秩序な細胞増殖や浸潤などの細胞の生理学的な変化が惹起される（ドライバー変異）。こうしたドライバー変異が蓄積していくことにより，がんは生じる。

この数年間のシークエンス技術の革新により，がんのゲノムに生じている一塩基置換，挿入・欠失，大域的な領域での染色体の欠失・重複，異染色体間での結合（転座）など，種々の後天的変異を網羅的に検出できるようになった。これにより（主に同一のがん種の）多くの検体に共通して変異が生じている遺伝子，部位を探索することにより，膨大な数のがん原因遺伝子が発見されるようになった。実は非常に興味深いことに，こうした少数の「ドライバー変異」に加えて，膨大に検出される「パッセンジャー変異」も，がんゲノムの解析においては，非常に重要な役割を果たすようになった。

がんの変異には，がんの種類に応じて顕著な傾向があることが，いわゆる「次世代シークエンサー」の到来以前にも知られていた。例えば，喫煙歴のある肺がんについては，タバコに含まれるベンゾピレンによってもたらされるC>Aの変異が多く観察されることが知られていた。また皮膚がんについては，紫外線によりもたらされるC>T，CC>TTの変異が多く観察されること

key words

がんゲノム，後天的変異，変異シグナチャー，確率モデル，非負値行列因子分解，トピックモデル，遺伝的集団構造推定，EMアルゴリズム，Rパッケージ，ウェブアプリケーション

が知られていた。さらに塩基置換のパターンだけではなく，周辺の塩基情報も重要であることが知られていた。例として，多くのがん種において，CpG サイトにおいて C>T の変異が多くみられる。しかし，これまでの研究はシークエンス技術が未発達であったために，限られた領域（TP53 というがん遺伝子など，変異を多く見込むことができる領域）をシークエンスし，収集された変異パターンをがん種ごとに統合して得られたものであった。そのために，「肺がん」と「皮膚がん」といった「がん種」レベルでの変異パターンの違いを認めることは可能であるが，個々の検体における変異パターンの違いを区別することは不可能であった。また多くの場合，がん遺伝子から変異パターンのプロファイルを構成していたために，それらの変異が「がん化の直接的な原因となっている」ことが強く疑われ，プロファイルが変異元からの影響を直接的に反映したものではなく，バイアスが生じたものであるという可能性を排除できなかった。

がんのシークエンスの際に，個々のがんゲノムからゲノムワイドに大量の変異が検出できるようになったことで，個々のがん検体ごとにみられる変異パターンの違いを調べることが可能になった。こうしたがんゲノムにおける特徴的な変異パターンは，一般的には「mutation signature」と呼ばれている。本稿でもそれに習い，以下では「変異シグナチャー」と呼ぶ。通常，変異シグナチャーは，塩基置換の前の塩基（4 通り），塩基置換（C>A，C>G，C>T，T>A，T>C，T>G の 6 通り，相補性を除くためにピリミジン塩基からの置換に制限されることが一般的），塩基置換の次の塩基（4 通り）の 4×6×4＝96 通りに分類された変異の割合により表現されることが一般的である（図❶）これに変異が生じている遺伝子の転写方向（2 通り）をかけて，192 通りに表現することも一般的に行われている。

例えば，21 検体の乳がん検体のシークエンス

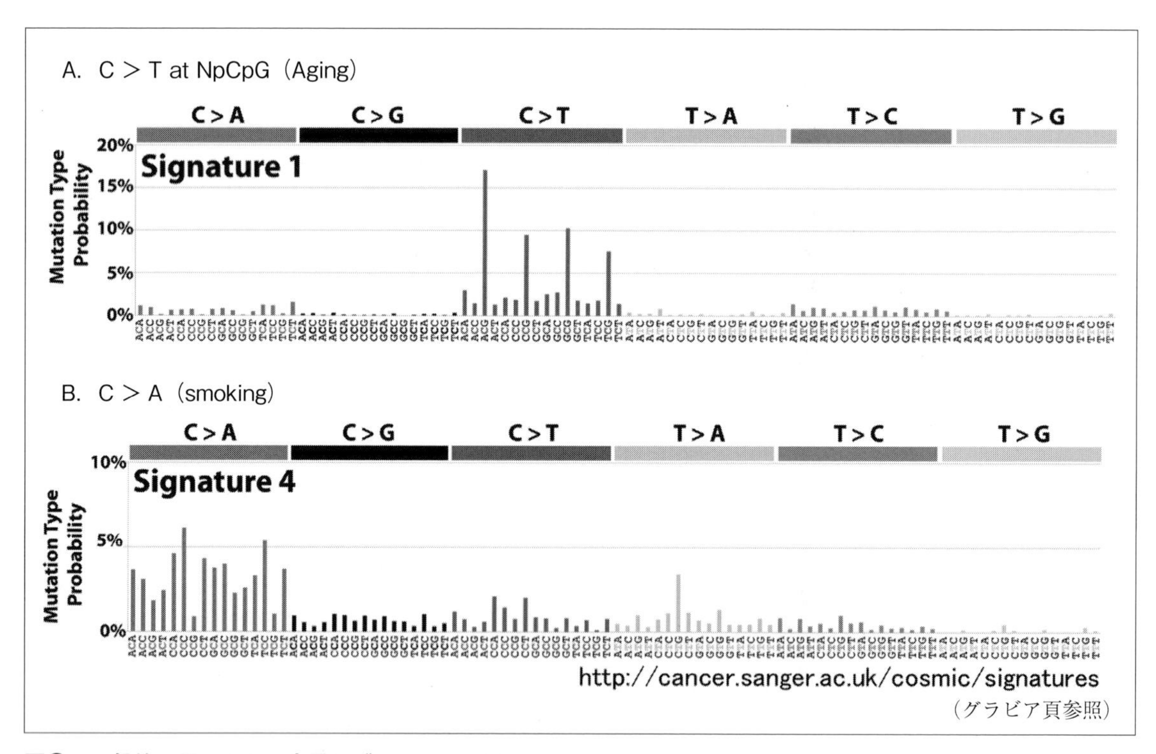

（グラビア頁参照）

**図❶　一般的に用いられる変異シグナチャーの例**

A. CpG における C>T の変異パターンを示しており，老化と深い関連があるとされている。
B. タバコと関連があるとされており，C>A の変異パターン（特に前後の塩基の文脈はないとされている）を示す。

により，いくつかの個体においてはTpCサイトにおけるC>［GT］の変異が大量にみられること，さらにこの変異パターンとkataegis（構造変異の周辺で点変異率の著しい増大がみられる現象）との共起がみられることが発見された[1]。さらに，このタイプの変異は，APOBEC3と呼ばれる酵素によってもたらされることが後になって見出された。また，30がん種，7034検体のがんゲノムを利用した，これまでにない規模の網羅的な解析研究により，全部で21の特徴的な変異シグナチャーが発見され，がんにおける変異パターンの全体像が明らかになりつつある[2]。今後，新たな変異シグナチャーの発見，またそれに付随する変異元を同定することにより，新規の発がん物質の発見や評価につながり，がんの予防につながることが大いに期待される。また，BRCA1/2の変異と関連した変異シグナチャーとプラチナ製剤の奏効性についての関連性が明らかになるなど，変異シグナチャーと治療方針の決定についての議論も進みつつある。

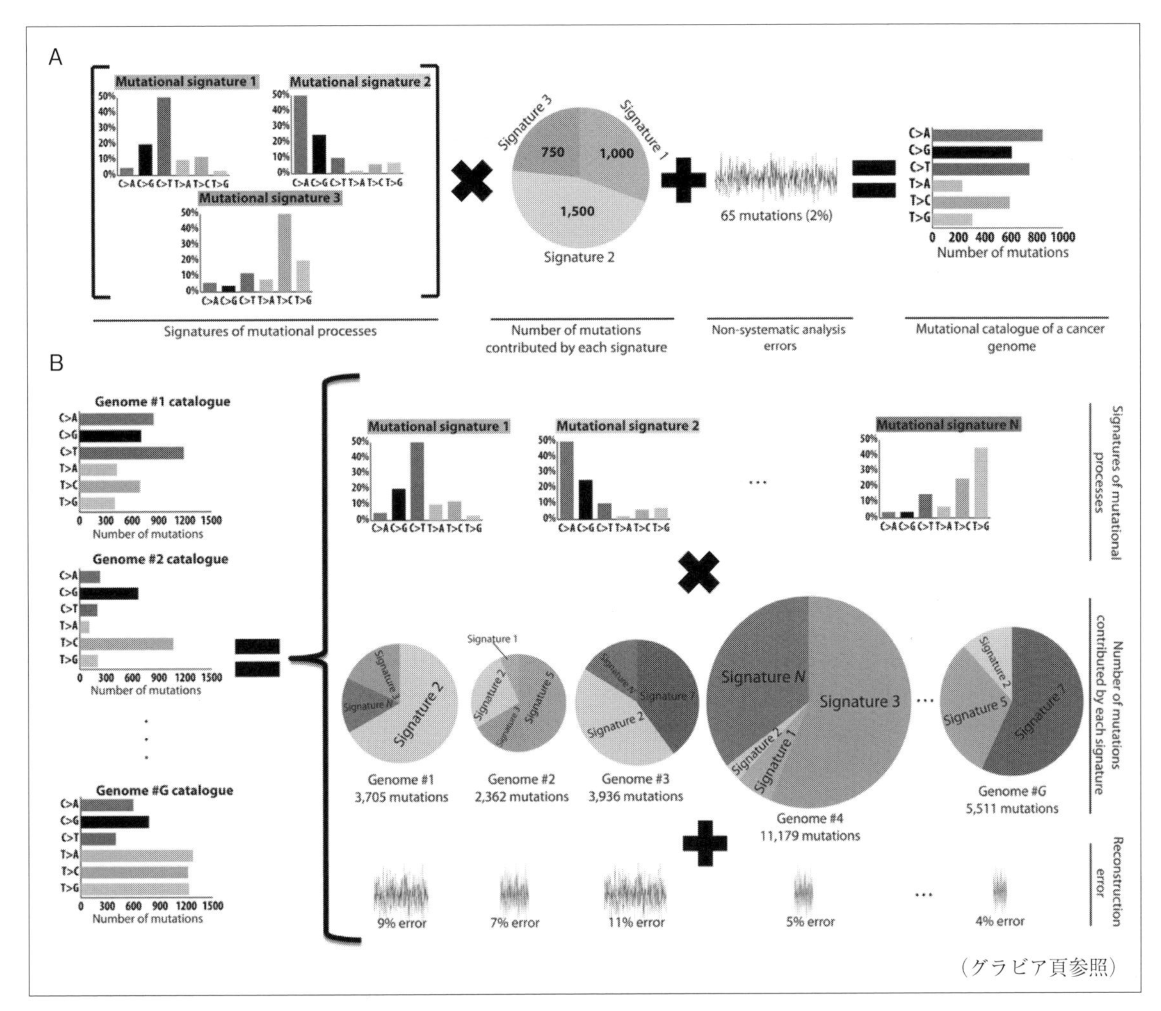

（グラビア頁参照）

**図❷ 非負値行列因子分解を利用する際に仮定される変異プロファイルの生成プロセスの例**（文献３より）

ここでは変異プロファイルは6種類の変異で表現されている（一般的には96種類の分類がなされる）。

A. それぞれの変異シグナチャーの重み付き和により，それぞれの検体の変異プロファイルが表現されるということを表している。

B. 複数検体の変異プロファイルが，変異シグナチャーとそれぞれの検体のシグナチャー寄与度の積により分解できるということを示している。

## Ⅰ. 非負値行列因子分解による変異シグナチャーの抽出

がんゲノムシークエンス解析から得られる膨大な変異データから，特徴的なパターン，変異シグナチャーを抽出するために，新しい情報学的・統計学的手法が求められるようになっている。現在は非負値行列因子分解（nonnegative matrix factorization）という特に音声信号分解において非常に頻繁に利用される手法を用いることが一般的になりつつある[3]。非負値行列因子分解を変異シグナチャーの検出に利用する場合は，それぞれの検体の変異プロファイルが，潜在的な変異シグナチャーの重み付きの合計（ここで重みは，各変異シグナチャーのその検体における寄与度）にノイズが生じたものとして表現されるという仮定が背後に置かれる（**図❷**）。通常は，それぞれのがん検体において，96通りの変異パターンがそれぞれ何個生じているかを集計し，変異プロファイルを得る。その後，多数検体で得られた変異プロファイルを，（検体数）×96の行列として表現し，非負値行列因子分解を実行する。その結果，潜在的な変異シグナチャーとともに，それぞれの検体における潜在的な変異シグナチャーの寄与率が得られる。

この非負値行列因子分解を使った方法は，多くの場合に非常に上手く働き，これまでの多くのがんゲノム研究で首尾よく利用されてきた。一方で現在のフレームワークの問題点として，考慮する因子を大きく増加させると，考慮するべき変異

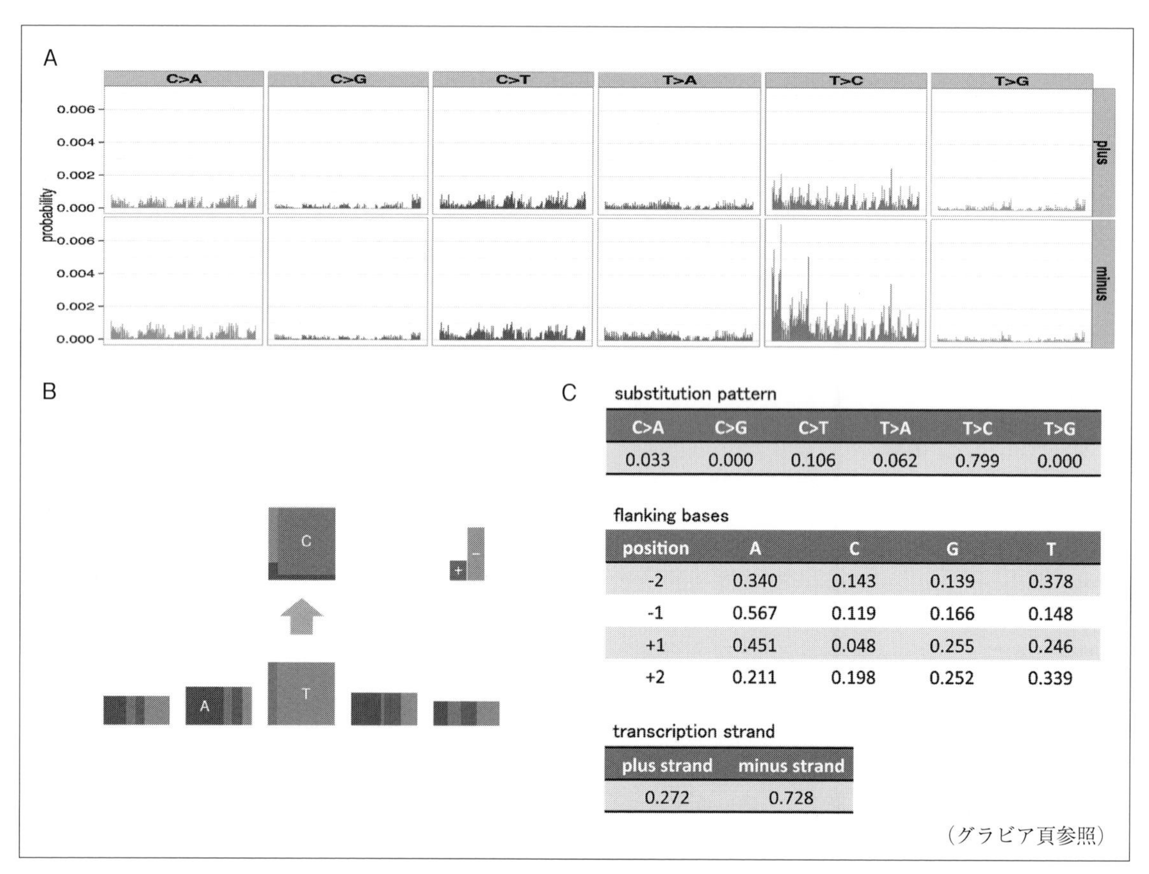


substitution pattern

| C>A | C>G | C>T | T>A | T>C | T>G |
|---|---|---|---|---|---|
| 0.033 | 0.000 | 0.106 | 0.062 | 0.799 | 0.000 |

flanking bases

| position | A | C | G | T |
|---|---|---|---|---|
| -2 | 0.340 | 0.143 | 0.139 | 0.378 |
| -1 | 0.567 | 0.119 | 0.166 | 0.148 |
| +1 | 0.451 | 0.048 | 0.255 | 0.246 |
| +2 | 0.211 | 0.198 | 0.252 | 0.339 |

transcription strand

| plus strand | minus strand |
|---|---|
| 0.272 | 0.728 |

（グラビア頁参照）

**図❸　置換パターン，前後の2塩基，転写方向を考慮した場合の変異シグナチャーの可視化表現の例**（文献4より）

A. これまでの枠組みで直接的に各々の変異パターンを分類したもの。
B, C. それぞれの因子に条件付き独立を仮定した場合の表現。

パターンが指数的に増加してしまい，正確な推定が困難になってしまうという問題点がある。例えば，現在は前後1塩基のみを考慮することがほとんどであるが，前後2塩基ずつを考慮しようとすると，途端に考慮するべき変異パターンが4×4×6×4×4＝1536通りとなってしまう。さらに，これに転写方向の因子を加えると3072通りになってしまう。また，この際に得られる変異シグナチャー（1536通りまたは3072通りの変異パターンの棒グラフ）を視覚的に解釈することも非常に困難である（図❸A）。

## Ⅱ．確立モデルによる変異シグナチャーの抽出

そこで私たちは，こうした問題点を解決するために新しい手法を考案した[4]。まず，変異シグナチャーを各因子に「条件付き独立性」が仮定された「確率モデル」と見做し，新たな定義付けを行った。これにより，前後2塩基ずつを考慮した場合でも，考慮するべきパラメータ数は格段に減少し，推定結果が非常に安定的なものになる（図❸B，C）。例えば図のように，塩基の置換パターン，前後2塩基と転写方向を考慮した場合，自由パラメータの数が3071から17と顕著に減少する。さらに，図で表示されるような視覚的にわかりやすい変異シグナチャーの表現を与えることが可能になる。「条件付き独立性」の仮定であるが，必ずしも自然な仮定ではないという議論もある（変異元がゲノムのある部分に変異を生じる時に，それらの各々の塩基が「独立に」選択されるであろうか？）。しかしながら，バイオインフォマティクスの分野で転写因子の結合配列を表現する際に，同じく「条件付き独立性」が仮定されたposition weight matrixが長らく利用されてきたが，この対比として考えると，解釈可能な特徴を十分に捉えることができる実用的なモデルになっていると

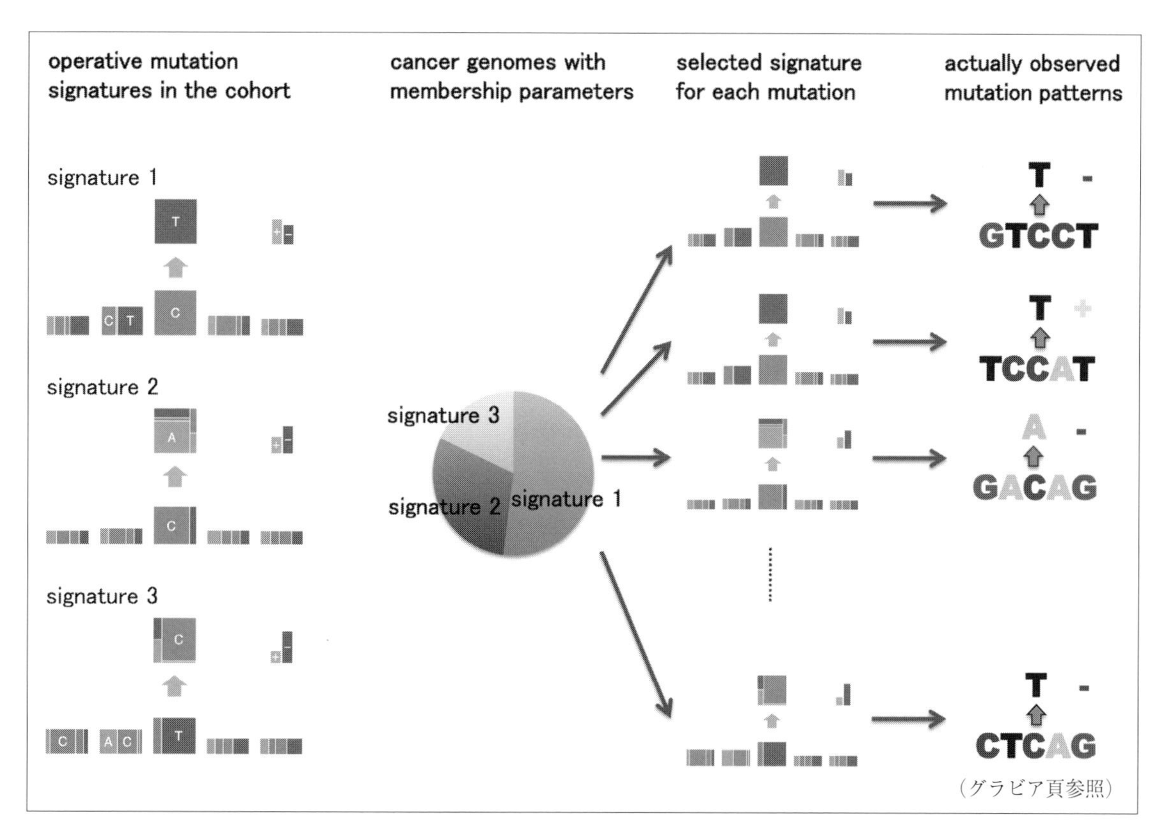


図❹　pmsignatureで仮定されている変異の生成モデル（文献4より）

言えるであろう（Essentially, all models are wrong, but some are useful!）。

変異シグナチャーを確率モデルとして捉えつつ，具体的に後天的変異の生成モデルを以下のように設定する（**図❹**）。

1. まず，興味のあるがん検体のコホートに対して，いくつかの変異源に対応した変異シグナチャーが存在しているとする（例えば，タバコ，紫外線，アルコールに対応している変異シグナチャーの3種類があるとする）。またそれぞれの検体ごとに，変異シグナチャーの寄与率があるとする。例えば検体1は，タバコ：紫外線：アルコール=0.55 : 0.3 : 0.15の割合で変異元から影響を受けているといった形。
2. 各々の検体，各々の変異が，以下のような生成過程で生じているとする。
   a. 変異シグナチャーの寄与度に応じて，変異元（変異シグナチャー）が選ばれる。
   b. 選ばれた変異シグナチャーの「確率モデル」に応じて，塩基の置換パターン，前後の塩基など，実際に観測される変異パターンが生成される。

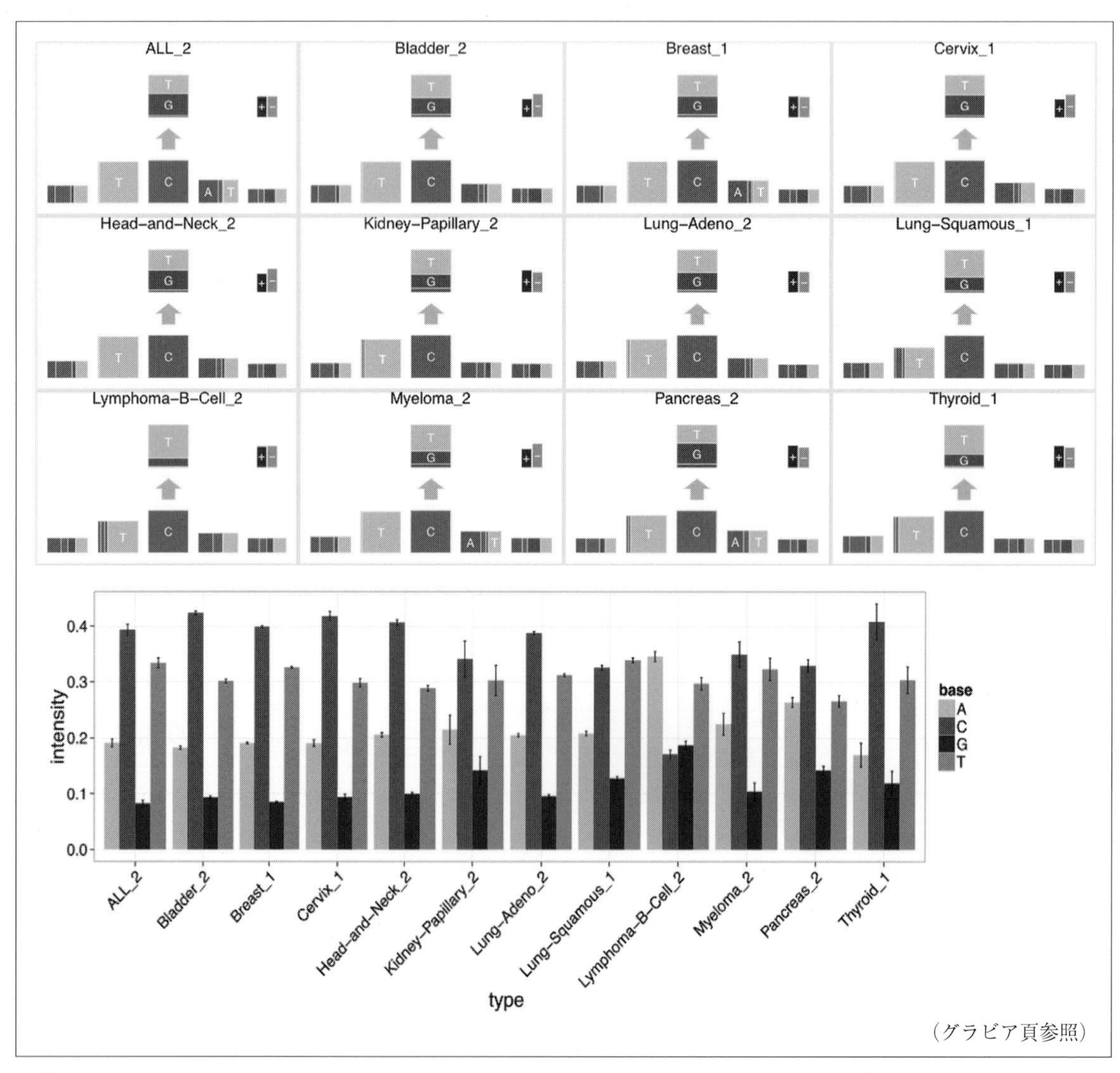


**図❺　各々のがん種で検出されたAPOBECのシグナチャーと，上流2塩基における塩基の組成**（文献4より）

このような2段階の生成モデルは，文書分類において非常に利用されるトピックモデル[5]や集団遺伝学における集団構造の推測モデル[6]と非常に類似したものになっている。実際には，最初にどんな変異シグナチャーがあるのか？ また検体ごとの変異シグナチャーの寄与度は事前にはわからず，手持ちの変異パターンのデータから推定する必要がある。この推定はEMアルゴリズムという方法を使うと，変異シグナチャー，さらにそれぞれの検体における変異シグナチャーの寄与率をとても正確に推定することが可能である。

上記で提案したモデル，推定法により，既存研究で利用されたデータ（30がん種，7034検体のがん検体からの後天的変異のリスト）を利用して変異シグナチャーの抽出を行ったところ，既知のシグナチャーのほぼすべての検出に成功した。さらに，近傍の塩基を前後2塩基ずつに広げたところ，これまでの方法論では見ることができなかったいくつかの特徴を抽出することができた。例として，APOBEC由来の変異シグナチャーについて，これまで部分的には指摘されていたことであったが，置換塩基から2塩基上流の部位については，CとTの塩基であることが多く，Gの塩基の割合が少ないということが明らかになった（**図❺**）。これはそれぞれのがん種ごとに適用して，独立に同様の結果が得られるので，かなり頑健な結果であると考えられる。

本稿で紹介したモデルであるが，もちろんいくつかの課題はある。まず，今回は一塩基置換のみを考慮したが，欠失・挿入や構造変異の変異シグナチャーも少しずつ明らかになってきており，今後は複数の種類のヘテロなタイプの変異を同時に扱う統計手法の提案が待たれるところである。また，ヒストン修飾，replication timingなどの様々なゲノム機能情報と変異シグナチャーの関連性についても多くの研究があり，こうした情報をいかにモデルに統合していき，より精度の高い統計手法を構築していくかについても課題である。

本稿で紹介したpmsignatureを提案する過程で，最も主張したかった点の1つとしては，繰り返しになるが，トピックモデル，集団構造推定のモデルとの類似性である。これらは，長い間様々な研究がなされており，様々なモデルのバリエーションが多く提案されている。これらの問題との類似性を意識することにより，これらの過去の知見から多くの事柄を学ぶことができる。例えば，現在は事前に変異シグナチャーの数を決定しなければならないが，トピックモデルのバリエーションとしてしばしば用いられる階層ディリクレ過程モデルを用いることで，変異シグナチャーの数を自動的に決定することが可能になる可能性が大いにある。もちろん，変異シグナチャーとトピックモデルの問題設定の違いから，現在の手法をそのままの形で輸入しても，実用的な手法になることは少ないであろう。それでも，いくつかの課題を解決できれば，優れた手法にすることは十分に可能であろう。



### 参考文献


1）Nik-Zainal S, Alexandrov LB, et al : Cell 149, 979-993, 2012.
2）Alexandrov LB, Nik-Zainal S, et al : Nature 500, 415-421, 2013.
3）Alexandrov LB, Nik-Zainal S, et al : Cell Rep 3, 246-259, 2013.
4）Shiraishi Y, Tremmel G, et al : PLoS Genetics 11, e1005657, 2015.
5）Blei DM, Ng AY, et al : J Mach Learn Res 3, 993-1022, 2003.
6）Pritchard JK, Stephens M, et al : Genetics 155, 945-959, 2000.

### 参考ホームページ

本稿で紹介したpmsignatureは，Rパッケージはhttps://github.com/friend1ws/pmsignatureにあり，また，ウェブアプリケーションはhttps://friend1ws.shinyapps.io/pmsignature_shiny/に配置してある。

**白石友一**

2005年　東京大学情報理工学系研究科数理情報学専攻，修士号取得
2008年　総合研究大学院大学複合科学研究科統計科学専攻，博士号取得
2010年　東京大学医科学研究所ヒトゲノム解析センターDNA情報解析分野助教（現在に至る）
2014年　シカゴ大学遺伝学科客員研究員

2010年より現在まで，東京大学医科学研究所にてスーパーコンピューターを最大限に活用した大規模がんのゲノム解析のプラットフォーム開発に従事。多くの医学系研究者と共に，多数の新規がん遺伝子の検出に貢献。

# 2．がんゲノム解析
# 2）多領域シークエンスとがんの進化シミュレーション -大腸がんの腫瘍内不均一性の解析を例に-

新井田厚司

1つの腫瘍の中にはゲノムの異なる複数のクローンの存在することが知られている。この腫瘍内不均一性と呼ばれる現象はがんの治療・診断困難性の一因と考えられ，その理解は臨床的にも重要な問題である。本稿では，腫瘍内不均一性を解明するための，腫瘍の複数の異なる部分からゲノムを抽出しシークエンスを行う多領域シークエンスおよび腫瘍内不均一性を生じる進化原理を理解するためのがんの進化シミュレーションの2種類の相補的な手法について，われわれが行った大腸がんの解析を例に説明する。



## はじめに

1つの腫瘍の中にはゲノムの異なる複数のクローンの存在することが知られている。この腫瘍内不均一性と呼ばれている現象は様々なタイプのがんにおいて観察されており，がんの治療抵抗性の一因になっていると考えられる。つまり，腫瘍内不均一性があると，治療感受性のクローンが大多数をしめる腫瘍が治療により縮小しても，治療抵抗性の少数のクローンが残存する可能性があり，やがてそのようなクローンが増殖して再発にいたることが考えられる。また，生検サンプルのゲノム解析に基づく診断を行う際も，腫瘍内不均一性が存在すると，サンプリング部位よって診断結果がばらつく可能性がある。がんは，体細胞変異の獲得および変異を獲得したクローンへの自然選択が段階的に起こることにより発生すると考えられているが，腫瘍内不均一性はこのがんの進化の過程でクローンが分岐することにより生じると考えられる。

次世代シークエンサーの登場以前は，個別の遺伝子レベルでの実験において腫瘍内不均一性の存在が示唆されてきたものの，直線的なクローンの進化をへて悪性度の高いクローナルな細胞の集団として腫瘍が形成されるというモデルが長い間一般的な発がんの過程のイメージとして受け入れられてきた。しかしながら近年，次世代シークエンサーの登場以降，固形腫瘍の複数の異なる部分からゲノムを抽出し，シークエンスを行うことで，空間情報と関連づいたがんゲノム情報を取得する多領域シークエンスという手法により，種々のがんにおいてこれまで想定されていた以上に広汎な腫瘍内不均一性が存在していることが明らかになってきている[1]。本稿では，筆者が九州大学別

key words

がん，腫瘍内不均一性，進化，多領域シークエンス，進化系統樹，
シミュレーション，BEP モデル，ABC，中立進化

府病院と共同で行った大腸がんの解析[2]を例に多領域シークエンス，さらにそれにより明らかになった広汎な腫瘍内不均一性の生成原理探索のためのがんの進化シミュレーションの実際を示す。

## Ⅰ．多領域シークエンス

われわれは進行大腸がん9症例の原発巣各々の複数の部位からDNAを取得，全エキソームシークエンスを行った。**図❶A**には9症例のうち最もサンプル数の多い症例についての多領域変異プロファイルを示す。通常，多領域シークエンスにおいては，部位に共通して存在するファウンダー変異と腫瘍内不均一性を形成するプログレッサー変異が観察される。プログレッサー変異はさらに複数の領域に観察されるシェアード変異，個々の領域にのみ観察されるユニーク変異に分けられる。この大腸がんの症例においては，多くのプログレッサー変異，特にユニーク変異が観察され，大腸がんにおいて広汎な腫瘍内不均一性が存在することが確認された。また変異パターンの類似度と色の近さが対応するようにサンプルラベルを調製して，腫瘍のサンプリング部位にマッピングすることで，腫瘍内不均一性は物理的な距離に相関して形成されていることが確認できた（**図❶B**）。

このようなパターンの多領域変異プロファイルは，単一の正常な細胞がファウンダー変異を獲得して共通祖先クローンが現われ，その後プログレッサー変異を獲得することによりサブクローンに分岐したと考えることで説明できる。次にわれわれは領域変異プロファイルから最大節約法[用解1]というアルゴリズムを用いて進化系統樹を推定することで，そのようながんの進化の過程のクローン分岐の詳細を明らかにすることを試みた（**図❶C**）。図に示した症例では，共通祖先クローンが現われた後，大きく2つのサブクローンに分かれ，その後さらに細かいクローンが生み出されることで広汎な腫瘍内不均一性が形成されていることがわかる。また，この症例では原発巣に加えて肝転移巣から得られた1サンプル（liver）が含まれているが，進化系統樹の解析より転移クローンは進化の後半に現れ，腫瘍の縁のポリープ状の部位（po1）の近くから肝臓に転移している可能性が示された。また，進化系統樹に既知の大腸がんのドライバー遺伝子上におけるノンサイレ

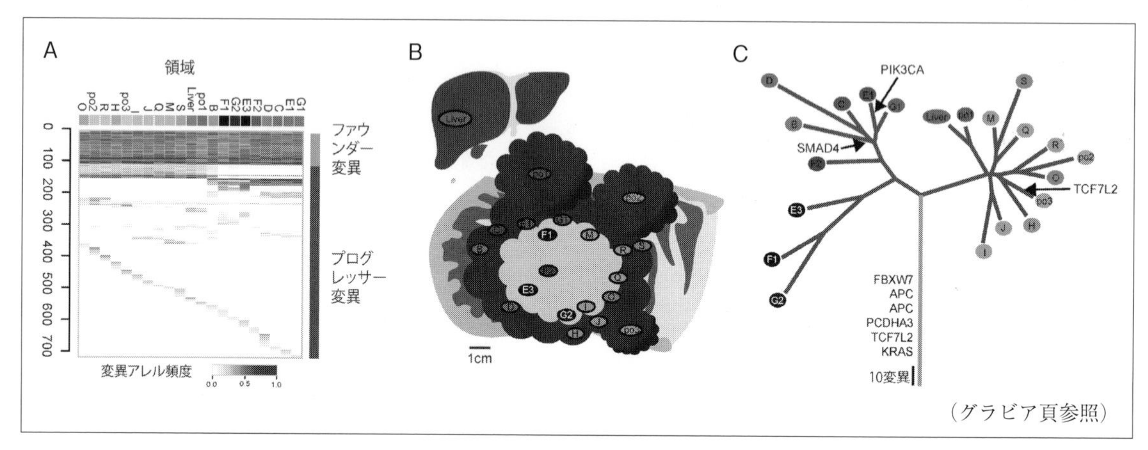


**図❶　大腸がんの多領域シークエンス**（文献2より改変）

A. 多領域変異プロファイル。変異はすべての領域に共通するファウンダー変異と腫瘍内不均一性を形成するプログレッサー変異に分けられる。ヒートマップの赤の濃さはアレル頻度に対応し，サンプルラベルの色は変異パターンの類似度と色の近さが対応するように調製した。

B. サンプリングを行った腫瘍の模式図

C. 多領域変異プロファイルから推定した進化系統樹。幹および枝の長さはファウンダー変異およびプログレッサー変異の数に対応する。それの対応を表すスケールバー，既知の大腸がんのドライバー遺伝子が変異を獲得されたタイミングを共に示す。

ント変異をマッピングしたところ，系統樹の幹，すなわちファウンダー変異としてAPC，KRAS，FBXW7などの変異が観察された。その一方，系統樹の枝，すなわちプログレッサー変異としてSMAD4，PI3KCAが観察されたが，多くの枝においてドライバー遺伝子は観察されなかった。他の8症例についてもドライバー変異は主に系統樹の幹に集積しており，枝にはあまり観察されない傾向が確認された。

次世代シークエンサーの利点の1つとして，ゲノムにおいて特定の座標の変異につき，その部位をカバーするリードを十分に取得することにより，その変異をもつアレル頻度を測定できる点が挙げられる。もし，腫瘍が完全にクローナルでコピー数変化がなければ，すべてのアレル頻度は0.5になる。実際には，正常な細胞が混入しているので変異のアレル頻度は0.5より小さくなり，コピー数変化のある変異に関してもこのアレル頻度からずれることになる。さらに，サブクローンに由来する変異はコピー数変化あるいは正常な細胞の混入により説明できない，アレル頻度の低い変異として観察される。われわれが行った全エキソームシークエンスにおいても平均で百リード程度のカバー率を有しているので，ファウンダー変異，シェアード変異，ユニーク変異に分けて，そのアレル頻度の分布を調べてみた。結果，ファウンダー変異は各サンプルにおいてクローナル変異として存在することが確認できた一方で，シェアード変異，ユニーク変異となるにつれてアレル頻度が低くなりサブクローナル変異として存在していることが明らかになった。つまり各領域にもサブクローンが存在し，われわれの多領域シークエンスの分解度では捉えきれない広汎な腫瘍内不均一性が大腸がんにおいて形成されていることを示している。

## Ⅱ．がんの進化シミュレーション

多領域シークエンスより大腸がんにおいて広汎な腫瘍内不均一性が存在することが明らかになったが，それを生み出す機構は不明であった。そこでわれわれは新規のセルオートマトンモデルとしてBEP（branching evolutionary process）モデルを構築し，それを用いたがんの進化シミュレーションにより，大腸がんにおける多領域シークエンシングの結果を再現し，腫瘍内不均一性を生じる進化原理の探索を試みた。セルオートマトンモデルは独立したセルオートマトンと呼ばれるシステムの構成因子を仮定し，セルオートマトン自身の自立的振る舞い，セルオートマトン間およびセルオートマトン環境の相互作用の規則を規定したものである。セルオートマトンモデルは柔軟性に富んだモデルの表現が可能で，初期条件およびシステムのパラメータを与えればシステムの挙動を簡単に再現・分析できるので，社会学・経済学・生物学などの分野を超えて利用されている。BEPモデルは各細胞をセルオートマトンとして仮定する（**図❷A**）[3]。各細胞は$d$個のドライバー遺伝子を含む$n$個の遺伝子をもち，単位時間あたり確率$p$で分裂し，確率$q$で死ぬとする。さらに細胞が分裂する際，変異率$r$で各遺伝子にランダムに変異を導入され，ドライバー遺伝子に変異が入る，すなわちドライバー変異を獲得すると1変異あたり$10^f$倍に増殖速度$p$が増加する。つまり$f$はドライバー遺伝子の強さとみなせる。適当なパラメータ値を与え以上の規則にしたがって細胞を増やしていくと，まず初めに変異のない正常細胞が増殖していく過程で，そのうちの1つの細胞がまず1つのドライバー変異を獲得する。するとそのクローンの増殖速度が上がり，自然選択を受けて，細胞集団中での割合が増えてくる。このようなステップを繰り返して各細胞が確率的に順次ドライバー変異とそれに付随する増殖速度に影響を与えない変異，すなわちパッセンジャー変異を蓄積し，最終的に多く変異を蓄積したがん細胞が集まった腫瘍ができあがる。パラメータ値にもよるが，この進化の過程で各がん細胞に異なる組み合わせの変異が蓄積され，腫瘍内不均一性が形成される。例として適当なパラメータ値でBEPモデルによるシミュレーションを行い，二次元空間でがんを成長させた様子を**図❷B**および**C**に示した。この例では，正常細胞に逐次ドライバー変異が蓄積され，最終的に4つのドライバー変異を

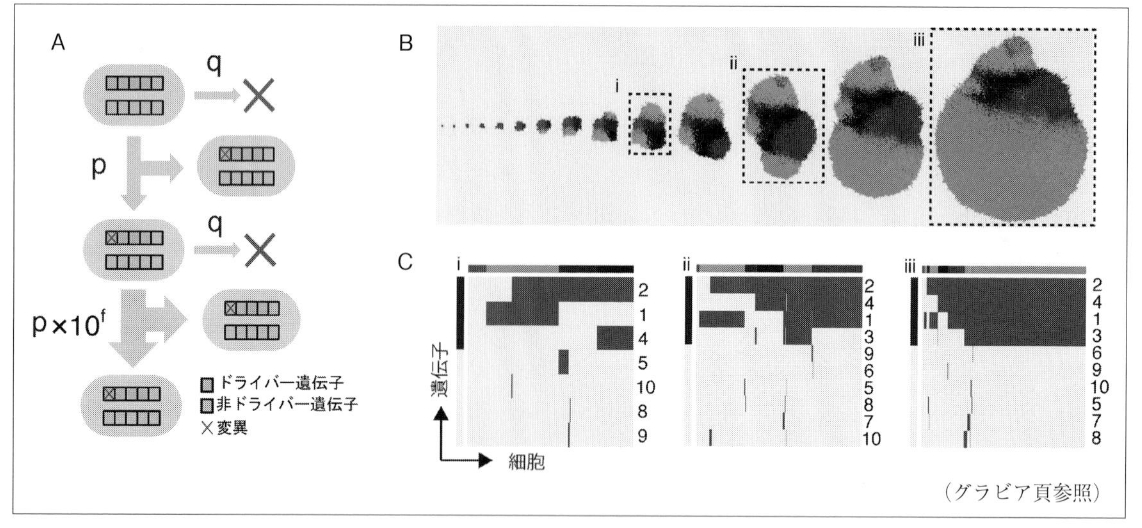


**図❷　BEP モデル**（文献3より改変）

A. 各々の細胞は $n$ 個（この例では10個）の遺伝子をもち，単位時間あたり確率 $p$ で分裂し確率 $q$ で死ぬとする。細胞が分裂する際，各々の遺伝子は変異率 $r$ で変異し，$d$ 個（この例では4個）のドライバー遺伝子のうちの1つが変異するごとに増殖速度 $p$ が $10^f$ 倍ずつ増加するとする。

B. このモデルに適当なパラメータ値を与えて，遺伝子変異をもたない10個の正常な細胞を約 $10^5$ 個になるまで二次元の空間において増殖させた際の時系列スナップショット。それぞれの色は同一の変異遺伝子をもつクローンを示す。

C. 3つの時点での腫瘍における各細胞の変異プロファイル。上の複数の色のバンドは同一の変異遺伝子をもつクローン，左の青いバンドはドライバー遺伝子を示す。クローンの色は**図❶ A** と同様，変異パターンの類似度と色の近さが対応するように調製した。

もつクローンが自然選択を受けて多数を占めている。

多領域シークエンスデータと比較するために，さらに BEP モデルによるシミュレーションにより得られた腫瘍に対し多領域シークエンスをインシリコで行い，多領域変異プロファイルを取得する。この一連のシミュレーションのステップを様々なパラメータ値の組み合わせで行い，実際の大腸がんからの多領域シークエンスデータと同様の広汎な腫瘍内不均一性が生み出される条件の探索を行った。その際，われわれは実データとシミュレーションモデルが与えられた時に，実データを生み出すパラメータ値の確率分布を計算できる ABC（Approximate Bayesian Computation）[4] を利用した。ABC では初めに各パラメータ値（パラメータが複数ある場合にはその組み合わせ）についてシミュレーションデータを多数回生成する。われわれの解析においては，十分な範囲のパラメータ空間の探索を可能とするために，膨大なパラメータ値の組み合わせのシミュレーションをスーパーコンピュータ「京」[用解2] を用いて超並列で行いシミュレーションデータを生成した。次に，データの特徴を記述する要約統計量を用い個々のシミュレーションデータと実データの類似性を評価する必要があるが，われわれの解析では多領域変異プロファイルのファウンダー変異の割合およびユニーク変異の割合を要約統計量として用いた。各パラメータ値において，実データと類似したシミュレーションデータを得る確率を計算し，ベイズの定理より原因と結果を逆転させることで，この確率を実データが与えられたときのそのようなデータを生み出すことができるパラメータ値の確率分布として取得する。

その結果，高い遺伝子変異率を仮定してがんの進化をシミュレーションし，インシリコで多領域シークエンスを行うと，実験データと同様の多領域変異プロファイルと類似した結果を得られることを見出した。すなわち，ファウンダー変異が存

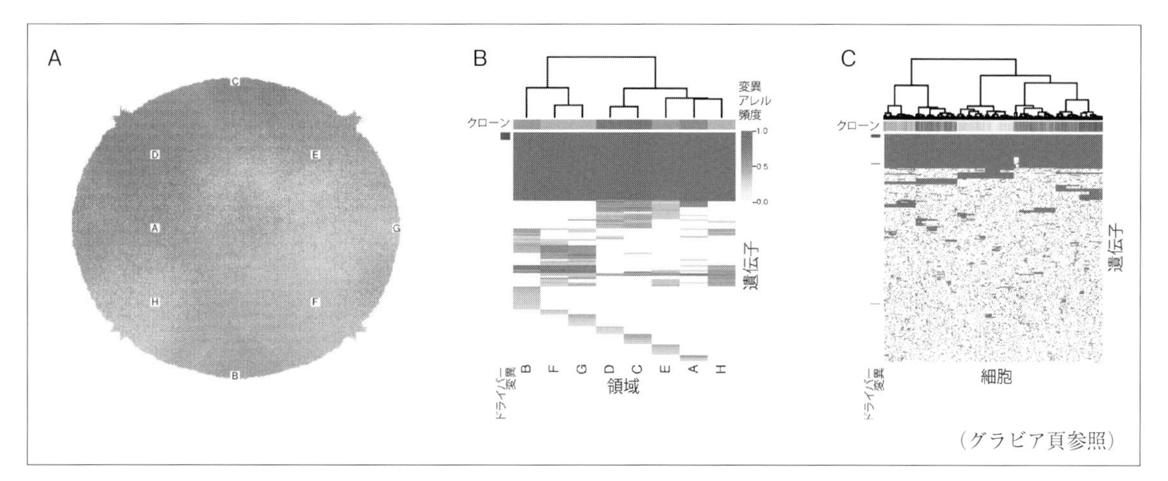


**図❸ がんの進化シミュレーション**（文献２より改変）

A. 高い遺伝子変異率を仮定しシミュレーションされた腫瘍

B. シミュレーションされた多領域変異プロファイル。A における A-H の白いボックスそれぞれに含まれる細胞集団のプロファイルを平均化して取得した。**図❶ A** と似たような変異プロファイルを示し，ドライバー遺伝子はファウンダー変異のみに含まれることから，大腸がんの腫瘍内不均一性が中立進化によって形成されている可能性を示している。

C. シミュレーションされた一細胞変異プロファイル。A よりサンプリングした各細胞の変異プロファイルを示した。多領域変異プロファイルによっては捉えきれない無数の中立変異を蓄積する微小なサブクローンが存在している。

在する一方でプログレッサー変異がサンプル取得部位との相関した腫瘍内不均一性を示し，かつ各部位ごとにプログレッサー変異はサブクローナル変異として存在し局所的な不均一性を示す。**図❸ A** および **B** にそのような条件で行ったシミュレーション結果の一例を示した。興味深いことに，そのような条件下ではドライバー変異はファウンダー変異として獲得される一方，プログレッサー変異にはドライバー変異はほとんど含まれず，大部分は細胞の増殖速度に影響を与えない中立変異であった。つまりこのことは，自然選択によりドライバー変異が蓄積された共通祖先クローンが形成された後に中立進化[用解3]により広汎な腫瘍内不均一性が生み出された可能性を示している。この結果は大腸がんの既知のドライバー遺伝子上の変異はファウンダー変異として主に集積し，プログレッサー変異にはあまり観察されないというデータとも辻褄があう。さらにシミュレーションにより中立進化が起きる条件下では，**図❸ C** に示したような一細胞の変異プロファイルより，無数の中立変異を蓄積する微小なサブクローンが存在するであろうことも予測された。この結果は，がんの治療抵抗性の根本的な原因である可能性がある。中立な変異であるかどうかは環境にも依存するので，治療の前には中立な変異であっても，治療により環境が変わればドライバー遺伝子の変異，つまり治療抵抗性の変異になりうる。すなわち，どのような治療をしても無数のクローンの中にそのような変異を獲得した治療抵抗性のクローンが存在してしまい，結局は再発にいたることが考えられる。

## おわりに

以上，本稿では，筆者が九州大学別府病院と共同で行った大腸がんの解析を例に多領域シークエンスとがんの進化シミュレーションの実際について紹介した。多領域シークエンスの実験デザイン，数理的手法の違いはあるものの，他のグループからゲノム解析と数理モデリングを組み合わせて，中立進化が広汎な腫瘍内不均一性を生み出しているという同様の報告が大腸がん・肝臓がんについてなされている[5) 6)]。今後は原発巣のみならず，再発巣および転移巣を含む多領域シークエンスデータ，さらには血中循環腫瘍 DNA[7) 用解4]のシークエンスから得られる時系列ゲノムデータをシミュレーションに取り込んでいくことで，がんの進化のさらなる深い理解およびそれに基づいた新規治療戦略の開発が期待される。

## 用語解説

1. **最大節約法**：生物の系統を解析し系統樹を作成するのに用いられる方法で，単純であるが繁用される方法である。各種のDNA塩基などの形質が入力データとして与えられた時，考えられるすべての系統樹の中から，形質の変化の数が最も少ないものを選択する方法である。この「一番単純な説明が一番優れている」という仮定はオッカムの剃刀による考え方である。
2. **スーパーコンピュータ「京」**：文部科学省の次世代スーパーコンピュータ計画の一環として，理化学研究所と富士通が共同開発し2012年に完成したスーパーコンピュータ。「京」は，浮動小数点数演算を1秒あたり1京回行う処理能力（10ペタフロップス）に由来する。現在，様々な分野でシミュレーションを中心とした科学計算に活用されている。
3. **中立進化**：ダーウィンにより提唱された古典的な自然選択による進化に対し，有利でもなく不利でもない中立な変異が集団に偶然に広まったことにより起こる進化の形式であり，1968年，木村資生により提唱された。発表された当時，中立進化説は古典的な自然選択説の支持者による激しい抵抗にあったが，現在では生物種間の遺伝的な多様性は主に中立進化により生じるということは広く受け入れられている。
4. **血中循環腫瘍DNA**：circulating tumor DNA：ctDNA。血漿中に由来する死んだ細胞由来の細胞外遊離DNA（cell free DNA：cfDNA）のうち，腫瘍細胞由来のものをさす。がん患者の細胞外遊離DNAより次世代シークエンサーなどを用いて血中循環腫瘍DNAの変異検出が可能であることが示されている。非侵襲性のバイオマーカーとして期待されており，臨床応用に向け現在研究が活発に行われている。

## 参考文献


1）McGranahan N, Swanton C : Cell 168, 613-628, 2017.
2）Uchi R, Takahashi Y, et al : PLoS Genet 12, e1005778, 2016.
3）Niida A, Mimori K, et al : 領域融合レビュー 5, e003, 2016.
4）Csilléry K, Blum MG, et al : Trends Ecol Evol 25, 410-418, 2010.
5）Sottoriva A, Kang H, et al : Nat Genet 47, 209-216, 2015.
6）Ling S, Hu Z, et al : Proc Nat Acad Sci USA 112, E6496-E6505, 2015.
7）Wan JC, Massie C, et al : Nat Rev Cancer 17, 223-238, 2017.



**新井田厚司**

2007年 東京大学大学院理学系研究科修了<br>
東京大学分子細胞生物学研究所研究員<br>
2008年 東京大学医科学研究所研究員<br>
2011年 同特任助教（現 助教）

がんのバイオインフォマティクスおよび数理解析を専門とし，実験と数理，および基礎と臨床の共同研究を通じて，がんの進化の原理の解明，治療抵抗性の克服，がんの進化のシミュレーションの臨床応用をめざしている。

# 2．がんゲノム解析
# 3）3D permutation 法－タンパク質3次元構造を考慮したがん遺伝子の同定－

藤本明洋

がんの発生・進展において直接的に重要な役割を果たす遺伝子はドライバー遺伝子と呼ばれ，発見することで発がんのメカニズムの解明に結びつくと期待されている。一般にドライバー遺伝子は，ゲノムシークエンスにより発見された変異の数を統計的に解析することにより検出される。しかしながら，この解析では低頻度のドライバー遺伝子の検出は困難であると考えられ，変異数以外のデータを用いたドライバー遺伝子の検出が必要となると考えられる。われわれはタンパク質の立体構造を考慮することによりドライバー遺伝子を新たに検出できるのではないかと考え，立体構造を考慮し変異の集積を検出する方法（3D permutation 法）を開発した。



がんは，ゲノムの変異が原因となって起こる疾患であると考えられており，変異の解析はがん研究において最も重要な課題の1つである。近年のシークエンス技術の発展により，全ゲノム・全エクソンの配列決定が可能となり，がん研究に大きな進歩をもたらしている。がんの発生・進展において直接的に重要な役割を果たす遺伝子はドライバー遺伝子と呼ばれる。ドライバー遺伝子の発見は，発がんのメカニズムの解明や治療標的の発見に結びつくと考えられ，ゲノム解析の最も重要な課題である[1)2)]。

がんゲノムには，発がん前に生じた突然変異や，がん化の過程でゲノム不安定性により導入された突然変異が存在する。そのため，これらから区別してドライバー遺伝子を検出するためには様々な手法を用いる必要がある[3)]。一般には，ドライバー遺伝子は変異することにより細胞に適応的な有利さをもたらすため，見かけ上の進化速度が速く，がんサンプルにおいては，ミスセンス変異，スプライシング変異などの機能的変異が多く検出されると予想される。そこで，背景突然変異率を同義変異や非コード領域から推定し，期待値よりも統計的に有意に多くの機能的変異を有する遺伝子がドライバー遺伝子であるとされる[2)]。しかしながら，この方法には問題もあると思われる。まず，変異しているサンプルの頻度が低いドライバー遺伝子の検出は困難である。また，ゲノム全体の変異数が多いがん種では検出力が低く，多くのサンプルの解析が必要となる[2)]。このため，変異数以外の特徴に注目した手法の開発が必要であると考えられる。

ドライバー遺伝子検出のためのもう1つの一般的アプローチは，遺伝子上の変異の位置の偏りである。ドライバー遺伝子内では，がん化を引き起

key words

がんゲノム，ドライバー遺伝子，タンパク質3次元構造

こしうる変異は限られた位置に集中して起こることが期待され，変異は偏って分布することが多い[1]。例えばがん抑制遺伝子 *TP53* においては，DNA 結合ドメインに変異が分布しており，がん遺伝子 *CTNNB1* においては，前半部に集積している[4]（図❶）。このような変異の位置の偏りを検出することでドライバー遺伝子を同定することも可能であると考えられ，解析手法の提案と実データへの適用が行われている[3]。われわれは，このアイデアをタンパク質の3次元構造に拡張することにより，1次構造上の変異位置の解析では検出することが不可能な変異の集積を発見できるのではないかと考え，3D permutation 法を開発した[5]。また，この手法を世界最大のがんゲノム変異データベースである The Cancer Genome Atlas（TCGA）データベースの変異データに適用することにより，ドライバー遺伝子の探索を行った。

## Ⅰ．解析手法

3D permutation 法は，アミノ酸配列上の変異を3次元構造上の位置に変換し，変異の位置の偏りを検出する手法である（図❷）。

①アラインメントソフトウエア Mafft を使用し，タンパク質の3次元構造の情報が得られるアミノ酸配列（pdb ファイル内のアミノ酸配列）を，ターゲット遺伝子のアミノ酸配列にアラインメントを行い，ゲノム上の位置を3次元構造上の位置に変換した[6]。

② 3次元構造内の変異のユークリッド距離を総当たりで計算し，平均値を求めた。

③得られた変異間の距離を検定するため，変異数と同じ数のアミノ酸を3次元構造からランダムに選出し，ユークリッド距離の平均値を計算した。この計算を1万～100万回繰り返し，距離の平均値の分布を得た。

④得られた変異間の距離の分布を元に，距離の観察値の有意性を求めた。

## Ⅱ．実データへの適用と結果

3D permutation 法を，TCGA データベースよりダウンロードした21がん種のデータのミスセンス変異に適用した。また 3D permutation 法と

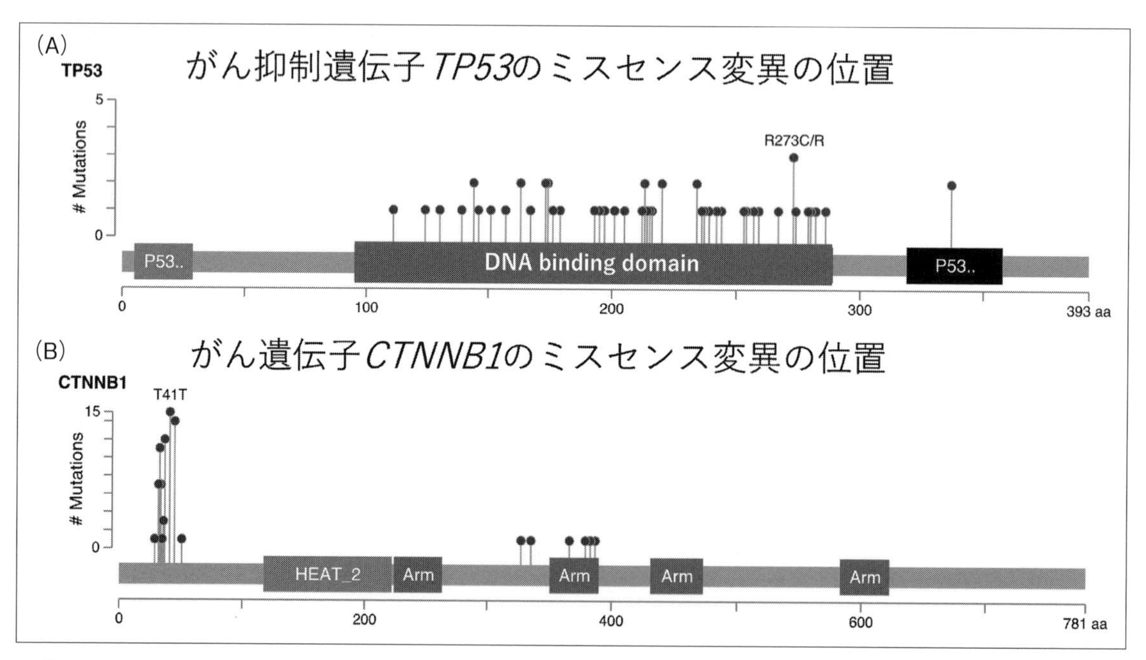


**図❶　肝臓がん300例の全ゲノム解析により検出された変異の位置の分布**

*TP53* 遺伝子（A）と *CTNNB1* 遺伝子（B）の変異の分布を示す。変異情報は文献4に基づき，MutationMapper を用いて描画した。

の比較のため，変異の位置の 1 次構造（アミノ酸配列）上での偏りを同様の手法で評価した（1D permutation 法）。

21 がん種のうち 20 がん種において，多重検定補正後に統計的有意水準に達する遺伝子が存在した。有意な 106 遺伝子のうち 31 遺伝子は複数のがん種で有意であった（図❸）。既知のがん遺伝子，がん抑制遺伝子と 3D permutation 法で有意な遺伝子は共通性が大きく，われわれの解析が正しくドライバー遺伝子を同定していることが示唆された〔がん抑制遺伝子（TSG）; P 値 = 7.1 × $10^{-10}$，オッズ比 = 11.8，がん遺伝子（oncogene）; P 値= 7.4 × $10^{-18}$，オッズ比= 29.5，CSOMIC cancer gene census gene ; P 値 = 5.9 × $10^{-19}$，オッズ比 = 9.0〕（図❹ A ～ C）。各がん種における変異頻度を比較したところ，既知のがん遺伝子以外の候補遺伝

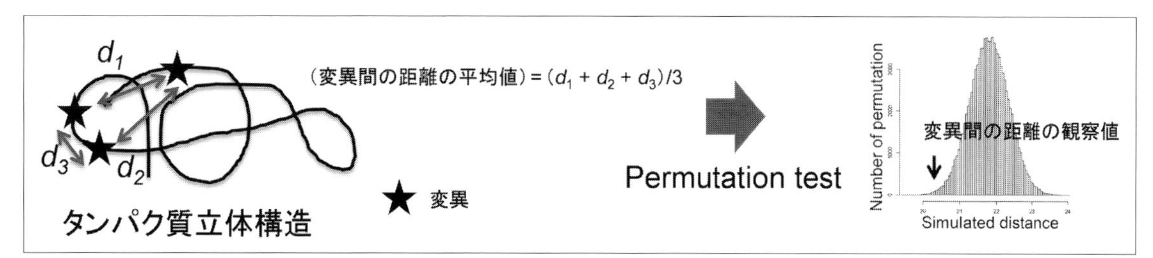


**図❷ 3D permutation 法**

変異の位置を 3 次元構造上に変換し，変異間のユークリッド距離の平均を求め，permutation 法により観察値の大きさを検定する。

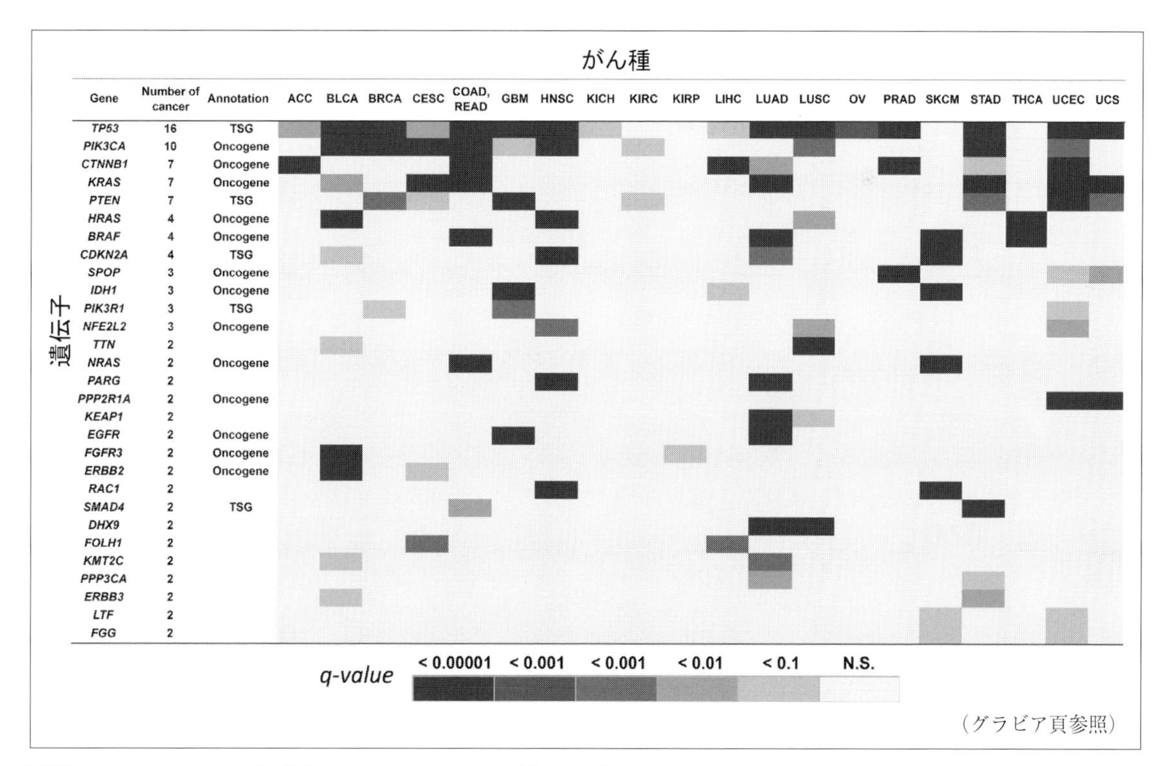


**図❸ 3D permutation 法を用いた TCGA 21 がん種の解析結果**

複数のがん種で有意な変異の偏りが検出された遺伝子を示す。がん種の名称は TCGA に従った。TSG（がん抑制遺伝子）と oncogene（がん遺伝子）の定義は，Vogelstein らに従った[8]。

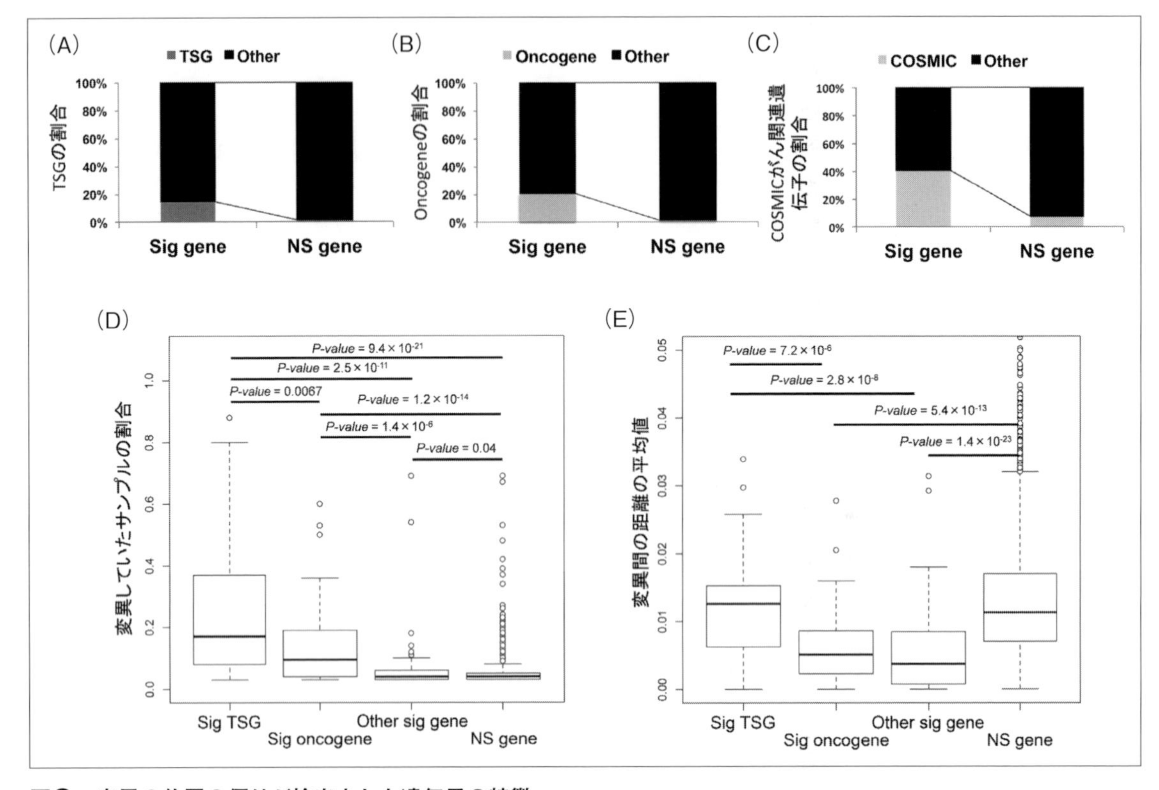


**図❹　変異の位置の偏りが検出された遺伝子の特徴**

A-C. がん抑制遺伝子（TSG）の割合（A），がん遺伝子（oncogene）の割合（B），COSMIC cancer geneの割合（C）。変異の3次元構造上の分布が統計的に有意に偏っていた遺伝子には，がん抑制遺伝子，がん遺伝子，COSMIC cancer geneの割合が高かった。Sig gene：変異の3次元構造上の分布が統計的に有意に偏っていた遺伝子。NS gene：それ以外の遺伝子。

D. 変異の頻度。変異の位置の偏りが検出されたがん遺伝子（Sig oncogene），変異の位置の偏りが検出されたがん抑制遺伝子（Sig TSG），その他の変異の位置の偏りが検出された遺伝子（Other sig gene），変異の位置の偏りが検出されなかった遺伝子（NS gene）を比較した。既知のがん遺伝子，その他の変異の位置の偏りが検出された遺伝子の変異頻度は低く，頻度を用いる手法では検出されないドライバー遺伝子が含まれている可能性がある。

E. 変異間の距離の比較。がん遺伝子の変異間の距離は，がん抑制遺伝子に比べて小さく，がん遺伝子の変異は集積度が高いことが示唆された。y軸は，コーディング（CDS）領域の長さで補正した変異間の距離を示す。

子の変異頻度は低く，頻度を用いる手法では検出されないドライバー遺伝子が含まれている可能性が考えられた（図❹D）。また変異間の距離を比較したところ，がん遺伝子はがん抑制遺伝子よりも小さく，変異が狭い範囲に集積していた（図❹E）。このことは，活性を向上または変化させる変異は，機能喪失や低下を引き起こす変異と比べ，許容される遺伝子内の位置が限られていることを示唆する[1]。したがって，変異の集積の度合いによってがん遺伝子とがん抑制遺伝子を区別することも可能であると考えられる。

ドライバー遺伝子を検出する他の手法と比較するため，MutSigCV法やOncodriveCLUST法との比較を行った[2)7)]。その結果，*FGFR3*，*HRAS*，*KEAP1*などの遺伝子は3D permutation法のみで検出されており，3D permutation法が既知の手法で見逃されているドライバー遺伝子を検出しうることが示唆された[5]。

12遺伝子（*TP53*，*PIK3CA*，*CTNNB1*，*KRAS*，*PTEN*，*HRAS*，*BRAF*，*CDKN2A*，*PIK3R1*，*NFE2L2*，*SPOP*，*IDH1*）は，変異の偏りが3がん種以上において検出された。また，それらの中

には既知のホットスポット変異を取り除いても変異の集積が検出された遺伝子もあり，既知のホットスポット以外の変異も発がんにおいて重要な役割をもつ可能性があることが示唆された。

既知のがん関連遺伝子を除いて有意な遺伝子のパスウェイ解析を行ったところ，“axon guidance”や“semaphorin”に関連する遺伝子群が濃縮されていることが示唆された。

さらに，1 次構造上の集積の解析（1D permutation 法）の結果と 3D permutation 法の結果を比較した。その結果，有意な偏りが観察された遺伝子数は，3D permutation 法のほうが多く，cosmic cancer gene の割合が高かった（がん抑制遺伝子とがん遺伝子の割合の違いは有意ではなかった）。このことは，3 次元構造を考慮することで，ドライバー遺伝子検出の感度が上がることを示唆している。既知のドライバー遺伝子に着目すると，*ERBB2*，*KIT*，*HNF1A*，*GNAS* 遺伝子上の変異の位置の偏りは，1D permutation 法では検出されなかったが，3D permutation 法では検出されていた。また *KRAS*，*BRAF* 遺伝子においては，既知のホットスポット近傍に変異の集積が観察されていた（図❺）。

## Ⅲ．考察

われわれはドライバー遺伝子を検出するため，タンパク質の 3 次元構造上の変異の分布の偏りを検定する手法を開発した。この手法により，21 がん種のゲノムデータを解析し，106 遺伝子に有意な変異の位置の偏りを検出した。Q-Q plot は，検定結果の P 値が一様分布に沿っており，われわれの手法は偽陽性が少なく，変異の分布の偏りを検出していることが示唆された[5)]。また，がん抑制遺伝子においても変異の偏りが検出されており，がん抑制遺伝子においても変異のクラスターが存在することが示唆された。

われわれの手法により検出されたドライバー遺伝子候補の約半数は，既知のがん関連遺伝子ではなく，新規候補であると考えられる。また，それらの発見に加え，既知のがん関連遺伝子においても興味深い知見が得られた。例えば *BRAF* 遺伝子においては，ホットスポット変異（V600E）以外の変異も，ホットスポット周辺に集積していた（図❺）。このことは，既知のホットスポット周辺部の変異も機能的に重要であることを示唆している。これらの新規や集積変異の機能解析を行うことで，がんゲノム変異に新たな知見が加わる可能性が高い。なお本手法は，メンデル遺伝病の変異解析やヒト集団のレアバリアント解析にも応用可能である。タンパク質 3 次元構造内の変異位置の解析は，がん以外の疾患の解析においても新たな疾患原因遺伝子や治療標的の解明に結びつく可能性があると考えられる。

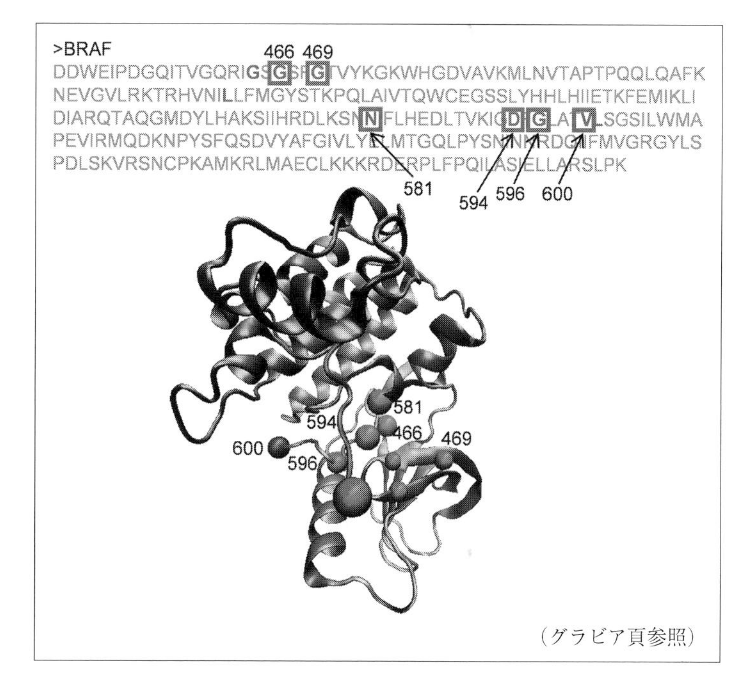


**図❺　変異の位置の偏りが検出された遺伝子の例**

*BRAF* 遺伝子には，ホットスポット（V600E）の他にも変異が存在していた。それらの変異は，1 次構造上では集積していなかったものの，3 次元構造上ではホットスポット周辺に集積しており，ドライバー変異候補であると考えられた。上段が 3 次元構造情報が得られたアミノ酸配列，下段が 3 次元構造を示す。青が V600E，赤がその他の変異を示す。

## Ⅳ. 実行方法

1. Mafft と samtools を開発者の web ページよりインストールする（**表❶**）。
2. samtools を用いてゲノム配列のインデックスを作成する。
3. 3D permutaiton 法を実行する perl プログラムをダウンロードする（**表❶**）。
4. ターゲットとするタンパク質の立体構造を PDB データベースよりダウンロードする。
5. 3D permutaiton 法を以下のコマンドで実行する。

perl 3Dpermutation.pl -G <Genecode gene ID>-I <chain ID>-M <mutation のアミノ酸配列上の位置>-C <chain ID>-N <立体構造上の最小変異数>-P <permutation 法の回数>-R <ゲノム配列>-A <Genecode のアノテーションファイル（3D permutation 法の web サイトよりダウンロード可能である）>

例　perl 3Dpermutation.pl -G ENST00000371953.3 -I pdb1d5r.ent -M 11:24:27:138:142 -C A -N 3 -P 10000 -R All.fa -A <Annotation.gencode.v19.txt > result.txt

**表❶　参照 URL**

- TCGA データベース
  http://cancergenome.nih.gov
- PDB データベース
  http://www.rcsb.org/pdb/home/home.do
- MutationMapper
  http://www.cbioportal.org/mutation_mapper.jsp
- MAFFT
  http://mafft.cbrc.jp/alignment/software/
- Samtools
  http://samtools.sourceforge.net
- 3Dpermutation
  https://github.com/afujimoto/3Dpermutation.git

**謝辞**
本研究において，共同研究をしてくださった皆様に感謝致します。特に，岡田随象先生，谷口浩章先生，中川英刀先生は貴重な示唆とご協力をいただきました。心より感謝申し上げます。なお本研究は，東京大学ヒトゲノム解析センター・スーパーコンピュータを利用しました [9]。

### 参考文献

1) Vogelstein B, Kinzler KW : Nat Med 10, 789-799, 2004.
2) Lawrence MS, et al : Nature 499, 214-218, 2013.
3) Tamborero D, et al : Sci Rep 3, 2650, 2013.
4) Fujimoto A, Furuta M, et al : Nat Genet 48, 500-509, 2016.
5) Fujimoto A, Okada Y, et al : Sci Rep 6, 26483, 2016.
6) Katoh K, Misawa K, et al : Nucleic Acids Res 30, 3059-3066, 2002.
7) Tamborero D, Gonzalez-Perez A, et al : Bioinformatics 29, 2238-2244, 2013.
8) Vogelstein B, et al : Science 339, 1546-1558, 2013.
9) http://sc.hgc.jp/shirokane.html

### 参考ホームページ

・本研究の論文の web サイト
http://www.nature.com/articles/srep26483

・プログラムの公開先
https://github.com/afujimoto/3Dpermutation.git

**藤本明洋**
2003年　九州大学理学部生物学科卒業
2005年　同大学院理学府生物科学専攻修士課程修了
2008年　東京大学大学院医学系研究科博士課程修了
　　　　理化学研究所次世代計算科学研究開発プログラムデータ解析融合研究チーム
2010年　同ゲノム医科学研究センター情報解析研究チーム
2013年　同統合生命医科学研究センター医科学数理研究グループ
2014年　同統合生命医科学研究センターゲノムシーケンス解析研究チーム
2016年　京都大学医学研究科創薬医学講座

# 2．がんゲノム解析
# 4）CASTIN－トランスクリプトームデータからがん間質相互作用を解析－

河村大輔・石川俊平

がん細胞は周囲の間質細胞との相互作用により生存に有利な環境を作り出しており，近年がん間質相互作用をターゲットにした分子標的治療が注目を浴びている。しかし，これまでがん間質相互作用全体の定量的な評価は困難であった。われわれは，ヒトがん細胞をマウスに移植したがんゼノグラフトモデルのトランスクリプトームデータから，がん間質相互作用を網羅的に解析するソフトウェア（CASTIN）を開発した。本稿では，CASTINの原理と解析時の注意点などについて述べる。



## はじめに

生体内において，がん細胞は通常単独では生存できず，周囲に存在する線維芽細胞や血管内皮細胞，リンパ球などの間質細胞との相互作用を介して増殖・進展していくことが知られている[1)]。そのため，がん細胞ではなく，がん間質相互作用をターゲットとした新たな医薬品の開発・治験が世界中で行われている。ベバシズマブなどの血管新生をターゲットとした抗体や，ニボルマブなどの免疫チェックポイント阻害薬もがん間質相互作用をターゲットにした治療薬といえる。がん細胞と間質細胞は液性因子や細胞接着による様々なシグナルを介して相互作用するが，このような相互作用は膨大な数が知られており，それぞれが程度の差はあれ腫瘍微小環境の形成に寄与していると考えられる。しかし，相互作用全体の中で各相互作用が占める相対的な寄与度を定量的に評価するのは難しいことが，ターゲット相互作用の選定を困難にしている。また，ゲノムの体細胞異常と比べてがん間質相互作用をターゲットにした治療薬のバイオマーカーによいものがないことも，がん間質相互作用を評価する方法がないことが一因であろう。

一方，以前より，ヒトがん細胞を免疫不全のマウスに移植したゼノグラフトマウスモデルを用いたがんの研究が活発に行われてきた。ゼノグラフトではヒトのがん細胞とマウスの間質細胞の間で相互作用が生じる。そのため，細胞株のようながん細胞のみの環境に比べ患者の体内に存在する腫瘍に近い組織型を示し，より臨床検体に近い腫瘍が再現できる[2)]。またゼノグラフトでは，がん細胞はヒト由来，間質細胞はマウス由来であるため，次世代シーケンサーを用いればヒトとマウスの配列の違いを利用してヒト成分とマウス成分，すなわちがん細胞と間質細胞を個別にプロファイ

key words
がん間質相互作用，ゼノグラフト，トランスクリプトーム，インタラクトーム，リガンド，受容体

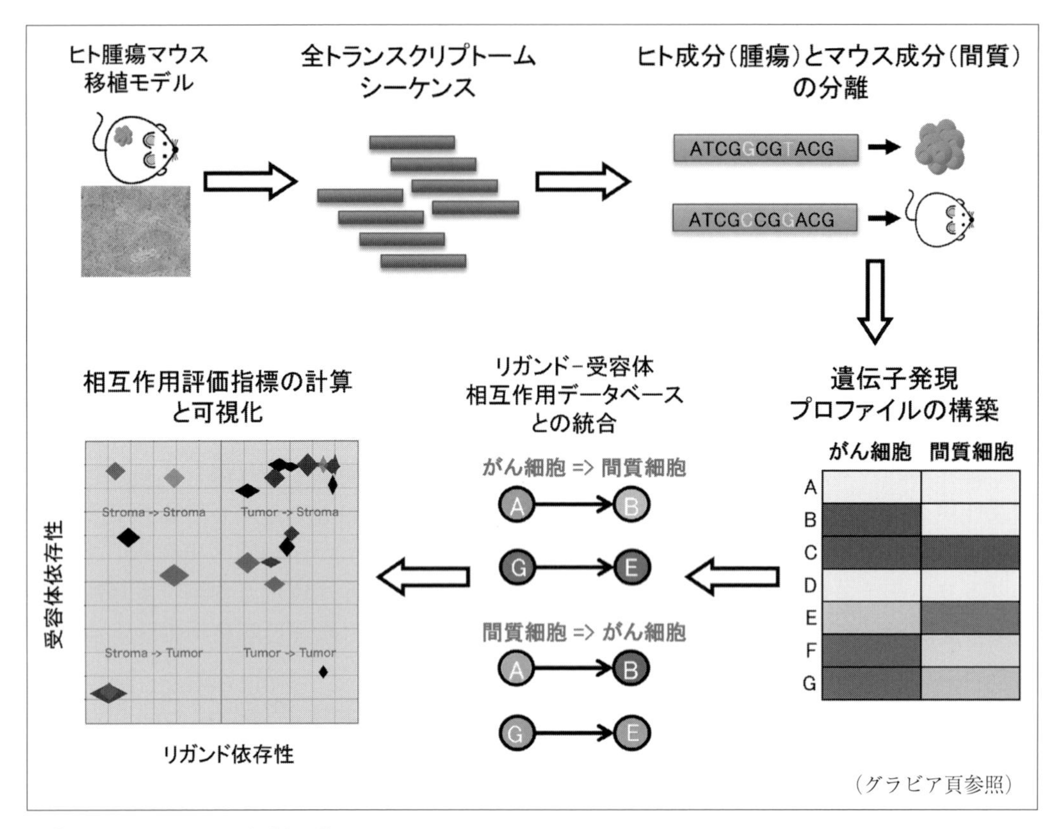


**図❶　CASTIN による解析の流れ**（文献 3 より改変）

ヒトのがん細胞をマウスに移植して作成したゼノグラフト組織の全トランスクリプトーム解析を行う。ヒト成分とマウス成分を配列の違いを利用して分離した後，がん細胞と間質細胞の発現プロファイルを構築する。独自に構築した相互作用データベースと組み合わせることで相互作用全体のプロファイルを行う。

ルすることが可能である。これを利用して，われわれはがんゼノグラフトモデルのトランスクリプトームデータから，がん間質相互作用の全体（インタラクトーム）を解析するソフトウェア CASTIN（cancer-stromal interactome analysis）を開発した[3]。CASTIN を用いることにより，がん間質相互作用全体において，各相互作用の寄与を定量的に評価することが可能である。本稿では，CASTIN による解析の原理，ソフトウェアの使用方法やサンプル処理の注意点などについて述べる。

## Ⅰ. CASTIN - がん間質相互作用解析の原理

### 1. システム概要

**図❶**に CASTIN による解析の流れを示す。入力はゼノグラフトの腫瘍組織から得られた RNA-Seq データ（FASTQ 形式）である。CASTIN では RNA-Seq データを以下の 4 つのステップで解析する。①ヒトとマウスの coding 領域の配列の違いを利用してヒト由来（がん細胞）とマウス由来（間質細胞）のリードに分離する。②がん細胞，間質細胞のそれぞれで個別に遺伝子発現量を定量化し発現プロファイルを作成する[*1]。③われわれが独自に構築したリガンドと受容体の組み合わせ

[*1] ここで，遺伝子発現量は個別に正規化されるため，腫瘍組織のがん細胞と間質細胞の比率はプロファイルに影響しないことに注意されたい。

のデータベースと発現プロファイルを合わせ，④各相互作用を評価するための4つの指標（後述）を計算し，インタラクトームプロファイルを構築し，可視化する。本稿では紙面の都合から，手順①～④のうちCASTINの最大の特徴である③相互作用データベースの構築と④インタラクトームプロファイルの計算について述べる。①②の詳細については論文[3]を参照されたい。

### 2. リガンド－受容体相互作用データベースの構築

われわれは公共のタンパク・タンパク相互作用データベースの情報を統合して，シグナルを出す分子（リガンド）とシグナルを受け取る分子（受容体）のデータベースを独自に作成した。ここではリガンド，受容体と表現しているが，実際は液性因子と受容体の関係だけでなく，シグナルの受け渡しが生じる細胞表面タンパク同士の関係も抽出している。具体的には，KEGGパスウェイデータベース[4]に登録されている相互作用のうち，タンパク局在情報が‘細胞外マトリクス’－‘細胞膜’，もしくは‘細胞膜’－‘細胞膜’である相互作用を抽出した。ただし，この中には細胞膜上で二量体を形成するタンパク質など同一細胞内でのみ生じる相互作用も含まれていた。そのため，全相互作用候補について，研究者が相互作用の根拠となっている論文を読み，異なる細胞間で生じうる相互作用を抽出した。なお，データベースには液性因子と受容体のようにシグナルの伝達する向きが明確な関係だけでなく，Ephrin と Ephrin 受容体のように双方向にシグナルが伝達される相互作用も少数ながら含まれている。そのようなケースではデータベース上は両方の向きで登録している。現在データベースには2017年7月現在で1150個の相互作用が登録されており，随時追加を行っている。

### 3. 相互作用評価指標の計算と相互作用全体の可視化

データベース中の各相互作用について，がん細胞と間質細胞の発現プロファイルから，以下の相互作用評価指標を計算することで相互作用の全体像（インタラクトームプロファイル）が解析可能となる（**図❷A**）*2。

- リガンド依存性（LD）：リガンドの遺伝子発現量について，がん細胞が占める割合である。$0 \leqq LD \leqq 1$ の値をとり，0に近づくほどリガンドは間質細胞優位，1に近づくほどがん細胞優位に発現していることになる。
- 受容体依存性（RD）：受容体の遺伝子発現量について，間質細胞が占める割合である。$0 \leqq RD \leqq 1$ の値をとり，0に近づくほど受容体はがん細胞優位，1に近づくほど間質細胞優位に発現していることになる。なおLDとは異なり，分子は間質細胞の発現量であることに注意されたい。
- リガンドシグナル強度（LS）：がん細胞と間質細胞のリガンド発現量のうち大きなほうの発現量の対数値である。
- 受容体シグナル強度（RS）：がん細胞と間質細胞の受容体発現量のうち大きなほうの発現量の対数値である。

上記の4つの指標を**図❷B，C**のように横軸にLD，縦軸にRD，各相互作用を表すひし型の横，縦の対角線の長さをLS，RSと表現することによって二次元平面上で可視化される。各相互作用が以下の領域1～4のどこにプロットされているかを見れば，相互作用シグナルが伝わる向きがわかる。

- 領域1（$LD \geqq 0.5$，$RD \geqq 0.5$）：リガンドはがん細胞優位に発現し，受容体は間質細胞で優位に発現している。つまり，がん細胞から間質細胞へシグナルが伝達すると考えられる。
- 領域2（$LD \geqq 0.5$，$RD < 0.5$）：リガンド，受容体ともにがん細胞で優位に発現しているため，がん細胞による自己制御といえる。
- 領域3（$LD < 0.5$，$RD \geqq 0.5$）：領域2とは逆にリガンド，受容体ともに間質細胞で優位に発

*2 オリジナルの論文[3]では，がん細胞から間質細胞，間質細胞からがん細胞の2つの向きについて別々に評価指標を計算し可視化していたが，その後，2つの向きの情報を統一した評価指標に仕様が変更されたため，計算方法・可視化方法が異なっていることに注意されたい。

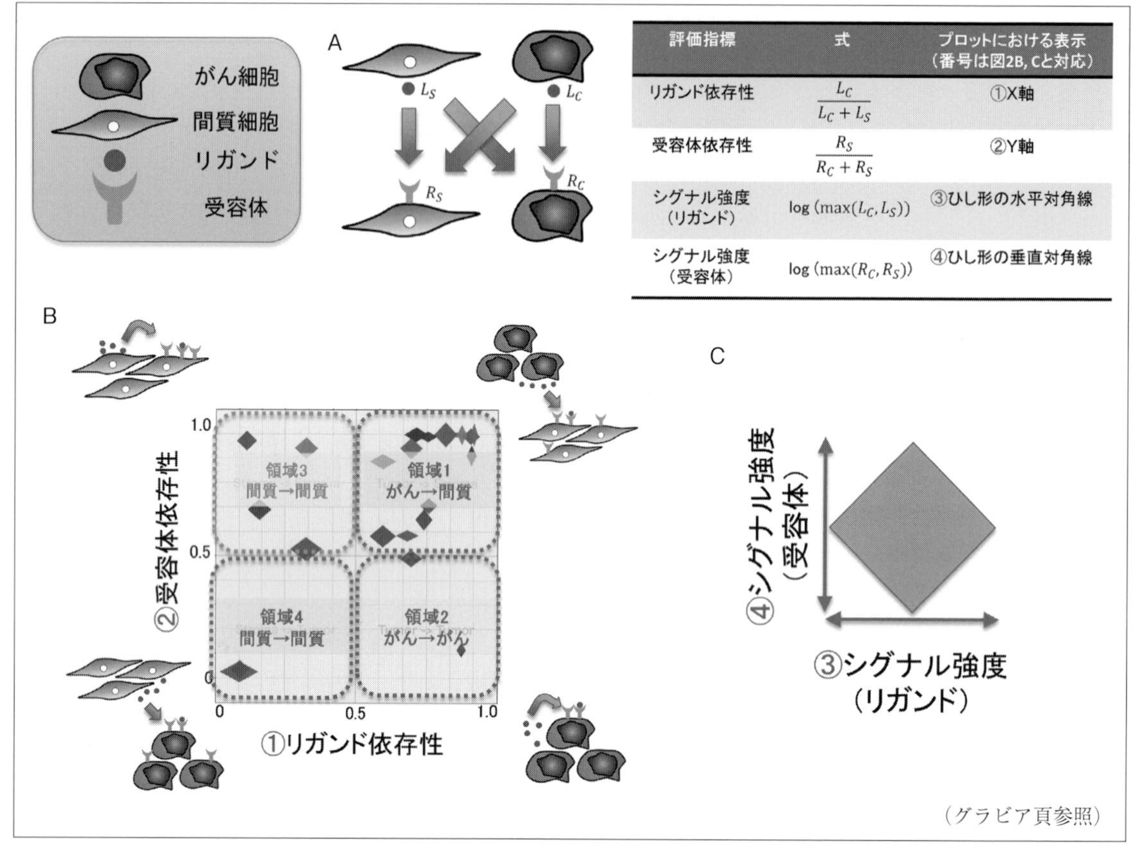


**図❷　相互作用評価指標の計算とインタラクトームプロファイルの可視化**（文献 3 より改変）

A. がん細胞と間質細胞のリガンドおよび受容体の発現量を用いて，リガンド依存性，受容体依存性，リガンドシグナル強度，受容体シグナル強度の 4 つの評価指標を計算する。
B. 評価指標の可視化。横軸 / 縦軸はそれぞれリガンド / 受容体依存性を表す。
C. 各相互作用を表すひし型の水平 / 垂直対角線はそれぞれリガンドと受容体のシグナル強度を表す。

現しており，間質細胞による自己制御といえる。

- 領域 4（LD < 0.5，RD < 0.5）：領域 1 とは逆にリガンドからがん細胞へシグナルが伝達していることになる。

特に領域 1 と 4 はがん細胞と間質細胞の両者の存在下で初めて成立するシグナルであり，相互依存性の強いシグナルである。各腫瘍組織において，このインタラクトームプロファイルを計算し比較することで，重要ながん間質相互作用をスクリーニングすることが可能である。例えば，がん細胞から間質細胞に作用する強い相互作用を抽出したい場合は，領域 1 で LD，RD が大きな相互作用を選択すればよい。また，それぞれの領域に入る相互作用の数と大きさを調べることで，がん間質相互作用が強い腫瘍と弱い腫瘍を区別することも可能である[*3]。

## Ⅱ．ソフトウェアの使用に関して

CASTIN の具体的なインストール方法，解析

*3　オリジナルの論文[3)]では，がん細胞から間質細胞，間質細胞からがん細胞の 2 つの向きについて別々に評価指標を計算し可視化していたが，その後，2 つの向きの情報を統一した評価指標に仕様が変更されたため，計算方法・可視化方法が異なっていることに注意されたい。

手順についてはホームページのマニュアル[5]を参照されたい。なお，解析したいサンプルに関してユーザが用意する入力ファイルはFASTQファイルのみであるが，CASTINではQuality filterは行われない。そのため，あらかじめTrimmomatic[6]など他のソフトウェアを用いてQualityの低いリードを除去しておくことをおすすめする。CASTINではがん細胞と間質細胞の発現量プロファイル，インタラクトームプロファイルが出力されるが，インタラクトームプロファイルは専用ビューア[7]によりで可視化可能である（図❸）。なお本ビューアでは，2つのインタラクトームプロファイルを入力することで，それらを比較することができる。また，リガンド，受容体のシグナル強度や相互作用の変化のパターン，変化の大きさなどで相互作用をフィルタして表示することも可能である。プロファイルの比較機能を用いることで，例えば薬剤の投与群/非投与群での相互作用プロファイルの変化などが解析可能である。

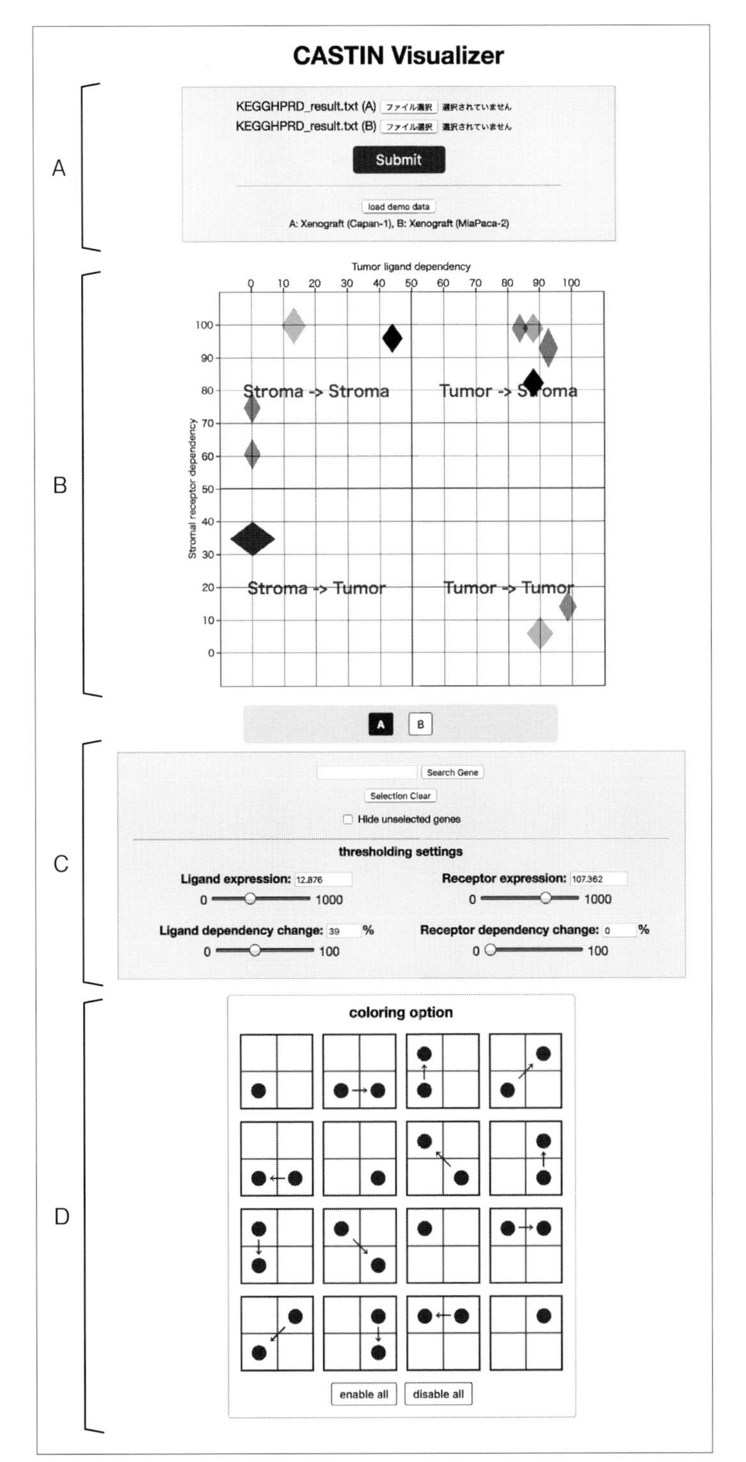


図❸　CASTIN Visualizerのスクリーンショット

A. 比較したい2つのインタラクトームプロファイルを選択し，"Submit"を押すと読み込まれる。“load demo data”を押すとデモデータが読み込まれる。
B. インタラクトームプロファイル。下部の“A”，“B”をクリックすることで，2つのインタラクトームプロファイルの違いがアニメーションで表示される。
C. 特定の遺伝子名（Gene Symbolの部分一致）を検索したり，リガンド，受容体の発現量や2つのインタラクトームプロファイルの変化の大きさでフィルタリングできる。
D. 2つのインタラクトームプロファイルの変化のパターンでフィルタリングできる。

## Ⅲ. サンプルの用意およびシーケンスの際の注意点

ここではCASTINで解析するサンプルの用意およびシーケンスの際に注意すべき点について述べる。まず，腫瘍組織からRNAを抽出する前に，摘出した腫瘍の外側に付着した組織を丁寧に除去することが重要である。これは，腫瘍微小環境外の間質細胞の影響がノイズになってしまうためである。また，患者から切除した腫瘍細胞を直接免疫不全マウスに移植するpatient derived xenograft（PDX）の組織を解析する場合，最初の数継代ではヒトの間質細胞が混在する可能性がある。そのため，3代以上の継代を行ったサンプルを解析したほうがよいだろう。これに関連して，PDX腫瘍を解析する際には，CASTINから出力される発現プロファイルを見て，ヒト型*CD20*（*MS4A1*）などの血球系特異的マーカーなどヒト間質由来と考えられる遺伝子が高発現していないかルーチンで調べることをおすすめする。

シーケンスプロトコルについては，ヒト由来とマウス由来の配列を精度よく分離するために，長いリードのほうが望ましい。われわれの検討では，100bp×2のペアードエンドを用いれば99.9％以上の精度で分離可能であることがわかっている。さらに，これはRNA-Seq解析全般に言えることであるが，シーケンサーやプロトコルによるバイアスを避けるため，比較したいサンプルは同じ種類のシーケンサーで同じシーケンスプロトコルを用いることも重要である。

## おわりに

本稿では，がんゼノグラフトモデルのトランスクリプトームデータから，がん間質相互作用全体を定量的に解析するソフトウェアであるCASTINについて解説を行った。CASTINを用いることにより，がん間質相互作用において相互依存性の強い相互作用を抽出したり，その腫瘍組織におけるがん間質相互作用の強さを評価したりといったことが可能である。

一方で，本手法にはいくつかの限界があることは認識しておく必要がある。CASTINはヒト細胞-マウス細胞間の相互作用がヒト細胞間の相互作用と同じような形で生じるという仮定のもとで解析を行っている。しかし，ヒトとマウスのタンパク質はアミノ酸配列が一部異なるために，相互作用によっては，ヒト細胞間では生じるものがヒト細胞-マウス細胞間では生じないこともあるし，相互作用したとしても活性が異なる場合もある。またゼノグラフトでは，ヒトの腫瘍を生着させるためにヌードマウスなどの免疫不全マウスを用いるため，免疫細胞の関与する相互作用を解析する場合は注意が必要である。

なお近年，組織に含まれる細胞を1細胞レベルに分離して個別にシーケンスを行うシングルセルRNA-Seqが可能になった。この技術を利用すれば，がん細胞だけでなく様々な間質細胞も分離して解析することが可能となる。また，ヒトの臨床検体を用いることによって，免疫細胞を含むより生理的な状態での腫瘍の解析が可能となり，上記で述べた問題は解決される。しかし，細胞を分離するのにかかる費用が高額であること，細胞分離の段階で生の検体が必要であることなどの制約があるため，通常のRNA-Seqプロトコルで得られるデータを解析できる本手法が費用面や簡便性において優位である。また，ゼノグラフトであれば薬剤投与などの介入実験が容易に実施できる点も強調しておきたい。本ツールをがん間質相互作用をターゲットにした薬剤開発のためのスクリーニングツールとして使っていただくことを願っている。

### 参考文献

1）Quail D, Joyce J : Nat Med 19, 1423-1437, 2013.
2）Siolas D, Hannon GJ : Cancer Res 73, 5315-5319, 2013.
3）Komura D, et al : BMC Genomics 17, 899, 2016.
4）Kanehisa M, Goto S : Nucleic Acids Res 28, 27-30, 2000.
5）https://github.com/tmd-gpat/CASTIN

6）Bolger AM, et al : Bioinformatics 30, 2114-2120, 2014.
7）http://gpatgazeza.tmd.ac.jp/CASTIN_viewer/uploadable/index.html

**参考ホームページ**

- CASTIN 解析ソフトウェア・マニュアル
  https://github.com/tmd-gpat/CASTIN
- CASTIN インタラクトームプロファイル専用ビューア
  http://gpatgazeza.tmd.ac.jp/CASTIN_viewer/uploadable/index.html

**河村大輔**
2002 年　東京大学工学部計数工学科卒業
2004 年　同大学院情報理工学系研究科修士課程修了
2007 年　同大学院工学系研究科博士課程修了
　　　　日本電気株式会社中央研究所データマイニンググリサーチグループ（～ 2009 年）
2013 年　千葉大学医学部医学科卒業
2015 年　東京医科歯科大学難治疾患研究所ゲノム病理学分野特任助教
2016 年　同助教

# 2．がんゲノム解析
# 5）phyC－がん進化を推定・分類するためのデータ駆動型数理アプローチ－

松井佑介・島村徹平

本稿では，がんの多様性および複雑性を数理的に解き明かすアプローチとして，症例個々のがん進化を推定・分類する方法について解説する。がんは自らのゲノムを改変したサブクローンと呼ばれる多様性をもった細胞群を作り，選択圧に適応するためにサブクローンの組成を変化させ，遺伝的に進化していくことが知られている。近年，複数領域シークエンシングと呼ばれるアプローチにより，同一患者の腫瘍の複数部位から得られた試料において塩基配列を解読した遺伝子変異データから，がん進化の系譜を辿ることが可能となりつつある。まず，近年のがん進化推定の方法論を紹介したのち，筆者らが最近開発したがん進化の分類手法（phyC）について解説する。

## Ⅰ．がんの不均一性とがん進化

がんは本来厳密な複製が求められる体細胞に遺伝子変異が蓄積した結果，細胞が異常に増殖することで発生する。この遺伝子変異の組み合わせは患者ごとに異なり（腫瘍間不均一性），また患者一人の中でも異なる遺伝子変異の組み合わせをもつサブクローン[用解1]と呼ばれる細胞群が存在することが明らかとなっている（腫瘍内不均一性）。

がんの不均一性がどのようにして生じるのかという問いに答える1つのアプローチが，がんのクローン進化理論である。この理論はおよそ40年前に提唱され[1]，がんの発生とは逐次的な体細胞変異と体細胞分裂によるクローナルな増殖による進化過程であることが述べられている。Nowellによるがんクローン進化理論は，ダーウィンの進化論をがん細胞の集団に適応させたもので，ある腫瘍内において，がん細胞群が環境圧の変化に応じて，生存に対して選択的優位性をもつ変異（ドライバー変異）と中立的な変異（パッセンジャー変異）を新たに獲得し，生存に適するか否かの競合的選択に曝されることで，一部のサブクローンが自然淘汰され，異なるクローンとして進化していくというものである。臨床的な観点では，がんの治療抵抗性と再発性は同じ腫瘍に含まれる一部の抵抗性を示すサブクローンに一因があり，もともと少数であった抵抗性のサブクローンが薬剤投与という環境変化に適応するために進化・増殖することで抵抗性を獲得すると考えられている。したがって，がん細胞群のサブクローン進化の特性

key words
腫瘍間不均一性，腫瘍内不均一性，サブクローン進化，複数領域シークエンシング，治療抵抗性，個別化医療，トポロジー，分類，ドライバー変異，パッセンジャー変異

を理解することは臨床的にも重要な課題である。

## Ⅱ．がん進化系統樹の推定アプローチ

がん進化の推定には，大きく分けて2つのアプローチがある。1つは大規模ゲノムコホートデータ[用解2]に基づき変異の選択的優位性[用解3]を統計的因果推論[用解4]の枠組みで推定するアプローチ[2)]，もう1つは同一患者内の腫瘍組織を複数に分割・シークエンスしたデータから，がんの進化の歴史を推定するアプローチである[3)-5)]。個別化医療の観点では，後者のアプローチが近年注目を集めており，多数の方法論が開発されている[6)7)]。本稿では，近年の進化系統樹の推定手法を俯瞰したのち，それらの問題点とわれわれが試みている最近のアプローチについて紹介する。

### 1．複数領域シークエンシングデータ

樹木の年輪には，これまでに起きた気候の変動や火山の噴火など過去数百年にわたる地球環境に関わる情報が刻み込まれていることが知られている。樹木の年輪と同様に，同一患者内の一領域における遺伝子変異はその患者の過去の腫瘍内のサブクローンの変動が記録されたレコードとしてみることができる。過去の気候変動などを樹木の年輪によって知る方法と同様に，同一患者内の腫瘍組織から複数領域をサンプリングして，各領域の遺伝子変異を次世代シークエンサー[用解5]で調べることにより，がんサブクローン増殖の時空間的変化，すなわちがん進化の系譜を辿ることが可能である。このアプローチを複数領域シークエンシング（multi-regional sequencing）[8)]と呼ぶ。次世代シークエンサーでは，大量の細胞群（バルク，Bulk）からDNAを抽出して，100～200bp長のリードと呼ばれるDNA塩基配列の断片情報を一度に大量に出力する。ある遺伝子座[用解6]における全リード数のうち，塩基配列の基準となるレファレンスゲノムと比べて変異している割合を変異アリル頻度（variant allele frequency：VAF）と呼ぶ。VAFは採取した細胞群における変異割合であるため，がん組織から採取した場合には，変異を獲得しているがん細胞数の割合に比例すると考えられる。複数領域シークエンシングでは，腫瘍組織の領域ごとに遺伝子ごとのVAFを得るため，最終的に得られるデータは各要素にVAFが入った遺伝子×領域のデータ行列となる。

### 2．進化系統樹の推定

がん進化構造を推定する初期の方法論として，分子系統学[用解7]的な解析手法に基づく方法が用いられてきた。これは，同一腫瘍における各領域を生物種に見立てて，祖先（正常細胞）から現在の子孫（採取した領域に含まれるがん細胞）までの遺伝的進化を統計的に推定するアプローチである。分子系統樹解析は遺伝学の分野において歴史の長い方法論であるため，多数のアルゴリズムが開発・実装されている。しかし，分子系統樹解析を用いて，がん細胞群のサブクローン進化を正しく推定するための前提条件は，「同一腫瘍内の採取した領域＝あるサブクローンを表す均質な細胞群」という関係が成り立っている場合である。実際の腫瘍組織は高度に不均一な細胞群であり，採取した1つの領域内にはいくつかの遺伝的特徴をもったサブクローンが存在すると仮定すべきである。

そのため，近年のがんサブクローン進化推定手法の研究では，

(S1) 同一の遺伝的特徴をもつサブクローンおよびそれらの割合の推定
(S2) 推定したサブクローン間における進化構造の推定

を含む統計・数理的なアルゴリズムが開発されている。先ほどの分子系統樹解析では，遺伝子変異の有無（1/0）を用いて推定するため（S1）の部分については考慮されないのに対して，近年の方法ではVAFを用いることで同じ程度の変異をもつような細胞群の同定とそれらの割合を推定している点に違いがある。さらに，推定した細胞群間の進化上の順序を推定するために，以下の2つの仮定をおいている[6)9)]。

(A1) 進化の過程で同じ変異は2回以上起こらない（infinite site assumption）
(A2) 一度獲得した変異はそれ以降の進化の過程で失われない（no back mutation）

仮定（A1）は，突然変異が確率的には稀であり，

また塩基配列もおよそ30億という膨大な数よりなる配列であるため，同一の塩基に対して同じ変異が起こる期待値は統計的に非常に低いという考えからきている。仮定（A1）と（A2）より，各サブクローンはユニークであり，また子サブクローンのVAFの和は直接の親サブクローンのVAF以下であるという数学的な条件が導出される。ただし，これらの仮定の妥当性については検証が必要であり，今後精緻な議論が必要である[10]。

## Ⅲ．がんのサブクローン進化解析のボトルネックと解決アプローチ

多数のがんサブクローン進化の推定手法が開発され，データが次々と蓄積されている。しかし一方で，推定した進化構造の解釈については，個々の生命科学者が一つ一つ手作業で生物学的な解釈をしているのが現状で，がんサブクローン進化推定を応用へとつなげる時のボトルネックとなっている。複数領域シークエンシングによるアプローチでは個々の腫瘍ごとにサブクローン進化構造を推定できるため，コスト面の課題はあるものの，多検体での複数領域シークエンシングを行うことにより，検体ごとのがんサブクローン進化系統樹を得ることができる。その場合には，治療背景の異なる患者間で，がんサブクローン進化構造がどのように異なるかを比較することが重要である。筆者らは，そのような背景を踏まえて，多数のがんのサブクローン進化構造を統計的に分類する手法を開発した[11]。

### 1．サブクローン進化構造の分類手法（phyC）の開発

がんサブクローン進化構造を生物学的に解釈するには，個々のサブクローンに含まれている変異を解釈していくのが最も確実であると考えられるが，多数検体となった場合には困難である。筆者らは，がんサブクローン構造を定量化することを考え，特に表現型とがんサブクローン進化構造の間の関連性を調べる手法を開発した。サブクローン進化構造にはいくつかのパターンが知られており，monoclonal，polyclonal-low，polyclonal-middle，polyclonal-high，mutator phenotypeの5つがある[12]。これらは進化構造のトポロジカルな特徴によって捉えることができるため定量化が可能である。さらに，Zhangら[13]は肺腺がんのサブクローン進化を例に，再発と非再発の患者群でtrunkとbranchそれぞれのサブクローンに蓄積されている変異数が大きく異なることを示した。

これらの研究を踏まえて，がんサブクローン進化構造の特徴を捉える特徴量として，進化系統樹のトポロジー構造[用解8]と各サブクローンに含まれる変異数の2つを考慮して分類する手法（phyC）を考案した（**図❶**）。まず，phyCが扱う進化構造のモデルは，各点（ノード）がサブクローンを表し，トポロジーは進化構造を表す（**図❶ A**）。また，サブクローン同士をつなぐ線（エッジ）の長さは，親のサブクローンから子のサブクローンの間に新たに蓄積した変異の数を表す（**図❶ B**）。

木構造の比較では，数学的に取り扱いが容易な二分木を扱うことが多いが，サブクローン進化構造の場合は，先に示したように複雑な木の構造をとるため，患者間での木構造の比較は容易ではない。逆に，複雑な木構造を何らかの形で元の情報を失うことなく二分木に「変換」できれば，患者間でのがんサブクローン進化の比較が可能となる。phyCでは，参照木と呼ばれる共通の巨大な二分木を用意して，そこに患者ごとに推定された，がんサブクローン進化構造をマッピングする過程を通じて，「変換」を実現している。マッピングの際には，実際には分岐がない部分のエッジ長は「ゼロ」と考えることで，二分木以外の分岐構造を二分木に埋め込むことが可能である（**図❶ C**，詳しいアルゴリズムと数理的な性質については文献11を参照）。このようにして共通の参照木に埋め込んだ二分木は，枝分かれのない部分のエッジ長はゼロ，枝分かれのある部分については対応するエッジ長のある，単純なエッジ長の組として定量的に表すことができる。さらに，患者間で同定される変異は異なるため，サブクローンに含まれる変異数を患者ごとの全変異数で正規化す

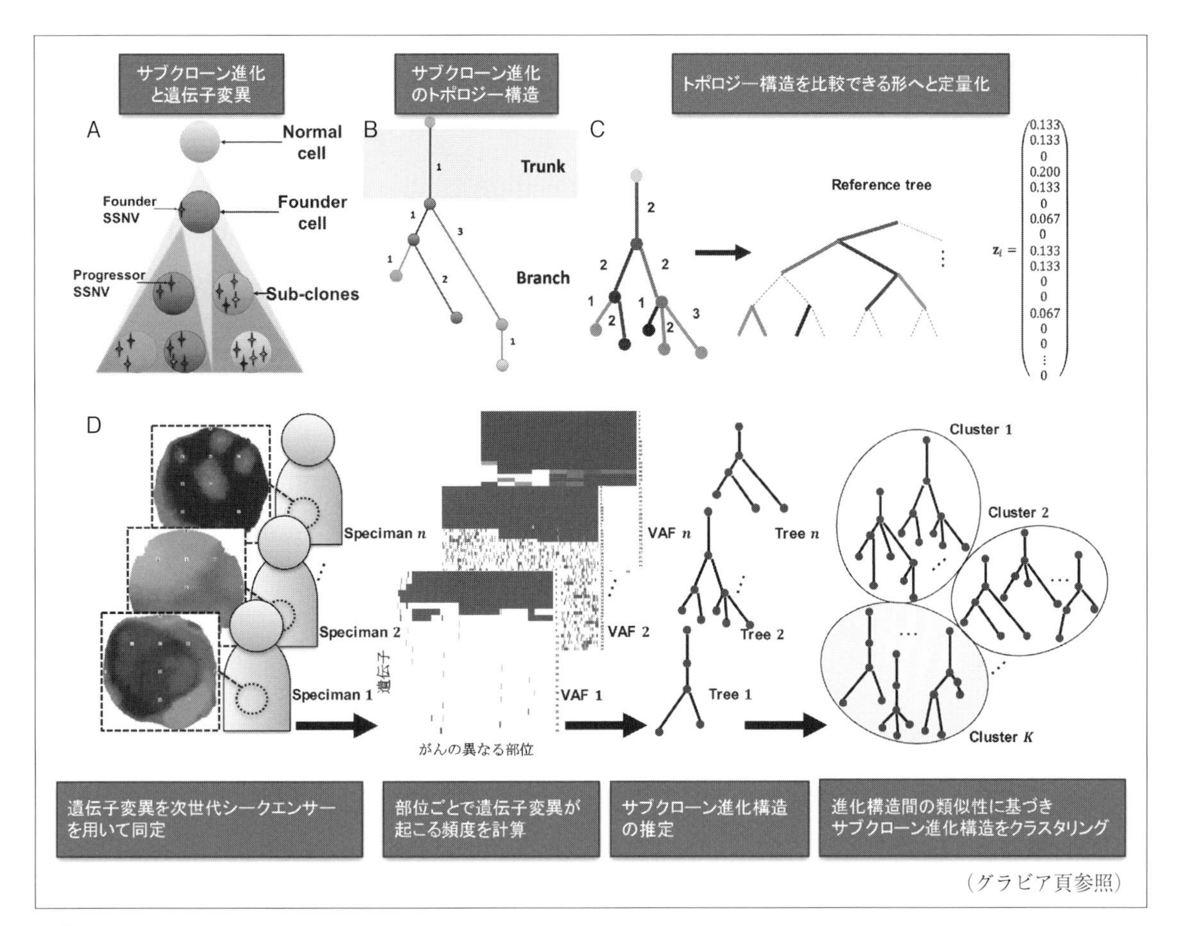


**図❶ phyC の概要と解析の流れ**

ることで，エッジ長の比較を可能としている。これらを元に非類似性（距離）を計算することで，類似したがんサブクローン進化構造をグルーピングしている（図❶ D）。

図❷ A に示した 5 つの分岐パターンの分類に加え，筆者らがサブクローンに含まれる変異数の特徴を考慮して（図❷ B）新たに定義したがんサブクローン進化構造の 9 つのパターン（図❷ C）の分類についてのシミュレーションでは，十分な精度で分類できることを確認している[11]。また，8 名の腎がん患者[8]および 11 名の肺線がん患者[13]に対する複数領域シークエンシングデータに対して，phyC を適用した結果を図❷ D ～ F に示した。まず腎がんでは，薬剤感受性患者群クラスターが形成され（図❷ D），さらに肺線がんでは，再発群と非再発群でがんサブクローン進化構造が分かれていることがわかる（図❷ E）。さらに 2 つのがん種間で進化構造の差異が確認できる（図❷ F）。このように，がんサブクローン進化構造をトポロジーに基づいて分類することで，大まかな特徴を捉えることができ，今後データが増えていく中で，サブクローン進化構造の特徴に基づく患者の特徴づけを行い，臨床情報と組み合わせることにより治療抵抗性に関わるがんのサブクローン進化構造の同定が期待できる。

## Ⅳ．今後の課題と展開

これまでに，がんのサブクローン進化構造を推定するための統計・数理モデルは多数開発されているが，多くの方法では推定したがんのサブクローン進化構造の候補は複数あり，それらの選択規準は特に定まっていない。また手法間でも結果

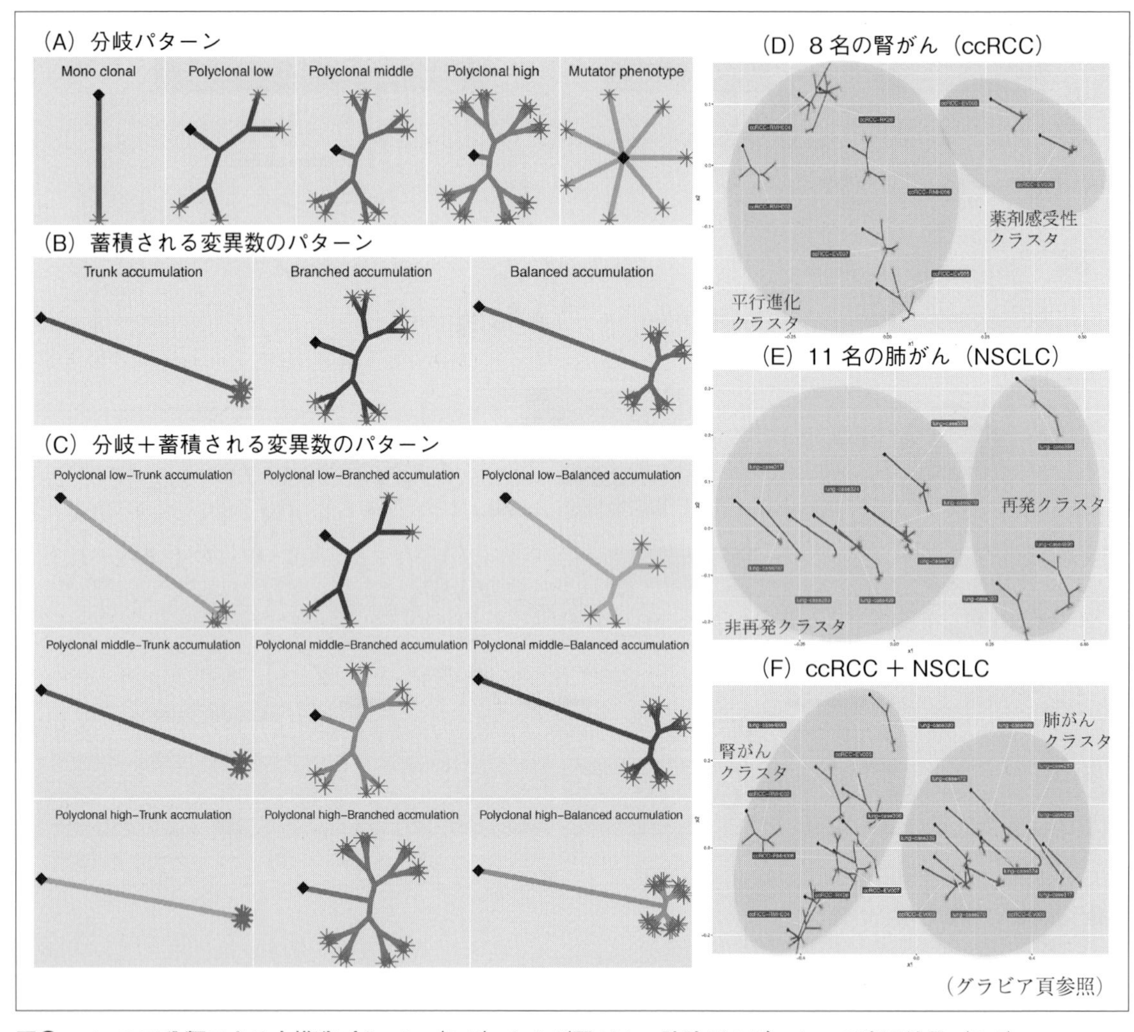


**図❷　phyCで分類できる木構造パターン（A-C）および腎がん・肺腺がんデータへの適用結果（D-F）**

が異なることもあり，推定したサブクローン進化構造の妥当性や結果の解釈については重要な課題となっている。

現状の複数領域シークエンシングに基づくがん進化の推定アプローチは，同一の腫瘍組織から採取する領域の数やシークエンシングで読むリード数（あるいは深さ）に依存しており，実際の腫瘍組織で起こっているがんの進化構造をどの程度，正しく推定できているのかについては未知の部分が多い。1細胞シークエンシング[用解9]は，細胞群の不均一性を直接的に捉えることが可能であるため将来的には有望であると考えられており，すでにいくつかのがん進化の推定手法がすでに提案されている[14)-16)]。また臨床的な実用性の観点から，ctDNA[用解10]を用いて同一患者内におけるがん進化を推定するアプローチ[17)18)]なども研究されていくと考えられる。

## 用語解説

1. **サブクローン**：異なる遺伝子変異の組み合わせをもつ細胞群のこと。
2. **ゲノムコホートデータ**：共通した背景をもつ患者群に関するゲノムデータ。がんゲノムではThe cancer genome atlas（TCGA）やInternational Cancer Genome Consortium（ICGC）などが広く知られており，がん種，年齢，性別，治療背景などとともに1万以上のがん組織のゲノムデータを中心に公開している。
3. **選択的優位性**：あるサブクローンがドライバー変異を獲得することにより，他のサブクローンと比べて優位に生存・増殖できる特徴のこと。
4. **統計的因果推論**：データから因果関係を推定する方法論。原因と結果は時間的な順序を含んでいるため，大規模ゲノムコホートデータを用いて（ドライバー）変異間の因果関係を推定することで，遺伝的な進化を辿ることができると考えられる。
5. **次世代シークエンサー**：ヒトのゲノムを構成する30億のATGCからなる文字列を一度で大量に読み取ることができる最新の機械。
6. **遺伝子座**：染色体やゲノムにおける遺伝子の位置のこと。
7. **分子系統学**：生物のもつ塩基配列やアミノ酸配列に基づき，生物種の進化を研究する学問領域。
8. **トポロジー構造**：図形の位置や形状に関する性質のこと。
9. **1細胞シークエンシング**：1細胞レベルでゲノムや転写物をシークエンシングする技術。
10. **ctDNA**：血中腫瘍DNA（circulating tumor DNA）の略。血液中には細胞死により細胞から放出された遊離DNA（cell-free DNA：cfDNA）が存在しており，特にがん細胞由来のDNAを指す。侵襲的な組織生検に代わる非侵襲なバイオマーカーとして注目されている。

## 参考文献

1）Nowell PC : Science 194, 23-28, 1976.
2）Caravagna G, Graudenzi A, et al : Proc Natl Acad Sci USA 113, 4025-4034, 2016.
3）Roth A, Khattra J, et al : Nat Methods 11, 396-398, 2014.
4）El-Kebir M, Oesper L, et al : Bioinformatics 31, i62-70, 2015.
5）Popic V, Salari R, et al : Genome Biol 16, 91, 2015.
6）Beerenwinkel N, Schwarz RF, et al : Syst Biol 64, e1-25, 2015.
7）Schwartz R, Schäffer AA : Nat Rev Genet 18, 213-229, 2017.
8）Gerlinger M, Horswell S, et al : Nat Genet 46, 225-233, 2014.
9）Nik-Zainal S, Alexandrov LB, et al : Cell 149, 979-993, 2012.
10）Kuipers J, Jahn K, et al : bioRxiv, https://doi.org/10.1101/094722, 2016.
11）Matsui Y, Niida A, et al : PLoS Comput Biol 13, e1005509, 2017.
12）Yuan K, Sakoparnig T, et al : Genome Biol 13, 16-36, 2015.
13）Zhang J, et al : Science 346, 256-259, 2014.
14）Jahn K, Kuipers J, et al : Genome Biol 17, 86, 2016.
15）Ross EM, Markowetz F : Genome Biol 17, 69, 2016.
16）Davis A, Navin NE : Genome Biol 17, 113, 2016.
17）Murtaza M, Dawson SJ, et al : Nat Commun 6, 8760, 2015.
18）Abbosh C, Birkbak NJ, et al : Nature 545, 446-451, 2017.

**松井佑介**
2014年　北海道大学大学院情報科学研究科博士後期課程短期修了
2015年　名古屋大学大学院医学系研究科システム生物学分野特任助教

研究テーマ：オブジェクト指向型データ解析法，オミクスデータ解析，がんの不均一性，がんのサブクローン進化

# 2. がんゲノム解析
# 6）Watson for Genomics：Moving Personalized Medicine Forward

Kahn Rhrissorrakrai・Takahiko Koyama・Laxmi Parida
〔翻訳：溝上敏文〕

「Treands in Cancer」（Vol 2, Issue 8, p392-395, 2016）の翻訳

遺伝子情報処理の技術進展の流れと，コグニティブコンピューティングと呼ばれるAI技術の流れが交差するところに，私たちは個別化医療が世の中で広く使われていく世界への入り口を見出していると言える。Watson for Genomicsのようなシステムは大量のOMICSデータと医療データを統合することで医師が患者一人一人のゲノム情報を解析し治療方針を決定していくことを支援する。

個別化医療（または精密医療）の目標である「個々人の遺伝子，環境，生活様式の違いを考慮した病気の治療と予防の新しいアプローチ」の実現に医学が今ほど近づいたことはない[1)]。そうした医療技術進展の背景にあるのは，ゲノム技術，データサイエンス手法の急速な進歩，そしてオバマ大統領の「Precision Medicineイニシアチブ」のような患者を主体とした研究を加速させる公共および民間セクターでのプログラムや投資活動にある[2)]。

「遺伝子変異が引き起こす病気」として知られるがん，そのがんとの闘いの領域ほどゲノム情報分析技術が重要なところはない。しかし皮肉なことに，Precision Medicineイニシアチブを困難にしてしまうのも遺伝子情報の異質性（heterogeneity）といった特徴にある。腫瘍細胞のそれぞれの遺伝子変異がユニークであり，そのため患者の一人一人が厳密には異なるがんを発症していることになるため，がんは個別化医療にふさわしい病気であるということになる。

がん患者のゲノム情報におけるドライバー変異，つまりがんの原因となっている変異と，がん化には直接は関係がないパッセンジャー変異との違いを理解し，区別できるのは現在になってのことであり，がんにおける精密医療（precision oncology）の新しいパラダイムが次第に現れてきている[3)]。現在，私たちは，毎年数百万人の規模で増え続けるがん患者に対して，臨床的に意味があり，患者固有の病状に即した治療方針を提供しなくてはならないという課題に直面している。この課題の克服のために，コグニティブコンピューティングの技術を使い，自動化されたシステムを開発し活用できるものだろうか？（Box 1を参照）

key words
個別化医療，ゲノミクス，theranostics，コグニティブコンピューティング

バイオマーカー（予後または治療薬への応答で変化する遺伝子およびタンパク質）は，効果的な治療法を個別に提供していくために重要なものであり，いかに個別化医療を運用していけるかについて具体的な例を示している。多くの十分研究されたバイオマーカーは，いくつかのFDA承認薬の使用のための条件として組み込まれている[4]。2014年の時点で，155の薬理ゲノミクスで定義されたバイオマーカーが137のFDA承認薬剤ラベルに記載されている[5]。バイオマーカーは医薬品開発に不可欠なものとなっており，開発中の医薬品の42%にはプロトコルの一部としてバイオマーカーが含まれており，製薬企業の30%がすべての薬剤開発においてバイオマーカーの研究を義務づけている[6]。しかし，FDAが承認した薬剤使用の指針となるマーカーは，臨床的成果が見込める総数のほんの一部を占めるに過ぎず，また世の中には6万もの遺伝子変異に対する検査キットが利用可能になっている[7]。

精密医療プログラム（PMP）が目指している，総数で何千にもなり得るバイオマーカーの情報を総合的に判断し，病態をよりよく理解したうえでの治療決定は，どのようにすれば実現することができるだろうか？

通常は患者のゲノム情報は分子病理学者によって手作業で分析され，結果は専門家パネルによってレビューされる。分析結果を受け取った医師は報告された遺伝子変異を解釈するために，COSMIC[8]，MyCancerGenome[9]，MD Anderson PCT[10]などのサイト情報を手始めに調査を開始する。これらのサイトは，注釈をつけられた多数の遺伝子変異および標的治療の情報が集められており，がんを引き起こす遺伝子変異に関する情報がすべて元の文献へのリンクとともに提供されている。

患者の遺伝子変異に関連性の高い医療研究情報にアクセスできたとしても，その分析作業・集計結果の検証の手作業は複雑で手間がかかる。結果として臨床医に提供される情報は，その分析の深さ，分析範囲の広さによって3段階（Tier 1～Tier 3）に分けられ，段階が深まるにつれて分析がより深く，広範囲なものになる。

**Box 1　個別化医療におけるコグニティブコンピューティング技術の利点**

**客観性**：ほとんどの精密医療プログラムが患者の分子プロファイルを手作業で分析するため，偏った見方や変動要素の影響を受けやすいということがある。訓練されたコグニティブシステムは客観性・一貫性といった利点を自然に有する。

**網羅性**：2015年だけで16万件にも及ぶジャーナル記事ががん疾患の領域だけで掲載されている。コンピュータをうまく活用しないPMPでは，豊富な最新の医学情報を取り込んでいくことが困難である。コグニティブシステムがもつ自然言語処理機能は，構造化されていない情報を取り込むだけでなく，確認された遺伝子変異の重要性や治療法の適用の裏づけとなるエビデンスを適合させることも行い，予測モデルから得られた推論へのエビデンスを提供する。

**スピード**：患者サンプルとしての遺伝子変異情報を分析する時間は非常に変動的であり，計算機資源などのリソースと専門知識の量に依存する。一般的には従来型のPMPは5日から5週間ほどの時間がかかる。コンピュータシステムは数分の時間で同等のレポートを作成可能である。

**スケーラブル**：世界中の何百万人ものがん患者を相手にしようとした時，手作業に頼っているPMPがそこまでスケールするのは実質不可能だが，コンピュータシステムにはそうした障壁はない。

## Tier 1 PMP

Tier 1 PMPは，十分確立されたバイオマーカーを使用し，少数の遺伝子セットおよび臨床的に検証された変異体に焦点を当てたテストで，高い精度を提供している。

単一の遺伝子に絞ったアッセイもある。例えば，アジレント社のEGFR pharmDXは結腸直腸がんでセツキシマブを使用するための重要な決定因子であるEGFR発現を評価するための免疫組織化学染色アッセイキットになる。OncotypeDXおよびMammaPrintは，それぞれ複数の遺伝子に着目して，薬剤への応答の可能性およびがんの転移リスクを評価する[11]。比較的新しい概念であるtheranostics（診断と治療の組み合わせ）は，特定の治療オプションと診断テストの直接的な関連が特徴であるため，この層に属するといえる。

Tier1 PMPは多くの患者に適用することができるが，その有用性は，対象となる遺伝子変異（マーカー）を有する患者に限られる。もしマーカーがない場合，標準治療が施されることになる。

## Tier 2 PMP

がんゲノムの研究活動は常に新規の「意義不明の変異（VUS）」，すなわち臨床的に十分な研究がなされていない変異を発見し続けている。Tier 2 PMPは，患者の遺伝子情報をより広範囲に調べ，VUSを含めた変異情報と，その治療への影響を臨床医に理解させることを目的とする。

この層にはFoundationOne，MSK-IMPACT，ParadigmDxなどが含まれるが，20～500のがん関連遺伝子を（通常はPCR，シークエンシングにより）集中的に分析し，その後，文献に照らし合わせた調査を実施し，加えて見つかった遺伝子変異に関連性のある臨床試験を組み合わせる。VUSは，変異の種類，影響を受けるタンパク質ドメイン，影響を受ける遺伝子，関連するパスウェイ，およびアルゴリズム的に予測される病原性などの特徴因子を考慮して評価する。

多くの診断マーカーおよび治療用バイオマーカーが検査されるため，推奨される治療法はより適合性が高く，有効である可能性が高くなる。

Tier2 PMPで活用されるデータのサイズは専門家によって十分扱える範囲であり，関連する遺伝子変異すべてを適切に評価することができ，それでもこの段階の分析は限定的な範囲の遺伝子情報を扱っているに過ぎない。第1段階（Tier 1 PMP）の戦略と比べ，より大きなスケールの解析であり，進歩であるとは言える。

## Tier 3 PMP

Tier 3 PMPは，全ゲノムまたは全エクソームをシークエンシングすることで，数百の遺伝子領域にとどまらず，全ゲノム（2万を超えるすべての遺伝子，その他のノンコーディング領域を含めて）の範囲に分析を拡大し，最も広い範囲の解析手法をもたらすと同時に，最も複雑な解析を処理する。

lncRNA（長鎖ノンコーディングRNA）やエピゲノムのような他の潜在的に有益かもしれないシグナルを犠牲にして（着目することなく），小規模な遺伝子セットに焦点をあて，コーディング領域にみられる遺伝子変異を強調したものがTier1およびTier2 PMPだった。そうした本質的な制限とは対照的にTier3 PMPではすべてのVUSを考慮に入れた治療計画をたてることができる。しかし，できる限り包括的であろうとする反面，Tier3 PMPにおけるデータ処理の複雑さとコストの増加によって，一般的にその使用は一部の研究機関（**表❶**）に限定されており，研究者は大量の遺伝子変異をツールや過去の研究データに照らし合わせて評価しなくてはならない。Tier1/Tier2と比べて臨床的な検証が十分なされていない医学的知見に頼る場合もある。

これらの分析で得られた知見は最先端ではあるが，十分な臨床研究がされていない遺伝子変異を扱うことから不確実な部分もある。Tier3 PMPは最大限のカバレッジを提供するが，技術的な難易度や高コストの理由で分析されるケースの数量は最も少なく，臨床医にレポートが提出されるまでの納期は最長になる。

## おわりに

これまで説明したように，Tier1～3はそれぞれ長所短所のトレードオフを伴いつつも，さらに優れたPMP基盤にしていく可能性がある。コグ

**表❶　精密医療のためのツールやプログラムの例（Tier 別）**

| PM tool/program | Tier | Source | Description |
|---|---|---|---|
| OncotypeDX | 1 | http://www.oncotypedx.com/ | 特定のタイプの乳がんを有する女性が化学療法に応答性を示す可能性がより高いかどうかを決定するための 21 遺伝子の診断 |
| MammaPrint | 1 | http://www.agendia.com/healthcare-professionals/breast-cancer/mammaprint/ | 早期乳がん患者における遠隔転移のリスクを評価するための 70 遺伝子発現プロファイル |
| Dako EGFR pharmDX | 1 | http://www.dako.com/us/ar39/psg39724000/baseproducts.htm | EGFR の発現状態を同定するための定性的免疫組織化学的染色 |
| Quest Lung Cancer Mutation Panel | 1 | http://www.questdiagnostics.com/testcenter/testguide.action%3Fdc%3DTS_LungCancerMutation_Panel | 非小細胞肺がんの標的療法の適格性を決定するための，肺がんにおける 3 つの主要発がん遺伝子（EGFR，KRAS，および ALK）の変異状態 |
| FoundationOne | 2 | http://foundationone.com/ | 固形腫瘍における 315 のがん遺伝子のコード配列を評価し，イントロンを選択する |
| MSK-IMPACT | 2 | https://www.mskcc.org/msk-impact | 341 遺伝子パネルの標的配列決定および分析 |
| ParadigmDx | 2 | http://www.paradigmdx.org/ | mRNA を含む 131 遺伝子のターゲットシークエンス |
| UW-Oncoplex | 2 | http://web.labmed.washington.edu/tests/genetics/UW-OncoPlex | 結腸直腸がんにおけるマイクロサテライト不安定状態を含む 262 遺伝子の多重遺伝子配列決定 |
| CollabRx | 2 | www.collabrx.com | クラウドベースの臨床分析と意思決定支援ツール |
| NYGC | 3 | http://www.nygenome.org/ | 臨床的解釈および腫瘍判定委員会のレビューによる全ゲノムおよび全エクソームシークエンシング解析 |
| BCCA POG | 3 | http://www.bcgsc.ca/project/pog | 腫瘍判定委員会による転移性疾患の全ゲノムおよびトランスクリプトーム配列解析 |
| MI-ONCOSEQ | 3 | http://mctp.med.umich.edu/physicians/mi-oncoseq-study | 転移性または難治性がんの全ゲノム配列決定と腫瘍判定委員会による評価 |
| MD Anderson's MoonShots | 3 | http//www.cancermoonshots.org/moonshots-program | ゲノム解析を含む様々な技術を用いて，がん研究と臨床面での大幅な進歩をめざした 12 のがん研究プログラム |
| **Watson for Genomics** | 3* | https://www-03.ibm.com/press/us/en/pressrelease/46748.wss | *クラウドベースのコグニティブシステムで，Tier 3 の全ゲノム，Tier 1 と 2 を含めて分析機能を提供 |

ニティブコンピューティング技術を使うことでTier3 レベルの深さ広さの解析を実現していく，Tier2 で扱う遺伝子についてより深い解釈が可能になる，Tier1 がより広い範囲で普及する，といったことが考えられる。

医療専門家の知見とコグニティブコンピューティング技術を導入した Tier1 ～ 3 の PMP は，それぞれの目標達成に近づくことができ，さらに，そのようなシステムは，処理した事例のすべてから学び，時間の経過とともに改善されることが期待できる。

結果として，コグニティブコンピューティング技術は，PMP に必要な要件であるとわれわれが考える客観性，包括性，高速かつスケーラブルな性能をもった基盤をユーザに提供することができる。

## Watson for Genomics とは

Watson for Genomics（WfG）は個別化医療の領域でコグニティブコンピューティング技術を採用した最初の例の 1 つである。

WfG は，数十の遺伝子から全ゲノムの規模までの分子データを分析し，公開情報の中から関連性のあるエビデンスとともに臨床的に実行可能な洞察を提供するように訓練されている。

WfG は複数の異なる予測モデルを活用しており，自然言語処理技術を使用することで，構造化データ（例えば COSMIC のようなデータベース）および非構造化データ（例えばピアレビュージャーナルの文献など）の最新で網羅性の高い生化学情報を保持している。

患者サンプル（遺伝子変異ファイル）をWfGにアップロードした後，およそ10分の時間で効果のある可能性をもった薬剤情報までを含むレポートが生成される（従来の手法で全ゲノム解析のレポートを作成しようとした場合，通常は数週間かかる）。臨床医はこのレポート上で，ドライバー変異，治療方針のある変異，VUS（意義不明の変異），関連する治療法，関連する可能性のある臨床試験について，それぞれの洞察の裏づけとなるエビデンスへのリンクとともに参照することができる。

コグニティブコンピューティング技術は，何百万人ものがん患者に，がんの分子プロファイルの詳細な分析の機会とアクセスを提供するうえで重要な役割を果たす。こうした分析は，医師または医療施設がもつ知識の限界から解放することができるからである。

コグニティブシステムは，腫瘍学の研究を通して得られたすべての洞察を一人一人の患者のために活用することができ，それによって個別化医療の普及を実現していく。

## 参考文献

1) https://ghr.nlm.nih.gov/primer/precisionmedicine/definition
2) https://www.whitehouse.gov/the-press-office/2015/01/30/fact-sheet-president-obama-s-precision-medicine-initiative
3) Garraway LA : J Clin Oncol 31, 1806-1814, 2013.
4) http://www.fda.gov/Drugs/InformationOnDrugs/ApprovedDrugs/ucm381451.htm [Accessed 03 05 2016].
5) http://www.fda.gov/drugs/scienceresearch/researchareas/pharmacogenetics/ucm083378.htm
6) Tufts Center for the Study of Drug Development : Impact Report 13(4), 4, 2011.
7) https://www.genomeweb.com/molecular-diagnostics/fda-finalize-ldt-guidance-amid-uncertainty-number-genetic-tests-impactedAccessed 5 May 2016].
8) http://cancer.sanger.ac.uk
9) https://www.mycancergenome.org/
10) https://pct.mdanderson.org
11) Cho S-H, Jeon J, et al : J Breast Cancer 15, 265-272, 2012.

翻訳者プロフィール

**溝上敏文**
1989年　東京大学理学部情報科学科卒業
　　　　日本IBM入社
2015年　同Watson事業部，ヘルスケア事業開発部長
2017年　同Watson Health事業担当部長

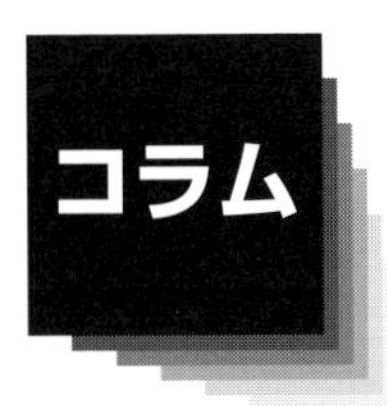
コラム

コラム 1

# ゼロから始めるバイオインフォマティクス

藤井庸祐

この本を手にとった読者の中には，筆者のようにGWASであったりNGSだったり，ハードディスクで数百GBの容量の大量のデータもしくはURLを送られて，そこからダウンロードして解析するようにと指示を受けて，何をどうしたらいいかわからなくて途方にくれた経験のある，もしくは現在途方にくれている方もいることだろう。このコラムでは，そのようなバイオインフォマティクス的なデータ解析を文字どおり知識と技能はゼロ，お金もゼロの状態で始めるときのきっかけを提供する。

バイオインフォマティクス研究者と一口に言っても，その実態は大きく3つに分けられる[1]（表❶）。そのうち，ツールを組み合わせてコマンドラインベースで解析を自動で進められるようになるレベル2をめざしていくことを目標とする。レベル2をめざすわれわれとしては，レベル3の研究者が実装したプログラムを適切に実行できるようになることが重要である。例えば，一塩基多型（SNP）と表現型の関連を調べるGWASでは，plink[2]というアプリケーションによりその解析が可能である。plinkそのものは公式HPからアプリケーションをダウンロードし，コマンドとして“plink”と実行するとGWASの解析を行える。説明書を見るとplinkの実行時に複数のオプションを取ることがわかり，解析の用途に合わせて指定する。

plinkの実行には解析されるべきSNPデータが必要である。解析費用ゼロから始めるのであればSNPデータを新規に取得することは不可能であるが，近年では論文として出版されたデータは公共データベースとしてまとめられている[3]。例えばGWAS Catalog[4]は2018年2月6日時点で3300の論文情報を集約している。自分の興味のある疾患，例えば関節リウマチ（RA）ならばRAのGWASの元データをダウンロードして解析することができる[5,6]。

コマンドを実行するだけならば説明書を読むだけでもできるが，解析実務のうえで問題になるのが「説明書どおりにやっているが本当にこれでいいのか不安」，「バグなのかよくわからないがうまくいかない」というようなことである。そのような事態を解決するために本書のような特集があるのだが，他に手助けとなるのがコミュニティとWeb資源の活用である。例えば別稿にある「NGS現場の会」は，年会のほかにメーリングリストによる活発な情報交換が行われている。NGS実験そのものから，データ取得後の解析工程やセミナー情報まで幅広い情報がやりとりされているため，困ったら聞いてみると手がかりが得

**表❶ バイオインフォマティクス研究者のレベル一覧**（文献1より改変）

| レベル | スキル | 使用するツール例 |
|---|---|---|
| 1 | コピペでツールを使って解析できる | 商用ツール，Google |
| 2 | 簡単なプログラムを書いて解析を自動化できる | R，Python，Perl |
| 3 | アルゴリズムを開発し，自前でツールを実装できる | C，C++，Fortran |

られるかもしれない。また，こういった人たちは自分たちも日々解析で困っていることがあるため，その問題と解決策を共有するためgithubやブログに記事を書くことがある。例えばNGS・遺伝統計学研究者やアプリケーション開発者のブログは公開・匿名にかかわらず業界では知れ渡っていることが多いため，そのようなブログを定期的にチェックしたり，困っている内容を具体的に検索にかけたりするとよい[7]。その他，統合TV[8]は様々な解析ツール・データベースの使い方を動画で公開しており，このようなWeb資源を活用することもできる（1355動画，2018年2月11日時点）。

解析に習熟するうえで気をつけなければならないのが，近年ではこのようなアプリケーションがコマンドのコピペで実行できるようになったため，具体的な中身を知らなくても結果だけ出てしまい，解析内容の理解がおろそかになるということである。アプリケーションを使う前は少なくとも説明書には目を通し，できれば理論的背景やプロトコールもしくはチュートリアル系の論文[9,10]を参照し，他人に説明できるように理解しておくことが望ましい。しかしながら，学ぶ最初のステップは真似ることであるので，逐一実行してみて挙動を確認することは必要不可欠である。

バイオインフォマティクスの良いところは，アプリケーションを実行しているだけでもコンピュータスキルも遺伝統計学の知識もどちらも磨かれていくことである。数式を読むことに慣れていない人は，実行して計算結果を逐一確認するだけでも十分実力がつくため，1行ずつの実行を大切にしてほしい。本コラムがみなさんの最初の一歩の手助けになれば幸いである。



**参考文献**


1）Bono H, slideshare, 2013.
https://www.slideshare.net/sayamatcher/next-generation-life-science-bioinformatics
2）https://www.cog-genomics.org/plink2
3）遺伝統計学夏の学校＠大阪大学, Webツール入門
http://www.sg.med.osaka-u.ac.jp/
4）https://www.ebi.ac.uk/gwas/
5）Okada Y, Wu D, et al : Nature 506, 376-381, 2014.
6）大阪大学大学院医学系研究科遺伝統計学解析ツール
http://www.sg.med.osaka-u.ac.jp/
7）ryamadaの遺伝学・遺伝統計学メモ
http://d.hatena.ne.jp/ryamada22/
8）統合TV
http://togotv.dbcls.jp/ja/
9）Anderson CA, Pettersson FH, et al : Nat Protoc 5, 1564-1573, 2010.
10）Reed E, Nunez S, et al : Stat Med 34, 3769-3792, 2015.


**【参考】**

**これからコンピュータを使い始めるという本当の初心者向けにわかりやすくまとまっている教材**

- Linux/Macコマンドライン講習会 '16
http://cmdline.2016.class.kasahara.ws/
- Dr. Bonoの生命科学データ解析
坊農秀雅 著, メディカル・サイエンス・インターナショナル, 2017.


**藤井庸祐**
2014年　京都大学医学部医学科卒業
2016年　同大学院医学研究科統計遺伝学博士課程
2018年　日本学術振興会特別研究員

コラム 2

# NGS 現場の会　第五回研究会

荻島創一

NGS 現場の会では，アカデミアと産業界の垣根を越えた，次世代シークエンサー（NGS）に関わる研究者，技術者，医療従事者，企業関係者などの交流をめざして，メーリングリストによる情報交換や研究会の運営を行ってきました。2011 年の発足以降，急速に発展を続け，本稿執筆時点で会員数は 1600 人となりました。2013 年 9 月に神戸で開催した第三回研究会ではおよそ 700 名もの方々に，2015 年 7 月につくばで開催した第四回研究会ではおよそ 800 名もの方々にご参加いただきました。

2005 年に NGS が登場してまもなく 10 年になります。NGS は世界中に爆発的に普及し，当初の目標であった 1000 ドルゲノム時代も到来しました。クリニカルシークエンスなどゲノム医療の実現へ向けた医療応用も進展し，今後も NGS に関わる研究者および企業の数はますます増加することが予想されます。こうしたなか，効率的な情報収集，研究成果や技術的な問題に対する率直な討論などを行うための研究者間および企業間の交流の場が必要とされています。

このようなニーズに応えるために，NGS 現場の会第五回研究会が 2017 年 5 月 22 日（月）～ 24 日（水）に仙台国際センターで開催されました。第五回研究会では，基礎科学から医学・薬学・農学・工学まで，学術界から産業界までの幅広い分野の方々にフラットにお集まりいただき，① NGS の最先端の現場の技術情報共有・研究発表，②これから NGS を始めようという人たちへの技術情報提供，③ NGS が社会のインフラになりつつある中での社会の中の NGS のあり方の 3 本柱に取り組みました。参加登録数は 868 名で，前回つくばでの第四回研究会の 700 名を超える参加登録数となりました。東北大学東北メディカル・メ

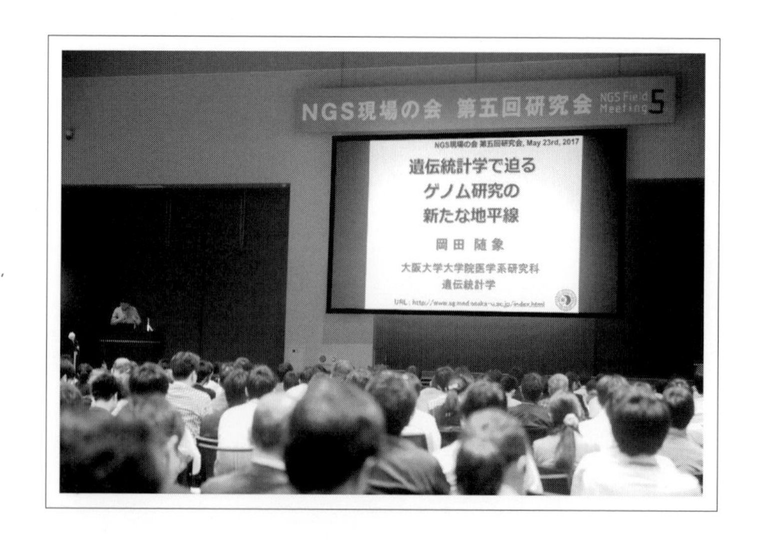

ガバンク機構のある仙台での開催ということもあり，ゲノム医療に関するセッションも盛りだくさんで，特別企画では松原謙一先生に，基調講演では岡田随象先生にご講演いただきました。

NGS 現場の会は現場の研究者が NGS の最先端の現場の技術情報共有・研究発表をする場で，セッションの会場では盛んな議論が繰り広げられました。また，ポスター会場では，淹れたての美味しいコーヒーやお茶を飲みながら，野点傘のもとで赤い縁台に腰掛けて，参加者間の交流が生まれました。AMED 公開生討論「ゲノム医療実現の見えざる阻害を炙り出す！」も開催され，参加者と NGS，そしてゲノム医療のこれからについて，技術情報共有・研究発表，そして議論をする場となりました。

**プログラム**

**特別企画**　松原謙一先生（大阪大学名誉教授）
「ゲノム研究で日本にほんものの個人化医療ができるまで」

**基調講演**　岡田随象先生（大阪大学大学院医学系研究科遺伝統計学）
「遺伝統計学で迫るゲノム研究の新たな地平線」

アカデミックセッション
- NGS×コホート・バイオバンク
- ゲノム医療研究の現場で必要な 10 のこと
- クリニカルシークエンス・疾患ゲノム
- Out of Biobank - Journey of Genome Information

スポンサードセッション
- 株式会社ワールドフュージョン
  高速シーケンスデータの検査利用を目的とした高次解析法
- タカラバイオ株式会社
  ＜微量 RNA-Seq が可能にする免疫細胞解析＞
  エピジェネティクプライミング - 細胞分化のトリガーを引くのは何か？ -
- ロシュ・ダイアグノスティックス株式会社
  ターゲットシーケンスによる，がんクリニカルシーケンスの臨床実装
- 株式会社キアゲン
  NGS を用いたリンチ症候群の遺伝子診断 等
- 株式会社ジーンベイ
  次世代シーケンス研究で直面する様々な問題点に対する取り組み 等
- 株式会社キアゲン
  NGS によるアジア結核菌全ゲノムデータベースの構築 等
- イルミナ株式会社
  マルチオミックス解析が加速する個別化予防の実現
  イルミナ HumanMethylation450 を用いた EWAS の実例
- 富士通株式会社
  「SCRUM-JAPAN」の現在の取り組みとこれから
  〜 がん臨床・ゲノム情報の収集とその活用に向けて 〜
- 富士通株式会社
  NGS を用いた【研究】から【臨床】へ！医療 ICT ベンダから見た NGS の課題
  〜 臨床活用に向けた富士通の取り組み 〜

モーニング特別セッション
- AMED 公開生討論 - ゲノム医療実現の見えざる阻害を炙り出す！
- 続・AMED 公開生討論 - これだけは言っておきたい！

**荻島創一**
1999 年　東京大学工学部計数工学科卒業
2005 年　東京医科歯科大学大学院医歯学総合研究科生命情報学博士課程修了，博士（医学）
2006 年　同大学情報医科学センター特任助手
2007 年　同大学難治疾患研究所ゲノム応用医学研究部門生命情報学分野助教
2012 年　東北大学東北メディカル・メガバンク機構医療情報 ICT 部門バイオクリニカル情報学分野講師
現在　同准教授およびバイオバンク事業部統合データベース室長

専門はトランスレーショナルバイオインフォマティクス，システム生物学，医療情報学。

# 遺伝統計学の学び方

岡田随象

「遺伝統計学に興味があるのですが，どうやって学べばいいでしょうか？」という質問をよくいただきます。確かに，遺伝統計学を標榜している研究室や学会は日本には少なく，他の学問分野と比較して学びの選択肢が限られている面はあるかもしれません。当コラムでは，筆者が考える「遺伝統計学の学び方」について，簡単にまとめてみました。

①：教科書で学ぶ

基礎理論と理解する観点からも，教科書で学ぶのが第一歩でしょうか。遺伝統計学は，遺伝学や統計学との関わりの中，ゲノム配列解読技術とともに発展してきた経緯があり，歴史的背景の理解も重要となります。日本語のお薦めの教科書としては，本特集号にもご執筆いただいた先生方による，下記 3 冊が挙げられます。

- 「遺伝統計学入門」，鎌谷直之著，岩波書店
- 「遺伝統計学の基礎」，山田亮著，オーム社
- 「ゲノム医学のための遺伝統計学」，田宮元・植木優夫・小森理著，共立出版

②：総説で学ぶ

ゲノムデータ解析の分野は進歩が著しく，教科書だけでは研究内容のトレンドや，最新のデータ解析手法の把握が難しいです。本特集号のような和文総説集や，英文総説誌を定期的にチェックすることで，最新情報のアップデートが容易になります。自分の研究テーマと一見関係のなさそうな学問分野からヒントを得られることもあり，総説のチェックは対象範囲を広げて行うのもよいかもしれません。

③：論文で学ぶ

自分自身の研究テーマを取り巻く先行研究の状況を調べようとすると，個々の原著論文を読み込む必要があります。とはいえ，最近は学術雑誌の数が増え，気になる論文を全部読み込むのが以前より難しくなっています。「しっかり読み込む論文」と「さらっと流し読みする論文」を区別する習慣が大事かなと感じています。なお遺伝統計学の分野では，学術雑誌への投稿前にプレプリントサーバー（例：bioRxiv, https://www.biorxiv.org/）へ論文原稿をアップデートする例が増えてきており，先行研究の把握という観点からも，プレプリントサーバーのチェックが重要となってきています。

④：ネットで学ぶ

ゲノムデータ解析を始めようとすると，Linux サーバーの扱い方やプログラムの書き方，データの入手方法の知識が必要となります。最近はインターネット上の情報が充実していますので，ある程度のスキルは自習で獲得することができます。遺伝統計学に関わる様々な情報（例：解析ツールの使い方，統計解析手法の説明，論文紹介）を掲載したブログも多数あり，これらを参考にすることで効果的に学習することができます。

⑤：セミナーで学ぶ

一方で，対話授業形式で学んだり，直接質問したりすることでしか学べないことがあるのも事実です。学部・大学院の系統講義の聴講に加えて，遺伝統計学やバイオインフォマティクス技術の習得を目的とした短期実習セミナーに参加してみるのも効果的です。同じような境遇の仲間と会うこ

とで，ネットワークも広がります。

宣伝になりますが，大阪大学大学院医学系研究科の遺伝統計学教室では，「遺伝統計学・夏の学校＠大阪大学」と題して，3日間の夏期実習セミナーを開催しています。遺伝統計学の基礎理論の授業からゲノムデータ解析演習まで，一通りの習得を目的としています。講義資料は教室Webサイト上で一般公開中です（http://www.sg.med.osaka-u.ac.jp/school_2017.html）。

⑥：師匠を見つけて学ぶ

ゲノムデータ解析を始めた当初は，プログラミングやLinuxなどのスキルを身につけるのが課題です。しかし一通り慣れた後は，「何を解明したいのか」，「どんな解析系を組めばいいのか」，「結果をどのように解釈し，次につなげるか」というアプローチの姿勢がボトルネックになります。これぱっかりは短期セミナーで学ぶことはできず，師匠を見つけて弟子入りし，一定期間修行することで身につけていくしかないのが実情です。実際，海外の著名な遺伝統計学者を見ても，師匠-弟子の系譜が散在しています。どの研究分野でもそうかもしれませんが，思い切って飛び込んでみることが大事なのかもしれません。

**遺伝統計学**
**夏の学校**
**@大阪大学**
参加費：無料

夏の大阪で、ゲノム解析の世界に触れてみませんか？

日時：平成29年8月26日(土)～8月28日(月)
場所：大阪大学吹田キャンパス 大学院医学系研究科
バイオメディカル教育研究棟9F 遺伝統計学教室
（夏の学校では宿泊・交通の手配は行わず、参加者自身にお願いしています）
対象：大学学部生以上（大学院生・勤務医・社会人の方も歓迎です）
形式：講義・ゲノムデータ解析演習・特別セミナー
（演習に使用するPCおよび解析用ゲノムデータは、夏の学校で用意いたします）
定員：30名（応募者多数の場合、所属や学年を考慮して調整させて頂く事があります）

日程表

| 時間帯 | 一日目（8/26） | 二日目（8/27） | 三日目（8/28） |
| --- | --- | --- | --- |
| 午前 (9:00~12:00) | 遺伝学入門<br>Linux入門 | プログラミング入門 | ゲノムデータ解析演習② |
| 午後 (13:00~16:30) | 統計学入門<br>統計ソフトR入門 | ゲノムデータ解析演習① | 特別セミナー |

特別セミナー講師陣
谷内田 真一 先生（大阪大学大学院医学系研究科）
片岡　圭亮 先生（国立がん研究センター 研究所）
秋山　雅人 先生（理化学研究所 統合生命医科学研究センター）
（講義演習内容および特別セミナーの内容は、変更となる場合があります）

URL　：http://www.sg.med.osaka-u.ac.jp/school_2017.html
申込み：office@sg.med.osaka-u.ac.jp （担当：岡田 随象）

共催：医学系研究科バイオインフォマティクス・イニシアティブ、新学術領域研究・システム癌新次元

**岡田随象**
2005年　東京大学医学部医学科卒業
2010年　日本学術振興会特別研究員（～2012年）
2011年　東京大学大学院医学系研究科博士課程修了，博士（医学）取得
理化学研究所ゲノム医科学研究センター（現：統合生命医科学研究センター）客員研究員
2012年　日本学術振興会海外特別研究員
米国ハーバード大学ブリガムアンドウィメンズ病院およびブロード研究所研究員
2013年　東京医科歯科大学大学院医歯学総合研究科テニュアトラック講師
2016年　大阪大学大学院医学系研究科教授

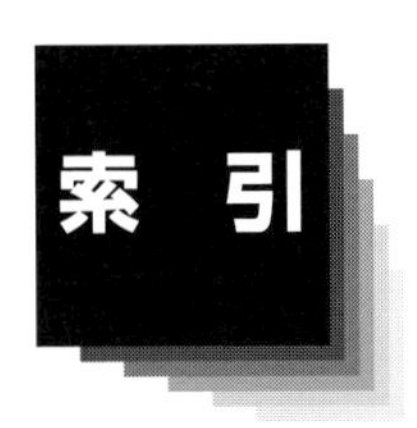
索　引

# キーワードINDEX

## 編集者プロフィール

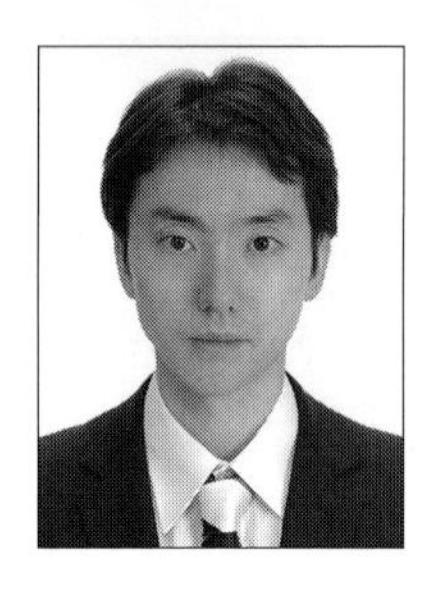

**岡田随象（おかだ　ゆきのり）**
大阪大学大学院医学系研究科遺伝統計学教授

<経歴>

2005 年　東京大学医学部医学科卒業
2010 年　日本学術振興会特別研究員（～ 2012 年）
2011 年　東京大学大学院医学系研究科博士課程修了、博士（医学）取得
　　　　理化学研究所ゲノム医科学研究センター（現：統合生命医科学研究センター）客員研究員
2012 年　日本学術振興会海外特別研究員
　　　　米国ハーバード大学ブリガムアンドウィメンズ病院およびブロード研究所研究員
2013 年　東京医科歯科大学大学院医歯学総合研究科テニュアトラック講師
2016 年　大阪大学大学院医学系研究科教授

<専門分野>

遺伝統計学，バイオインフォマティクス

**遺伝子医学 MOOK 33**

**遺伝統計学と疾患ゲノムデータ解析**
**病態解明から個別化医療，ゲノム創薬まで**

定　価：本体 5,350 円+税
2018 年 4 月 10 日　第 1 版第 1 刷発行
2019 年 2 月 15 日　第 1 版第 2 刷発行
2021 年 3 月 20 日　第 1 版第 3 刷発行

編　集　岡田随象
発行人　大上　均
発行所　株式会社 メディカル ドゥ

〒 550-0004　大阪市西区靭本町 1-6-6 大阪華東ビル
TEL. 06-6441-2231/ FAX. 06-6441-3227
E-mail：home@medicaldo.co.jp
URL：http://www.medicaldo.co.jp
振替口座　00990-2-104175
印　　刷　モリモト印刷株式会社


ISBN978-4-944157-63-1